K-Taping in der Lymphologie

Birgit Kumbrink

K-Taping in der Lymphologie

Mit 379 Abbildungen

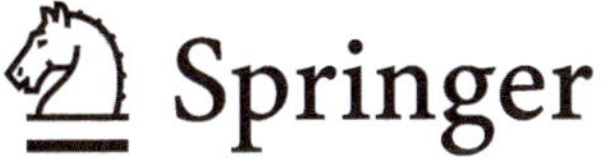

Springer

Birgit Kumbrink
K-Taping Academy
Dortmund, Deutschland

ISBN 978-3-662-49452-3   978-3-662-49453-0 (eBook)
DOI 10.1007/978-3-662-49453-0

Die Deutsche Nationalbibliothek verzeichnet diese Publikation in der Deutschen Nationalbibliografie; detaillierte bibliografische Daten sind im Internet über http://dnb.d-nb.de abrufbar.

Springer

Umschlaggestaltung: deblik Berlin
Fotonachweis Umschlag: © Kumbrink

Gedruckt auf säurefreiem und chlorfrei gebleichtem Papier

Springer ist Teil von Springer Nature
Die eingetragene Gesellschaft ist Springer-Verlag GmbH Berlin Heidelberg

Vorwort

Liebe Leserinnen und Leser,

K-Taping in der Lymphtherapie ist die sinnvolle Ergänzung zu den bisher erschienenen Fachbüchern *K-Taping – ein Praxishandbuch* und *K-Taping bei Kindern.* Schon seit dem Jahr 2002 arbeiten wir intensiv an der Entwicklung von K-Taping-Lymphanlagen zur Unterstützung bei lokalen Ödemen, postoperativen Ödemen bis hin zu komplexen Therapie- und Nachsorgekonzepten wie z. B. nach Brustkrebsoperationen. Erste Fachberichte zum Einsatz von K-Taping bei Lymphproblematiken, insbesondere nach Brustkrebsoperationen im Jahre 2004, führten zu großem Interesse und Nachfragen bei Lymphtherapeuten und Ärzten. Heute ist K-Taping in vielen Kliniken, Frauenkliniken und Therapiezentren national und international etabliert und gehört wie die manuelle Lymphdrainage schon häufig zur Standardanwendung.

Über die Therapie am Patienten haben es unsere speziell entwickelten Regenerationsanlagen bis in den Profisport geschafft, und so mancher Tour-de-France-Fahrer erhält nach einer anstrengenden Bergetappe eine K-Taping-Anlage für die Nacht.

Wie außergewöhnlich breit das Anwendungsspektrum der K-Taping-Therapie ist, ist aus den bereits erschienenen Büchern bekannt. Wie gut und variantenreich das Spektrum aber auch in der Tiefe einer Indikationsrichtung ist, zeigt dieses Fachbuch. So können Sie mit einem einzigen Werkzeug, dem K-Tape, und dem Fachwissen, wie Sie das K-Tape schneiden, anlegen und kombinieren, die unterschiedlichsten Lymphproblematiken behandeln.

Lymphödeme sind in vielen Fällen eine große Belastung für Patientinnen und Patienten – sei es für einen begrenzten Zeitraum nach einer Operation oder einer Verletzung oder, wie bei schwerwiegenderen Operationen, manchmal lebensbegleitend. Viele Patienten büßen hierdurch einen Teil ihrer Lebensqualität ein.

K-Taping in der Lymphtherapie und die in diesem Buch vorgestellten Anlagetechniken sollen den Patienten helfen, einen Teil dieser Lebensqualität zurückzubekommen. Dabei unterstützen die K-Taping-Anlagen sämtliche klassischen Lymphdrainage-Therapien wie manuelle Lymphdrainage und Kompression und geben die Möglichkeit, dem Patienten zwischen diesen Behandlungsterminen eine 24-stündige und über Tage wirksame Lymphtherapie mit nach Hause zu geben.

Auch in diesem K-Taping-Buch werden die Grundlagen und die verschiedenen Anlagetechniken des K-Tapings in der Lymphtherapie ausführlich dargestellt. Dabei richtet sich dieses Praxisbuch vor allem an ausgebildete K-Taping-Therapeuten. Wer die vielfältigen Einsatzmöglichkeiten dieser wirkungsvollen Therapiemethode anwenden möchte, sollte unbedingt die Ausbildung der K-Taping Academy absolvieren und sich nicht im Selbststudium versuchen. Die genaue Ausführung der unterschiedlichen Lymphanlagen, die Besonderheiten im Umgang mit dem elastischen K-Tape und die damit verbundenen Wirkweisen auf das lymphatische System werden nur in den praktischen Übungen der Ausbildung unter Anleitung der Instruktoren erlernt. Und so wird auch in der Behandlung von Lymphödemen aus einem elastischen Tape ein einmaliges Instrument, das den Therapeuten, Arzt und Lympholgen wirkungsvoll unterstützt.

Bedanken möchte ich mich wieder einmal bei den Mitarbeiterinnen des Springer-Verlags und der Lektorin Frau Stephanie Kaiser-Dauer für eine hervorragende und immer sehr herzliche Unterstützung.

Birgit Kumbrink
K-Taping Academy
Dortmund
Im März 2016

Über die Autorin

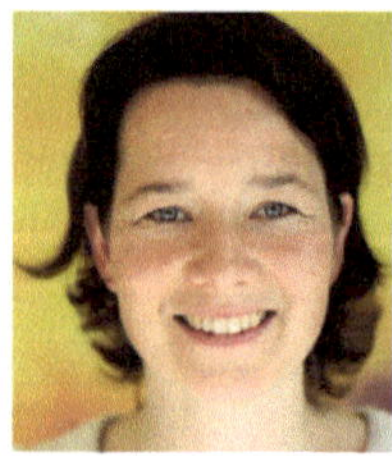

Birgit Kumbrink

Gründerin und medizinische Leiterin der internationalen K-Taping Academy mit Sitz in Dortmund (Deutschland) und Ablegern in Frankreich, Kanada, USA und Argentinien, ist seit vielen Jahren Anleiterin für K-Taping und international eine der erfahrensten Anwenderinnen und Ausbilderinnen dieser Behandlungsmethode. Birgit Kumbrink hat zahlreiche Artikel über K-Taping für medizinische Zeitschriften verfasst und ist in verschiedenen Sendungen im deutschen Radio und Fernsehen aufgetreten. Zudem arbeitet sie mit verschiedenen Forschungsabteilungen zusammen, wie z. B. dem Florida Hospital Innovation Lab in Orlando/USA. Sie hat die Therapie mit elastischem Tape von 1998 an zur heute international etablierten K-Taping-Therapie entwickelt und in Deutschland, Europa sowie in vielen anderen Ländern etabliert. Die K-Taping-Therapie hat in den letzten 17 Jahren als sinnvolle und effektive Behandlung in der Physiotherapie, Ergotherapie, Neurologie, Pädiatrie, Gynäkologie bis hin zur Logopädie und in der Sportmedizin Anerkennung gefunden. Birgit Kumbrink ist verantwortlich für die Einbindung des K-Taping in viele Nachsorgekonzepte, z. B. nach Brustkrebsoperationen. Sie ist die treibende Kraft bei der Entwicklung von K-Taping-Techniken und -Anwendungen und leitet nationale und internationale Studien in Kooperation mit Kliniken und Forschungsabteilungen.

Ausbildung:
- 1990: Ausbildung zur Masseurin und med. Bademeisterin
- 1993: Ausbildung zur Physiotherapeutin
- seit 2000 Leiterin der K-Taping Academy

Fort- und Weiterbildungen:
- Manuelle Therapie
- Manuelle Lymphdrainage
- PNF
- APM-Therapeutin

Inhaltsverzeichnis

Die K-Taping-Methode

Birgit Kumbrink

B. Kumbrink, *K-Taping in der Lymphologie*,
DOI 10.1007/978-3-662-49453-0_1, © Springer-Verlag Berlin Heidelberg 2016

Seit Vorstellung der ersten Anlagetechniken 1998 hat sich die K-Taping-Therapie nicht nur mehr und mehr in der Physiotherapie etabliert, ihr Anwendungsspektrum hat sich auch immer mehr verbreitet. Heute, nach 17 Jahren Forschung und Entwicklung durch die K-Taping Academy, ist K-Taping eine zur Selbstverständlichkeit gewordene Anwendung in der Physio- und Sportphysiotherapie, Ergotherapie, Pädiatrie, Gynäkologie und Lymphdrainage. Selbst Logopäden und Kieferorthopäden besuchen die Ausbildungskurse der K-Taping Academy, um die Effekte des K-Tapings für ihre Patienten zu nutzen. Möglich ist dies, weil K-Taping zum einen über die Hautrezeptoren, also über die **Propriozeption,** auf Muskeln, Faszien, Ligamente und Nerven Einfluss nimmt und zum anderen, weil das elastische K-Tape den Raum und die Druckverhältnisse im Gewebe beeinflussen kann. Dadurch können Blutzirkulation und Lymphdrainage unterstützt werden. Die K-Tapes folgen dem Verlauf eines Muskels, Ligaments, Nervs oder, wie in diesem Buch vorgestellt, den Lymphbahnen. Sie werden frei an jeder Position des Körpers aufgeklebt und schränken dabei die Bewegungsfreiheit des Patienten nicht ein. Besonders in der Lymphdrainage, ob bei lokalen Ödemen oder komplexeren Problematiken wie z. B. in der Brustkrebsnachsorge, kann K-Taping den Patientinnen und Patienten eine große Hilfe sein und auch oft ein Stück Lebensqualität zurückgeben.

Jeder Ablauf in der Mechanik, Dynamik, Physik und ganz besonders im menschlichen Körper hängt vom Zusammenspiel aller Komponenten ab. So kann der kleinste defekte Muskel eine ganze Funktionskette stören und sogar an einer anderen Stelle einen Schmerz oder eine Fehlfunktion oder Fehlstellung erzeugen. Nur wenn Muskelkräfte, Hebelarme und Bänder im Gleichgewicht arbeiten, ist der Mensch frei von Beschwerden. Dies gilt auch für das Lymphsystem: Ist der Lymphfluss durch Verletzungen oder Operationen gestört oder nach der Entfernung von Lymphknoten stark beeinträchtig, kann dies lokal oder auch im gesamten Lymphsystem schwere Folgen haben.

Wie Muskeln und Bänder funktioniert auch das Lymphsystem in einem Gleichgewicht. Anstelle von Kraft und Hebelarm müssen hier Zu- und Abläufe von Flüssigkeit reibungslos funktionieren. Jede Veränderung führt zu einer Störung dieses Zusammenspiels und zu einer Ansammlung von Flüssigkeit. Ödeme und Schwellungen sind eine Belastung für jeden Patienten. Abgesehen von der unschönen Veränderung des Körpers können je nach Lage und Größe des Ödems Abläufe der physiologischen Bewegungen beeinträchtigt werden. Durch den erhöhten Druck im Gewebe und somit auf die Schmerzrezeptoren erfährt der Patient obendrein noch Schmerzen.

Ziel der K-Taping-Lymphtherapie ist es, den Lymphfluss anzuregen, zu unterstützen und zu leiten. Im Falle von entfernten Lymphknoten wird die Lymphflüssigkeit in funktionierende Areale geleitet. Dies geschieht zum einen durch Anheben des Gewebes (Raumvergrößerung), zum anderen durch Schaffung verschiedener Drücke, da Flüssigkeiten von Bereichen mit hohem Druck in Bereiche mit niedrigem Druck fließen. Unterstützt werden diese Prozesse durch eine Pumpbewegung, ausgelöst durch die Körperbewegung des Patienten.

Damit sich diese Effekte einstellen, muss das K-Tape mit einer bestimmten Technik aufgeklebt werden. Beim Anlegen des K-Tapes wird die Haut im betroffenen Bereich vorgedehnt . Bei der Rückführung in den Ruhezustand bilden sich zusammen mit dem aufgeklebten K-Tape wellenförmige Hautfalten aus. Durch dieses Anheben der Haut vergrößert sich der Raum zwischen Haut und subkutanem Gewebe. Kommt nun die Bewegung des Patienten hinzu, erfolgt ein immer wiederkehrendes Heben und Senken des Gewebes. Dies ist die Pumpbewegung, die die Lymphflüssigkeit aus den Zwischenräumen einfacher in das Lymphsystem abfließen lässt und außerdem die Blutzirkulation und den Stoffwechsel anregt. Durch die Reduzierung der Lymphflüssigkeit im Gewebe und damit einhergehend des Drucks wird die Reizung der Schmerzrezeptoren vermindert. Auch wenn die Körperbewegungen gering sind, wie z. B. im Schlaf, erfolgt doch kontinuierlich eine Anregung des Lymphflusses.

Wie gut dieser Abtransport funktioniert, lässt sich hervorragend bei behandelten Hämatomen zeigen. Anders als bei einem Ödem wird bei einem Hämatom in die Tiefe des Gewebes abgeleitet, jedoch mit denselben Effekten der unterschiedlichen Drucksysteme, Pumpbewegungen und Stoffwechselanregung. Schon nach zwei Tagen zeigen sich deutlich helle Streifen im Hämatom dort, wo das K-Tape aufgeklebt war (◘ Abb. 1.1). Der Abbau des Hämatoms wird deutlich beschleunigt. Damit reduziert sich der Druck im Gewebe, und dies mindert die Schmerzen.

Die ständigen Körperbewegungen sorgen auch für ein ständiges Verschieben der Haut durch das K-Tape. Diese Hautbewegungen wirken auf die **Mechanorezeptoren,** was ebenfalls zu einer Schmerzdämpfung führt. Die propriozeptiven Effekte nutzen wir auch bei Muskel- oder Ligamentanlagen zur Verbesserung der Muskelfunktion und zur Unterstützung von Bändern und Sehnen. Darüber hinaus gibt es spezielle K-Taping-Anlagen, die über den kutiviszeralen Reflexbogen auf segmentaler Ebene Einfluss auf innere Organe nehmen können, wie z. B. bei Regelschmerz oder Miktionsstörungen. Muskel-, Ligament- und Korrekturanlagen werden in ▶ Kap. 2 vorgestellt.

1.1   Von der Idee zur Therapiemethode

Die Vorstellung, über die **Hautrezeptoren** Einfluss auf die **Propriozeption,** auf Muskeln, Bänder und damit auf

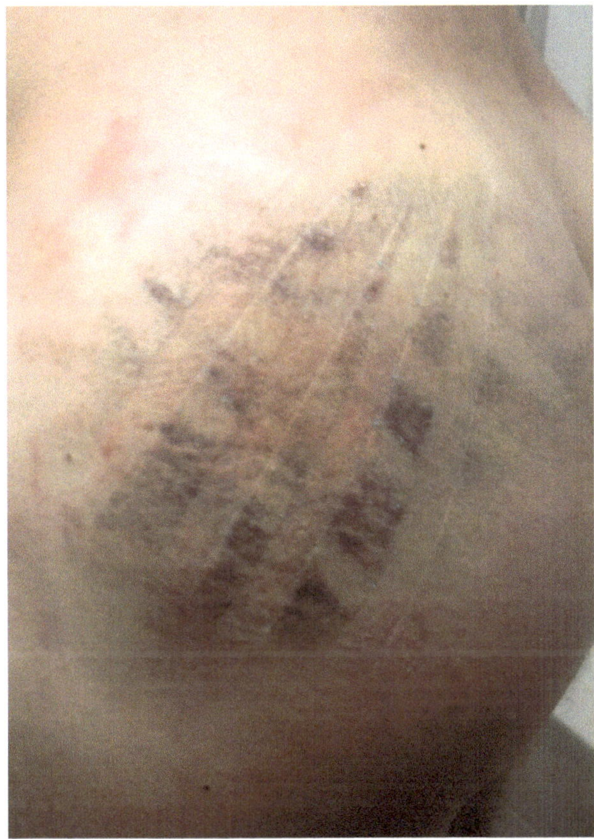

fiel schon früh auf, dass K-Taping-Anlagen je nach Ausführung auch einen positiven Einfluss auf das **Lymphsystem** haben. Dieser Effekt war unterschiedlich stark vorhanden – bei breiten Einzelstreifen weniger als bei Anlagen, die aus mehreren schmaler geschnittenen Einzelstreifen bestanden. Es musste also neben der reinen Vergrößerung des Raumes im Gewebe noch ein weiterer antreibender Effekt vorliegen. Wie wir herausfanden, hängt dieser mit dem unterschiedlichen Druck in den Bereichen mit und ohne Tape zusammen. Daraus entstanden die in schmale Streifen zugeschnittenen K-Tape-Lymphanlagen.

Aus solchen Entwicklungen haben sich die Behandlungsmöglichkeiten der K-Taping-Therapie stetig erweitert. Im Falle der **Lymphdrainage** hat sich eine komplette Therapiemethode von Einzelanlagen bis hin zum Brustkrebs-Nachsorgekonzept entwickelt, die den Therapeuten heute ein außergewöhnlich breites Indikationsspektrum bietet.

Ein großer Vorteil der K-Taping-Therapie liegt darin, dass Therapeuten den Patienten mit dem K-Tape ein Stück unterstützende Therapie mit nach Hause geben können. Die meisten Therapiemethoden hören mit dem Ende der Behandlungszeit auf, die K-Taping-Therapie dagegen wirkt so lange, wie die Patientin oder der Patient die Anlage trägt. Diese Patienten erhalten also eine aktiv arbeitende Therapie mit nach Hause, die alleine durch die richtige Anlagetechnik, gepaart mit der Körperbewegung, funktioniert.

1.2 Das elastische K-Tape

Zur erfolgreichen Anwendung der K-Taping-Therapie ist die Verwendung eines qualitativ hochwertigen Tapes notwendig. Das Tape muss ganz spezifische Eigenschaften besitzen und diese in gleichbleibender Qualität über mehrere Tage und unter Belastung beibehalten. Entscheidend hierfür ist zum einen die **Qualität der Materialien** und zum anderen die kontrolliert gleichbleibende Verarbeitung. Das **Baumwollgewebe** muss rechtwinklig gewebt sein, und der eingearbeitete elastische Längsfaden muss seine **Elastizität** über die gesamte Tragedauer beibehalten und nicht ermüden.

Die Elastizität des K-Tapes ist vergleichbar mit der **Eigendehnung** des menschlichen Muskels. Das Baumwollgewebe kann nur in **Längsrichtung** gedehnt werden. Dabei ist das K-Tape bereits mit 10 % Vordehnung auf der Trägerfolie aufgebracht. Diese Dehneigenschaften spielen eine wichtige Rolle bei den jeweiligen Anlagetechniken.

Original K-Tapes sind in **4 Farben** erhältlich: Cyan, Magenta, Beige und Schwarz (Abb. 1.2). Die farblich unterschiedlichen Tapes haben jedoch exakt die gleichen Eigenschaften. Sie unterscheiden sich weder in der Dehnfähigkeit noch in der Dicke oder irgendeiner anderen

Körperfunktionen zu nehmen, ist weitaus älter als die Idee des K-Tapings.

Die vielen heute bekannten positiven Eigenschaften der K-Taping-Therapie standen zu Beginn nicht im Fokus der Entwicklung. Zunächst wurde versucht, über ein elastisches Tape über die Propriozeption Einfluss auf die Muskelfunktion und Bandstrukturen zu nehmen, ohne den Patienten in seiner Bewegung einzuschränken.

Somit wurden überwiegend **Muskel- und Ligamentanlagen** erprobt und ausgeführt. Die weiteren Behandlungsmöglichkeiten entwickelten sich erst über die Jahre der Anwendung und Forschung und der damit verbundenen Therapieergebnisse. Auch die Weiterentwicklung des K-Tapes spielte dabei eine wichtige Rolle. Die **K-Taping Academy** hat noch bis zum Jahr 2000 Patientenbefragungen nach Erstanlage des Tapes durchgeführt, ausgewertet und daraus Rückschlüsse auf neue Anwendungsmöglichkeiten gezogen. Heute führt die Academy nicht nur in Deutschland, sondern international Studien in Zusammenarbeit mit Kliniken und Forschungseinrichtungen durch, um weitere Einsatzgebiete zu finden.

Bei der Anwendung von Muskel- und Ligamentanlagen, besonders bei der Therapie von Gelenksverletzungen,

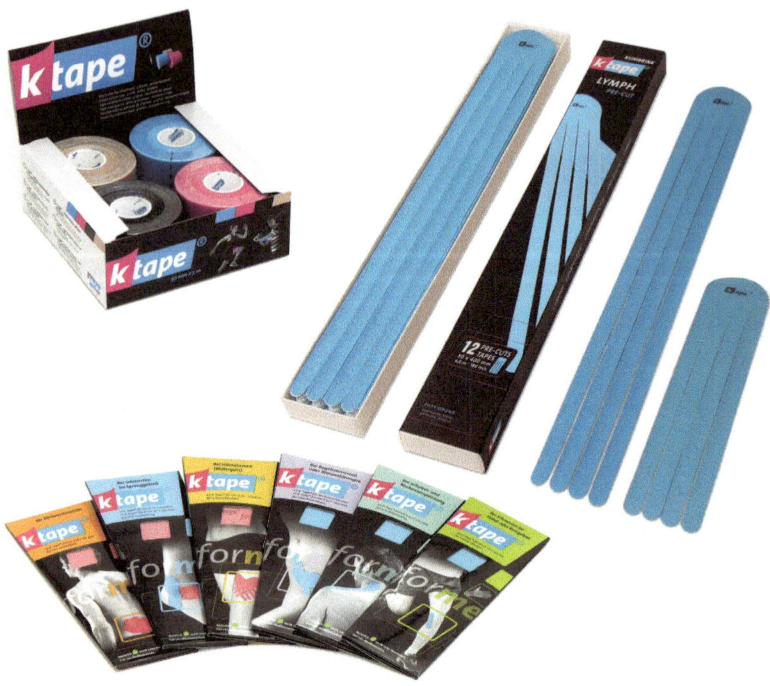

▫ Abb. 1.2 Original K-Tape in 4 Farben, K-Tape for me (vorgeschnittene Anlagen zur Selbstanwendung) und K-Tape Lymph in 40 und 25 cm Länge

Funktion. Zu den Hintergründen der 4 unterschiedlichen Farben s. ▶ Abschn. 1.9.

K-Tape wird hauptsächlich als Rollenware verwendet. Dabei hat sich eine Tapebreite von 5 cm als optimale Breite herausgestellt. Breitere Tapes bergen Probleme in der Anwendung, da bei vielen Anlagen der Daumen über die gesamte Tapebreite gehalten werden muss und die Daumenlänge dann häufig nicht ausreicht. Schmalere Tapes lassen sich einfach aus den 5 cm breiten Tapes zuschneiden. K-Tape-Rollen sind in der Länge von 5 m und 22 m erhältlich. Bei Preisvergleichen ist darauf zu achten, dass manche Anbieter auch 4 m-Rollen anbieten, dies aber nicht immer deutlich ausweisen.

Neben den K-Tape-Rollen gibt es auch vorgeschnittene K-Tapes. Zum einen ist dies **K-Tape for me**, eine Auswahl für häufig auftretende Indikationen, die mit Hilfe der beiliegenden Anleitungen von jedem selbst angelegt werden können, z. B. für Knie- oder Sprunggelenksproblematiken, zur Stabilisierung des Handgelenks oder andere Fälle, bei denen die Anwendung unkompliziert ist. Zum anderen gibt es spezielle Lymphtapes. Für die professionelle Lymphtherapie sind die in Längen von 25 cm und 40 cm vorgefertigten so genannten **K-Tapes Lymph** eine sehr empfehlenswerte Hilfe. Denn das Zuschneiden der Lymphtapes in teilweise sehr lange vierstreifige Anlagen benötigt viel Zeit – Zeit, die einem Therapeuten im heutigen Abrechnungsmodus kaum mehr gegeben ist. Die vorgeschnittenen K-Tapes Lymph bieten eine hervorragende Zeitersparnis, die

schmalen Streifen sind optimal geschnitten und bezogen auf die enthaltenden Meter pro Packung gibt es nur einen geringfügigen Preisunterschied zur 5 m-Rolle.

▫ Abb. 1.2 zeigt das Original K-Tape und das K-Tape Lymph.

❯ **Die wasserresistenten und atmungsaktiven Eigenschaften des K-Tapes ermöglichen eine lange Tragedauer und einen hohen Tragekomfort.**

Bei gleichzeitigem Erhalt der Mobilität werden die behandelten Patienten weder bei den Aktivitäten des täglichen Lebens noch beim Duschen, Baden oder Sport eingeschränkt oder behindert. Hierfür müssen bestimmte Anforderungen an die Qualität des Tapes gestellt werden. Dies ist umso wichtiger bei Lymphanlagen, da die zu schmalen Streifen geschnittenen Tapes mit viel mehr Kanten und vier statt einem Ende deutlich mehr Angriffspunkte haben, an denen sie sich ablösen könnten.

Auf dem Markt werden immer mehr Tapes für die K-Taping-Therapie angeboten, zum größten Teil von **schlechter Qualität** aus China und anderen asiatischen Ländern. Aktuell sollen über 60 unterschiedliche Tapenamen und -sorten existieren. Dabei gibt es deutlich weniger Hersteller als Tapenamen. Dies bedeutet, dass eine Vielzahl von namentlich unterschiedlichen Tapes von wenigen Herstellern stammen, die ein markenloses Produkt in verschiedenen Verpackungen vermarkten. Auf die Qualität dieser Produkte am Markt kann das vertreibende

Unternehmen keinen Einfluss nehmen. Die Tape-Eigenschaften kostengünstiger Tapes verändern sich permanent, wenn zur Herstellung Rohmaterialien von wechselnden Anbietern bezogen werden. Dazu reicht die Veränderung einer einzigen Komponente. Werden Baumwolle, Acrylkleber oder Folie verändert, ändern sich auch automatisch die Eigenschaften des Tapes.

Tapes, die auf der Rückseitenfolie und in der Hülse keinen Produktnamen oder eine vom Verkaufsnamen abweichende Bezeichnung aufgedruckt haben, stammen häufig von Massenherstellern, die aus Preisgründen die Grundmaterialien beim jeweils günstigsten Anbieter einkaufen, wodurch die Tapes Eigenschaftsschwankungen unterliegen. Ein in Asien weit verbreiteter Name und freier Begriff für elastisches Tape ist »**Kinesiology Tape**«. Es handelt sich hier nur um einen Überbegriff für eine Vielzahl unterschiedlichster Qualitäten. In vielen Fällen befindet sich diese Bezeichnung auf der Rolle, während das Produkt unter anderem Namen auf der Verpackung angeboten wird.

Die Angebote werden immer unüberschaubarer, und es werden noch weitere Tapenamen am Markt auftauchen.

> **Jeder Therapeut sollte die angebotenen Materialien sehr genau und kritisch prüfen, da der Erfolg der Therapie und der Tragekomfort für den Patienten entscheidend davon abhängen.**

Viele vermeintlich günstige Angebote stellen sich als teure Alternative heraus, wenn schon nach kurzer Zeit die Anlage erneuert werden muss, Dehneigenschaften und Verarbeitung nicht den Ansprüchen entsprechen oder der Acrylkleber **Hautirritationen** auslöst. Da mit einer Rolle K-Tape mehrere Anlagen ausgeführt werden können, ist eine mögliche Ersparnis pro Patient fraglich. Dafür sollte kein Therapeut die Qualität seiner Therapie und den Behandlungserfolg für den Patienten gefährden.

Gerade bei Lymphödemen ist die Haut in vielen Fällen berührungsempfindlich und sensibel. Ein zu häufiges Erneuern der Anlage, weil das Tape nicht die notwendige Qualität hat, sollte mit Rücksicht auf die Patienten absolut vermieden werden.

Als internationaler Ausbilder und Partner verschiedener Forschungseinrichtungen ist die K-Taping Academy auf die Verwendung eines hochwertigen Tapes mit stets gleichbleibender Qualität angewiesen. Für das von ihr verwendete K-Tape werden **Qualitätskontrollen** in der Produktion durchgeführt. Es werden regelmäßig sogenannte RoHS Tests zur Überprüfung und Sicherstellung der Qualität durchgeführt, die nachweisen, dass K-Tape weder Verunreinigungen noch Schwermetalle enthält. Die aus Deutschland stammenden Farben erfüllen den Öko-Tex Standard 100. Selbstverständlich werden auch die mechanischen Eigenschaften und die Qualität des Klebers überprüft (▶ Abschn. 1.2.2). Die **mechanischen Eigenschaften**

werden dahingehend geprüft, ob das Tape seine gewünschte Elastizität besitzt und über die gesamte Therapiezeit unverändert beibehält.

1.2.1 Acrylbeschichtung

Nahezu alle am Markt erhältlichen elastischen Tapes werden mit Acrylklebern unterschiedlichster Qualitäten beschichtet. Nur K-Tape wird mit **Physiobond**®-Acrylkleber beschichtet, einem hochwertigen Kleber, der neben seiner Reinheit bei der Herstellung seine Qualitätseigenschaften auch durch spezielle, zeitaufwendige Nachbehandlungen nach dem Beschichten erhält. Dabei werden Restmonomere, die während der Kleberherstellung entstehen, bestmöglich aus dem Tape entfernt, da diese zu Hautirritationen und Unverträglichkeiten führen können. Außerdem wird auf diese Weise die gleichmäßig gute Klebeeigenschaft des K-Tapes erzeugt.

Die Qualität von K-Tape wird durch die SGS, das weltweit führende Unternehmen in den Bereichen Prüfen, Testen und Verifizieren, mittels biochemischer Tests überprüft.

> **Besonders bei Patienten mit sensibler Haut sollten keine Tapes mit ungeprüften Klebern verwendet werden.**

Die Tapestreifen sind so gewebt, dass nur in Längsrichtung Elastizität besteht. In Querrichtung lässt sich das Tape nicht dehnen. Der gewünschte Effekt der Querdehnung, d. h., eine Rückstellkraft in Querrichtung zu erhalten, wird über die Acrylbeschichtung erzeugt, die in Längsrichtung des Tapes in Form einer sich wiederholenden **Sinuskurve** aufgebracht ist (◘ Abb. 1.3). Die Längszugkräfte folgen den Acrylbögen und bewirken so eine Zerlegung der Kraft (F_{Res}) in eine **Längs-**(F_H) und eine **Querkomponente** (F_V). So entsteht je nach Dehnung des Tapes eine zugehörige Querkraft, die gleichmäßig über die gesamte Tapelänge wirkt (◘ Abb. 1.4).

> **Die Rückstellkraft aus der Längsdehnung in Kombination mit der Querkraft ermöglicht ein Anheben der Haut bzw. des Gewebes. Dies ist einer der grundlegenden Effekte der K-Taping-Therapie.**

1.2.2 Anzeichen für unzureichende Tape-Qualität

Letztlich stellt sich die Qualität eines Tapes in der Anwendung heraus. Selbstverständlich sollte nicht jede Tape-Qualität am Patienten ausprobiert werden. Einige Faktoren und **Qualitätsmängel** lassen sich schon vorab einfach prüfen.

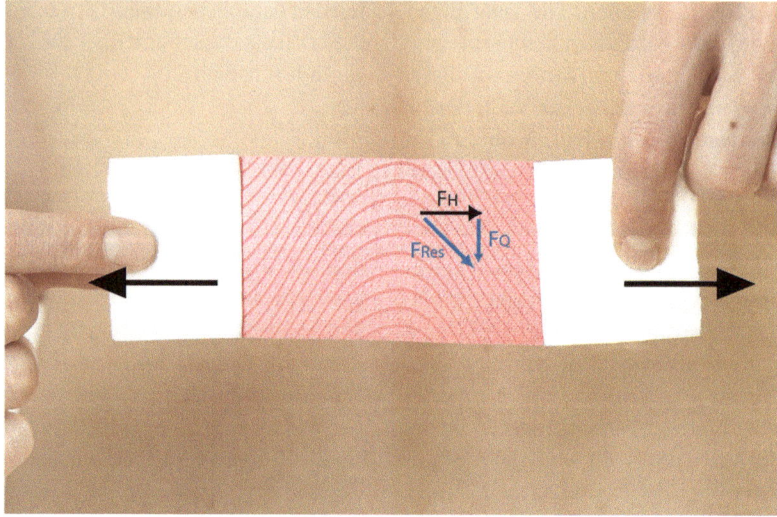

■ **Abb. 1.3** Original K-Tape mit sinusförmiger Acrylbeschichtung

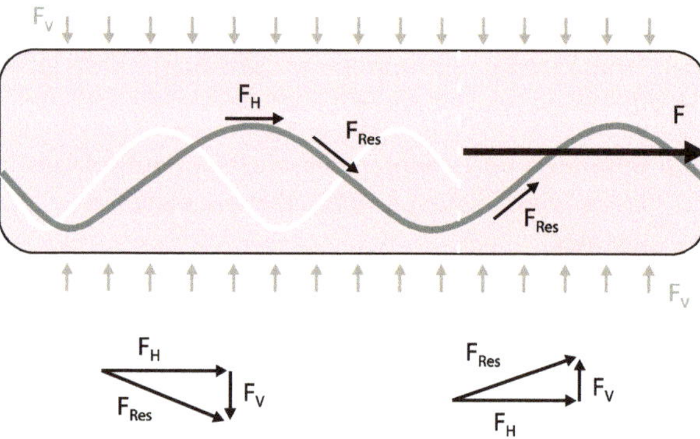

■ **Abb. 1.4** Kraftwirkung und Kraftzerlegung

Verlauf des Baumwollgewebes

Die Baumwollfasern sollten rechtwinklig zueinander gewebt sein. Der in Längsrichtung gewebte Faden muss parallel zum Außenrand verlaufen. Manche Tapes zeigen eine sichtbare Schräglage der Fasern. Diese verlaufen nicht parallel zur Längsrichtung, sondern etwas diagonal. Hierdurch werden die äußersten Fäden des Gewebes in kurzen Abständen durchschnitten. Die durchtrennten Randfäden können die Spannungen nicht weitergeben, und ein Aufribbeln des Gewebes führt zu einer verkürzten Tragedauer.

Abweichende elastische Eigenschaften

Der in Längsrichtung eingewebte elastische Faden muss eine ganz spezifische Dehnung und Dauerfestigkeit besitzen. Abweichende und mit neuen Produktionschargen sich ändernde Dehnwerte sowie frühzeitige Ermüdung sind ein Zeichen für schlechte Qualität und ein Problem in der Anwendung.

Besitzt ein Tape deutlich **geringere Dehnfähigkeiten,** führt dies zu anderen Wirkweisen, einer Verkürzung der Tragedauer sowie einem verschlechtertem Tragekomfort.

Je mehr die Elastizität abnimmt, desto mehr wird der Grenzzustand »unelastisches Tape« erreicht. Wird eine K-Taping-Anlage mit unelastischem Tape ausgeführt, verliert der Patient seine Mobilität, der Muskel arbeitet bei jeder Bewegung gegen das aufgeklebte Tape an und sorgt schon nach kurzer Zeit für ein Ablösen bzw. schmerzhaften Zug in der Haut. Tapes mit geringerer Dehnung weisen diese »Grenzeigenschaften« in entsprechend verminderter Form auf.

Besitzt ein Tape deutlich **größere Dehnfähigkeiten,** bleibt die Wirkung der K-Taping-Anlage aus, bzw. es stellt sich ein anderes Ergebnis ein. Je weicher ein elastischer Faden ist, desto geringer sind die Rückstellkräfte, die auf das Gewebe wirken können. Bei einem unendlich dehnbaren Tape gibt es keine Rückstellkraft, und daher bleibt die Wirkung aus.

Qualitätsschwankungen

Die Herstellung eines Tapes erfordert wie bei vielen hochwertigen Waren eine ständige **Qualitätskontrolle** in der Produktion. Bereits geringfügige Änderungen in der Herstellung, Qualitätsschwankungen bei den verwendeten Rohstoffen, ungerade Schnitte der Einzelrollen oder auch eine unterschiedliche Lagerung der fertigen Produkte können dazu führen, dass Tapes eines Herstellers nicht immer gleiche Eigenschaften aufweisen. Unterschiedliche Eigenschaften erschweren jedem K-Taping-Therapeuten die Arbeit und nehmen negativen Einfluss auf die Therapie, den Tragekomfort und die Zufriedenheit des Patienten.

> **Es empfiehlt sich, nur beste Qualität zu kaufen (z. B. K-Tape®), bei einem guten Produkt zu bleiben und nicht ständig das Produkt zu wechseln!**

1.2.3 Tape mit Wirkstoffen

> **Die K-Taping-Therapie benötigt keine Wirkstoffe! Die medikamentenfreie Therapie ist ein grundlegender Vorteil des K-Tapings.**

Für die Verwendung in der K-Taping-Therapie ist von Tape-Produkten abzuraten, denen Wirkstoffe, Inhaltsstoffe oder unbekannte Mineralien beigemischt sind. Ebenso sollte darauf verzichtet werden, K-Taping-Anlagen mit Produkten wie kühlenden und schmerzstillenden Menthol-Gels/Sprays oder schmerzstillende Salben zu kombinieren. Je nach Inhaltsstoffen der Cremes, Gels und Sprays können Reaktionen mit dem Acrylkleber auftreten. Die Vielfalt der möglichen Inhaltsstoffe ist so groß, dass eine Reaktion nicht ausgeschlossen werden kann.

Dagegen ist die Vorbehandlung der Haut mit dem **Pre-K-Gel** zu empfehlen, da hiermit Fette, Rückstände aus Duschlotion und andere Verunreinigungen von der Haut entfernt werden, die die Wirkung des Tapes reduzieren können. Zudem sorgen die Inhaltsstoffe wie Aloe Vera und Grüner Tee für eine Harmonisierung der empfindlichen Haut, die unabhängig von der Belastung aus Kleber und Tragedauer auch den gewollten mechanischen Einflüssen (Hautbewegungen) ausgesetzt ist.

1.3 Anwender und Anwendungsgebiete

Seit 1998 hat K-Taping Einzug in viele Bereiche der Medizin und Physiotherapie gehalten. Bei Weltmeisterschaften, Olympischen Spielen, Wettkämpfen verschiedenster Sportarten – sei es Fußball, Handball, Volleyball, Basketball, Rugby, Football, Ski, Biathlon oder Turnen – ist diese wirkungsvolle Behandlungsmethode fester Bestandteil der **Prävention,** der **Rehabilitation** und Teil der **Trainingstherapie** geworden. Ebenso wurden wirkungsvolle **Behandlungskonzepte** in der Orthopädie, Ergotherapie, Geriatrie, Gynäkologie und sogar in der Logopädie entwickelt. Auch in der Onkologie haben sich die K-Taping-Lymphanlagen längst etabliert und sind in vielen Frauenkliniken und Rehabilitationszentren zum festen Bestandteil der Therapie und Nachsorgekonzepte geworden.

Das **Anwendungsspektrum** ist heute sehr weit zu fassen und wird sich auch in den nächsten Jahren noch weiter ausdehnen. Es bietet nicht nur dem Physiotherapeuten ein außerordentlich interessantes Werkzeug, sondern einer Vielzahl medizinischer Fachgruppen eine für sie speziell

zugeschnittene Therapie und Ausbildung. Voraussetzung ist in jedem Fall die fundierte Ausbildung zum K-Taping-Therapeuten, die von der K-Taping Academy international angeboten wird.

1.4 Ausbildung zum K-Taping Therapeuten

Neben der Weiterentwicklung der K-Taping-Therapie ist der Aufbau eines qualitativ hochwertigen **internationalen Ausbildungssystems** mit einheitlichen Standards eine der wichtigsten Aufgaben der K-Taping Academy. Seit 1998 wird dieses System von Deutschland aus aufgebaut und heute schon in über 40 Ländern weltweit angeboten. Die Ausbildung der K-Taping Academy ist in vielen Ländern von Verbänden anerkannt. Die Teilnehmer erhalten in den Ländern die von ihrem Verband vorgegebenen Fortbildungspunkte oder andere Vergütungen. Die Ausbildung der Instruktoren und die Zertifizierung der Absolventen erfolgt zentral über die K-Taping Academy in Deutschland.

Besonders interessant dabei ist die Einbeziehung der **landestypischen Behandlungskonzepte.** Daraus ergeben sich die Möglichkeiten einer Vielzahl neuer Therapieansätze und ein großer Erfahrungsaustausch. Für die Absolventen steht hierfür das **internationale K-Taping-Forum** (www.tapingforum.de) zur Verfügung.

Die Academy hat über die Vielzahl der Partnerschaften mit anerkannten Aus- und Weiterbildungsanbietern die Möglichkeit, die unterschiedlichen Erfahrungen aus den jeweiligen Ländern in die Ausbildung und Therapie einfließen zu lassen.

Folgende **K-Taping-Kurse** werden aktuell angeboten:
- K-Taping Pro (Professional) – Ausbildung zum K-Taping-Therapeuten,
- K-Taping Lymph,
- K-Taping Gynäkologie,
- K-Taping Ergotherapie,
- K-Taping Podologie,
- K-Taping Pädiatrie und
- K-Taping Logopädie (Infos unter www.k-taping.com).

1.5 CROSSTAPE®

In den folgenden Behandlungsbeispielen ist z. T. von **CROSSTAPES** die Rede. CROSSTAPES sind kleine gitterartige Tapes aus Polyester, die ebenfalls mit einer Acrylklebeschicht versehen sind (◻ Abb. 1.5). Die CROSSTAPES sind ebenso wie K-Tapes frei von Medikamenten oder Wirkstoffen und wirken ausschließlich durch ihre elektrische Ladung. Die Anwendung der CROSSTAPES lässt sich in vielen Fällen sehr gut mit K-Taping-Anlagen kombinie-

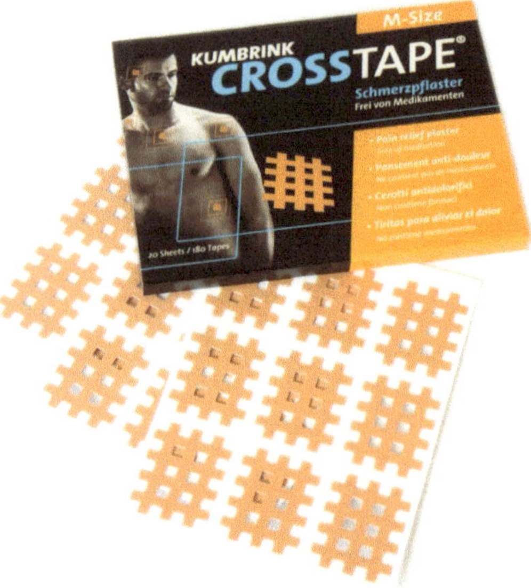

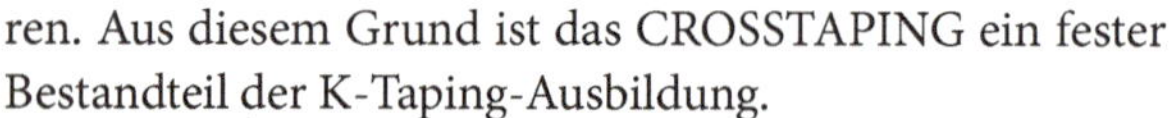

Abb. 1.5 CROSSTAPE®

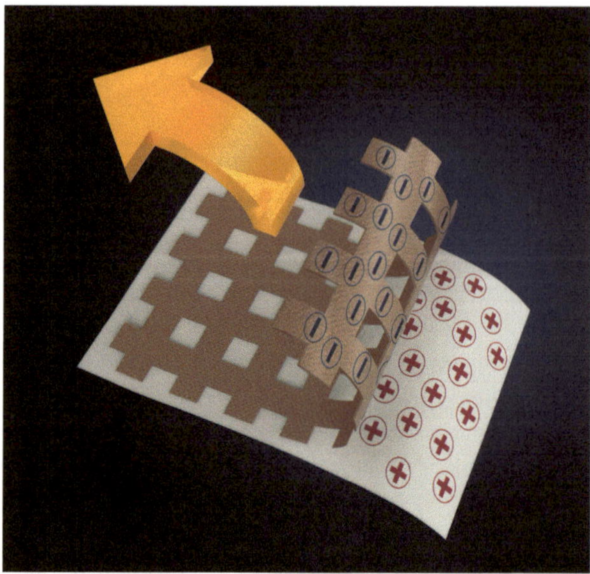

Abb. 1.6 CROSSTAPE Variante

ren. Aus diesem Grund ist das CROSSTAPING ein fester Bestandteil der K-Taping-Ausbildung.

1.5.1 Funktion und Eigenschaften

Viele Funktionen und Informationen im menschlichen Körper werden über sehr geringe elektrische Impulse gesteuert. Ob Muskel-, Faszien- oder Nervenfunktionen und auch Akupunkturpunkte, häufig nutzt der Körper messbare elektrische Leitungen und Widerstände. Das CROSSTAPE besteht aus einer Duo-Mischfaser, aufgebracht auf einer speziell beschichtet weißen Papierfolie. Beim Abziehen des CROSSTAPES von der Folie entsteht im Tape eine elektrostatische Aufladung. Das bedeutet, dass das CROSSTAPE nach dem Abziehen einen Überschuss an elektrischer Ladung besitzt (**Abb. 1.6**) und diese nicht selbständig ableiten kann. Die so aufgeladenen CROSS-TAPES werden dann zur Stimulanz der Schmerzareale und Akupunkturpunkte auf die Haut geklebt, wo sie ihre Ladung langsam abgeben können.

Verletzungen, Erkrankungen, Narben und Verspannungen – all dies sind Einflüsse auf das elektrische Leitsystem des Körpers bzw. werden als Störung und Schmerz an das Gehirn geleitet.

1.5.2 Anwendung

Die Anwendung von CROSSTAPE ist sehr einfach. Das CROSSTAPE wird vorsichtig von der Trägerfolie abgezogen und bleibt an einer Ecke an der Fingerkuppe kleben

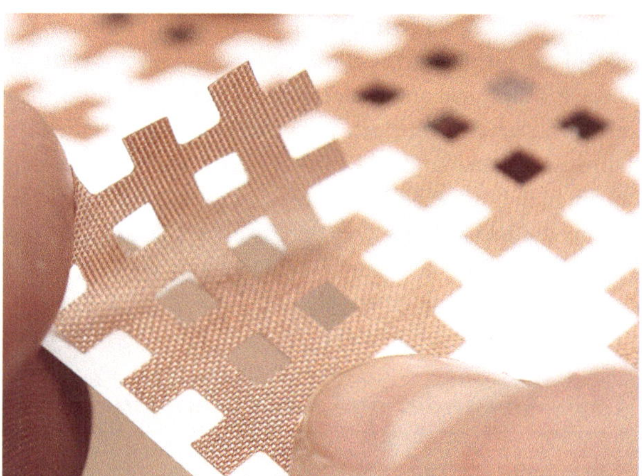

Abb. 1.7 Abziehen des CROSSTAPE

(**Abb. 1.7**). Das CROSSTAPE sollte so wenig wie möglich berührt werden, da durch wiederholtes Anfassen ein Teil der Ladung verloren gehen kann. Wenn das CROSSTAPE mit ca. 1 cm Abstand parallel zur Haut über einen Akupunktur- oder Triggerpunkt gehalten wird, kann man in vielen Fällen beobachten, wie sich das aufgeladene Tape zu diesen entgegensetzt geladenen Arealen hinzieht.

Die Tapes werden direkt auf die Schmerzpunkte, Muskeltriggerpunkte und Akupunkturpunkte geklebt und können je nach Beanspruchung wie Duschen, Schwimmen, Sport oder Arbeit bis zu mehreren Tagen auf der Haut haften.

Auch bei CROSSTAPE ist die Qualität des Tapes entscheidend für die Qualität der Therapie. Ähnlich wie bei K-Tape gibt es bereits Nachahmungen, die mit angeblich gleichen Wirkweisen beworben werden. Doch Tapes, die sich nicht richtig aufladen oder bei denen Papierreste nach dem Abziehen unter dem Tape haften, verfehlen ihre gewünschte Wirkung und haften häufig nur kurze Zeit.

1.6 Grundlegende Funktionen und Effekte des K-Tapings

Im Folgenden werden die grundlegenden Funktionen und Effekte des K-Tapings beschrieben.

1.6.1 Verbesserung der Muskelfunktion

Anwendung bei Muskelverletzungen

Muskelverletzungen können von einem Muskelkater über Zerrung bis hin zum Muskelfaser- und Muskelriss unterschieden werden.

Durch Überbelastungen des Muskelapparates entstehen Rupturen im **Muskelbindegewebe.** Die dadurch austretende Flüssigkeit in den interstitiellen Raum verursacht eine Druckerhöhung, wodurch Druck- und Schmerzsensoren gereizt werden. Die Folgen sind Schmerzen, Steifigkeit, Schwellungen und Tonuserhöhung.

Anwendung bei Hypertonus/ Muskelhartspann

Durch einen reflektorischen erhöhten **Dauertonus** kommt es zur **Konsistenzveränderung** des Muskels. Betroffen ist meist der ganze Muskel, es kann aber auch lokal begrenzt im Muskel stattfinden. Die Ursachen sind Geburtstraumata, neurologische Erkrankungen oder **Traumatisierungen** durch einseitige Überlastung z. B. aus Fehlstellungen oder Fehlfunktionen, die eine dauernde Muskeltonuserhöhung hervorrufen.

Anwendung bei Muskelverkürzungen

Muskelverkürzungen können reflektorisch und strukturell entstehen. Meistens ist der Übergang fließend. Die Ursachen für **reflektorische Muskelverkürzungen** sind z. B.:
- Schutzreaktionen bei Schmerzen,
- akustische oder optische Stressfaktoren,
- veränderte Statik durch Gelenkfehlstellungen,
- Koordinationsstörungen, die zu fehlerhaften Bewegungsmustern mit Dysbalance der beteiligten Muskeln führen,
- Überlastung der Muskulatur durch Fehlstellungen/ Fehlfunktionen.

Dieselben Ursachen wie bei der reflektorischen Muskelverkürzung können auf Dauer zu reversiblen **strukturellen Verkürzungen** führen.

Anwendung bei Hypotonus/verminderter Ruhespannung

Ein Hypotonus wird meist durch eine reflektorische Hemmung verursacht, durch einen hypertonen Antagonisten, durch pathologische Gelenkprozesse oder bei Paresen. Die Folgen sind eine gestörte Muskelaktivität und dadurch Kraftminderung und Muskelatrophie.

Anwendung bei gestörter Muskelaktivierung

Eine gestörte Muskelaktivierung führt nach kurzer Zeit zu **Hypotrophie** und **Atrophie.**

Die Ursache ist immer **Inaktivität,** z. B. durch ein Trauma mit anschließender Immobilisierung, Erkrankungen des Bewegungsapparates, Bewegungsmangel oder reflektorische Hemmung durch fehlerhafte Gelenkprozesse. Eine totale Atrophie entsteht nur bei einer Unterbrechung der Nervenleitung.

Wirkung des Muskeltapes
- **Tonusveränderung**

Der Tonus ist ein **Spannungszustand,** der durch Impulse aus dem ZNS, aber auch durch Afferenzen aus der Peripherie (Gelenk, Muskulatur, Haut) im Sinne der **peripheren Feedbacksteuerung** aufrecht erhalten wird. Durch das Tape werden die Hautrezeptoren aktiviert und somit zusätzliche Afferenzen aus der Peripherie verstärkt. Durch diese Mechanismen kann Einfluss auf die Tonusregulation genommen werden.

- **Unterstützung der Steuerung der Muskulatur**

Die **Propriozeption** (Tiefensensibilität) dient der Orientierung des Körpers im Raum. Durch die **Mechanorezeptoren** wird die Stellung und Bewegung unserer Gelenke wahrgenommen. Die propriozeptiven Afferenzen der Mechanorezeptoren wirken mit bei der **Steuerung der Stützmotorik** (Statik) sowie bei der **Zielmotorik** (Dynamik). Die Sensoren liegen in den Gelenken, Muskeln, Sehnen und in der Haut. Über das Tape werden die Propriorezeptoren in der Haut erreicht. Dadurch wird mehr Information über Position und Belastung der Extremität und des Körpers weitergeleitet.

1.6.2 Beseitigung von Zirkulationseinschränkungen

Entzündungen sind häufig eine Reaktion des Körpers auf **Gewebeschäden.** Einhergehend mit dem Austreten von Flüssigkeit im verletzten Gebiet, führen Entzündungen zu raumfordernden Schwellungen und einer Druckerhöhung zwischen Haut und Muskulatur. Der Lymphfluss wird gestört bzw. stagniert. Die K-Taping-Anlage kann in diesem Bereich die Haut anheben, den Raum vergrößern und so-

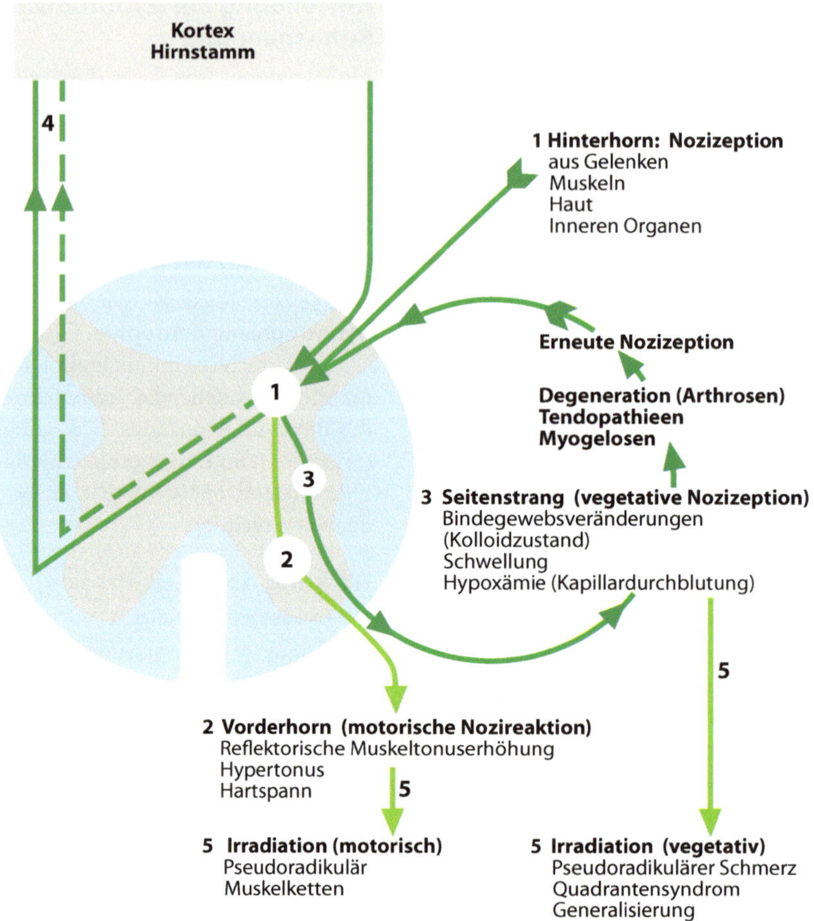

Abb. 1.8 Weiterleitung der Nozizeption und Verlauf der Nozireaktion. (Aus Frisch 2009)

mit eine Druckreduzierung und eine Verbesserung der Lymphzirkulation bewirken.

1.6.3 Schmerzreduktion

Nozizeptoren bilden die Grundlage für den **Schmerzsinn**. Nozizeptoren sind freie Nervenendigungen, die in der **Dermis** liegen, teilweise dringen sie bis in die **Epidermis** ein. Sie liegen relativ gleichmäßig an der Körperoberfläche und sind für die Eigenschaften der Haut als Schutzhülle des Organismus von entscheidender Bedeutung.

Nozizeptoren befinden sich auch in der Muskulatur, den inneren Organen und in allen Gewebearten des Körpers. Ausnahmen bilden die obersten Schichten des Gelenkknorpels, der Nucleus pulposus der Bandscheiben, sowie Gehirn und Leber.

Nozizeptoren reagieren auf thermische, mechanische und chemische Reize. Die Weiterleitung der nozizeptiven Signale erfolgt zum einem über die **myelinisierten Aγ-Fasern**, die aufgrund der schnellen Reizweiterleitung den sog. **Erstschmerz** (heller, scharfer, stechender oder schneidender Schmerz) auslösen und zum anderen über die **marklosen C-Fasern**, die nur langsam den Reiz weiterleiten können, den **Zweitschmerz** (dumpf, brennend, bohrend oder ziehend) auslösen. Die »Erstschmerzrezeptoren« liegen dicht verteilt in der Haut und die »Zweitschmerzrezeptoren« in Gelenkkapsel, Ligament, Sehnen und inneren Organen.

Die **nozizeptiven Afferenzen** werden im Hinterhorn auf ein zweites Neuron umgeschaltet und durch zahlreiche synaptische Verbindungen divergent weitergeleitet. Auf der Spinalebene findet die erste Filterung und Beeinflussung der einlaufenden **nozizeptiven** und **propriozeptiven Signale** vor der Weiterleitung nach kranial statt, dabei werden jedoch die »wichtigen« Informationen, z. B. nozizeptive Afferenzen für die übergeordneten Zentren (Kortex, Hirnstamm), grundsätzlich weitergeleitet.

Die zum **Hinterhorn** einlaufenden nozizeptiven Afferenzen kommen aus Gelenken, Muskulatur, Haut und inneren Organen. Ebenfalls laufen Afferenzen aus dem Cortex und dem Hirnstamm zum Hinterhorn. Diese von zentral **absteigenden Bahnen** können sowohl hemmend wie auch bahnend sein.

Die nozizeptiven Afferenzen werden zum **Vorderhorn** und zum **Seitenhorn** weitergeleitet. Im Vorderhorn findet die **motorische Nozireaktion** statt:

- reflektorische Muskeltonuserhöhung,
- Hypertonus und
- Hartspann.

Im Seitenhorn findet die **vegetative Nozizeption** statt:

- Bindegewebsveränderung,
- Schwellung und
- Hypoxämie (Kapillardurchblutung).

Durch Degenerationen (Arthrose), Tendopathien und Myogelosen kommt es zu einer erneuten nozizeptiven Afferenz auf das Hinterhorn. Dies führt motorisch wie vegetativ zu Irradiation (Ausstrahlung). Motorisch führt dies zu **pseudoradikulären Ausstrahlungen** und Ausstrahlung in die Muskelketten. Vegetativ führt dies zu **pseudoradikulären Schmerzen,** zu einem **Quadrantensyndrom** und zur **Generalisierung** (Abb. 1.8).

Es findet also bei einer überschwelligen nozizeptiven Afferenz auf der spinalen Ebene die erste Nozireaktion statt.

Durch die Haftung des K-Tapes auf der Haut und die dadurch ausgelöste mechanische Verschiebung bei ausgeführten Körperbewegungen erfolgt eine Reizung der Mechanorezeptoren in der Haut. Diese propiozeptiven Afferenzen laufen ebenso wie die nozizeptiven Afferenzen im Hinterhorn ein und hemmen die Weiterleitung der Nozizeption.

1.6.4 Unterstützung der Gelenkfunktionen

Gelenke sind bewegliche Verbindungen zwischen Knochen. Zur Steuerung der Gelenkbewegung gehören der Kapsel-Band-Apparat und die Muskulatur dazu. Die Beweglichkeit eines Gelenks ist abhängig von der Form des Gelenks und der umgebenden Struktur (Muskulatur, Bänder und Kapsel).

Verschiedene Ursachen können zur Bewegungsstörung im Gelenk führen:

- Beschädigung der Gelenkflächen durch Arthrose oder Arthritiden mit Schrumpfung des Kapsel-Band-Apparates, hervorgerufen durch Fehlhaltung und Fehlbelastung,
- Dysbalancen in der das Gelenk umgebenen Muskulatur,
- Blockierungen durch Einklemmung, z. B. von Menisken im Gelenk,
- Nozireaktionen aus anderen Strukturen außerhalb des Gelenks.

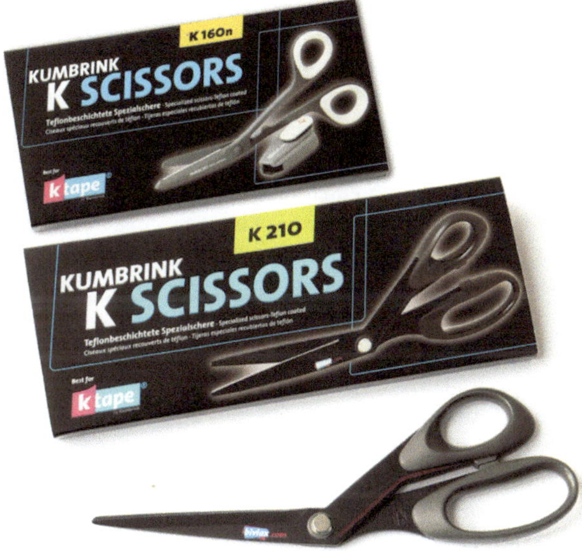

Abb. 1.9 K-Taping-Scheren

Die Gelenkfunktionen können anhand verschiedener K-Tape Anlagen unterstützt werden.

Durch Einfluss auf den Muskeltonus werden Ungleichgewichte korrigiert und es entsteht eine Balance in den Muskelgruppen.

❯ Über die Stimulierung der Propriozeption wird ein besseres Bewegungsgefühl erreicht.

Funktionelle und **Faszien-Korrekturanlagen** ergeben ebenso wie die passive Unterstützung eine Verbesserung der Gelenkfunktion, führen zu einer Schmerzdämpfung und somit zu einem verkürzten Heilungsprozess.

1.7 Anlegen und Entfernen des Tapes

Das K-Tape wird bereits bei der Herstellung mit einer **geringen Vordehnung** von 10 % auf die Trägerfolie aufgebracht. Bei bestimmten Anlagen werden diese 10% Vordehnung direkt auf die Haut übertragen. Trotzdem spricht man in diesem Fall von einer ungedehnten Anlage.

❯ Trotz der Vordehnung des K-Tapes spricht man von einer ungedehnten Anlage.

Je nach Anlageart wird das Tape ungedehnt oder mit verschiedenen Vordehnungen aufgeklebt. Bevor das Tape angelegt und die Trägerfolie entfernt wird, werden die Tapestreifen entsprechend zugeschnitten. Dabei werden neben dem **I-** auch **Y-** und **X-Tapes** sowie in der Lymphtherapie **Fächerform** und **schmale Einzelstreifen** erstellt.

Hilfreich und zu empfehlen beim Zuschneiden der Tapestreifen sind **spezielle K-Tape-Scheren** (biviax K210 und biviax K160 Scheren; ◘ Abb. 1.9), deren besondere Beschichtung der Schnittflächen ein Eindringen des Acrylklebers in die Metallporen (wie es bei herkömmlichen Scheren passiert) verhindert und so einem Verkleben und Abstumpfen der Schneidkanten vorbeugt.

K-Taping-Anlagen beginnen mit wenigen Ausnahmen mit dem Aufkleben einer **spannungsfreien Basis,** die in der Regel zwei Querfinger breit ist. Ausgehend von dieser Basis werden die jeweiligen Tapestreifen mit den notwendigen Vordehnungen aufgeklebt – bis auf ein ebenfalls zwei Querfinger breites Ende, welches wiederum dehnungsfrei aufgeklebt wird.

Die jeweiligen Ecken der Tapestreifen sollten **rund geschnitten** werden. Dadurch und durch das Aufkleben der dehnungsfreien Basis und Enden wird ein **vorzeitiges Ablösen** und ein unerwünschtes Aufrollen der Tapeenden vermieden. Bei spitzen Ecken hingegen lässt sich ein Abheben kaum verhindern.

Durch den Zug und die Hautbewegungen lässt sich auch in den Enden des Tapes eine gewisse Spannung nicht ganz vermeiden. Die **längsgerichteten Zugkräfte** werden dabei »um die Ecke geleitet«. Man spricht von einer **Kraftumlagerung.**

> **Wenn Kräfte die Möglichkeit haben, fließen sie optimal im Radius.**

Diese Möglichkeit ist durch das Tape gegeben. Das bedeutet, die Zugkraft fließt im Bogen zum Rand des Tapeendes (◘ Abb. 1.10). Damit werden nicht gerundete, spitze Ecken (gelb dargestellt) spannungsfrei. Der **Grenzzustand** zwischen **Kraftfluss** und **spannungsfreiem Tape** führt dazu, dass sich die Ecken leicht abheben. Kommen diese dann mit Bekleidung oder einem Handtuch in Berührung, löst sich das Tape einfacher ab.

Die K-Taping-Anlage kann dadurch wesentlich länger getragen werden. Ebenfalls zu beachten ist, dass nach dem Duschen oder Baden die Tapestreifen nicht mit dem Handtuch trocken gerieben, sondern nur gedrückt werden sollten. Das Abreiben verursacht häufig ein Aufrollen der Tapeenden, da der Kleber am Handtuch haften bleibt.

Um Haltbarkeit und Klebeeigenschaften zu optimieren, wird das speziell für die K-Taping-Therapie entwickelte **Pre-K-Gel** auf die Haut aufgetragen (◘ Abb. 1.11). Das Pre-K-Gel ermöglicht auch bei fettiger oder leicht verschwitzter Haut eine bessere Klebeeigenschaft. Zudem hat es eine leicht desinfizierende Wirkung.

Extreme Hitze wie Rotlichtbehandlung, Fango bzw. direktes Einwirken starker Fremdwärme kann zu **Hautirritationen** führen. Es sollte darauf geachtet werden, dass nach dem Duschen oder Baden die Anlagen nicht mit dem Fön getrocknet werden.

Bei Anlagen, die bis zum Unterschenkel, Sprunggelenk oder über den Fuß verlaufen, kann zum Schutz der schma-

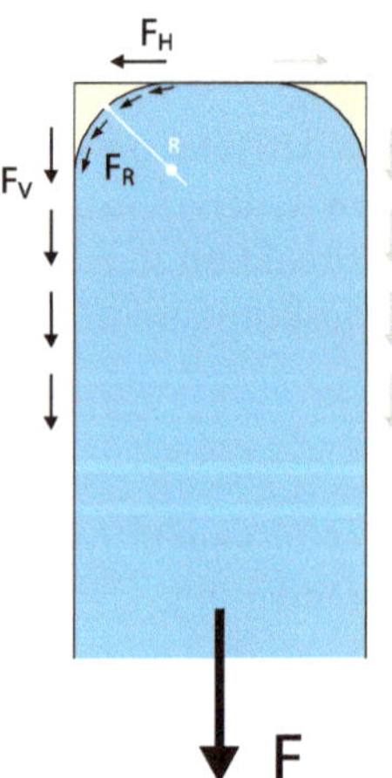

◘ **Abb. 1.10** K-Tape mit rundgeschnittenen Ecken

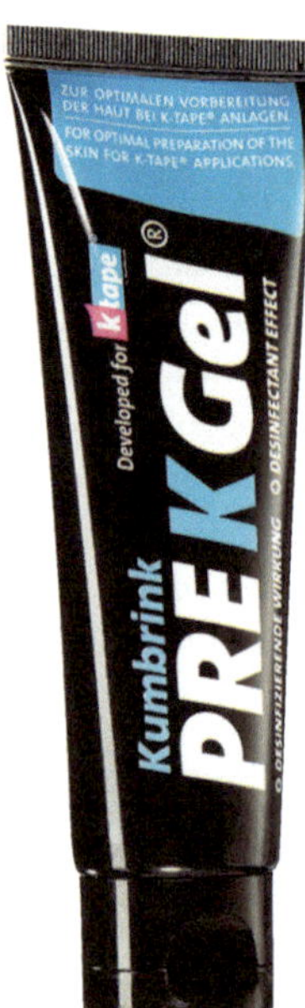

◘ **Abb. 1.11** Pre-K Gel

len Tapeenden in der Nacht ein Strumpf übergezogen werden. Sonst lösen sich die Enden durch die Reibung an der Bettdecke oder am Laken schnell ab.

> **Die Haut muss trocken und fettfrei sein, optimal ist die Vorbehandlung mit Pre-K-Gel. Ebenso sollte eine starke Behaarung vorab entfernt werden.**

Eine gering behaarte Haut stellt kein Hindernis beim Anlegen und Entfernen des Tapes dar (sensorische Stimuli). Kräftigere Behaarung sollte jedoch entfernt werden. Dabei sollten keine **Klingenrasierer** verwendet werden, da es zu kleinen **Hautverletzungen** oder **Irritationen** kommen kann, die in Kombination mit der K-Taping-Anlage zu einem **Juckreiz** unter dem Tape führen können. Zu empfehlen ist die Verwendung von **Kurzhaarschneidern** oder **Haartrimmern,** die das Haar ausreichend kürzen und die Haut nicht verletzen.

> **Zur Aktivierung der wärmeabhängigen Haftungseigenschaften** des K-Tapes sollte der Therapeut mehrfach mit flacher Hand über die fertige Tape-Anlage reiben. Dabei befindet sich die Körperregion noch in Vordehnung.

An Stellen, die schnell feucht werden (Hände, Füße), ist die Anwendung von Pre-K-Gel zu empfehlen, da hierdurch die Schweißbildung für einige Zeit unterdrückt wird.

Entfernen lassen sich K-Taping-Anlagen relativ schmerzfrei, wenn das Tape nass ist – z. B. unter der Dusche oder in der Badewanne. Dabei wird das Tape am besten mit der flachen Hand abgerollt. Ein vorheriges Einreiben des Tapes mit Babyöl macht das Entfernen ebenfalls leichter.

Schon kurz nach dem Aufkleben wird über die **Verbesserung der Blutzirkulation** der Stoffwechsel der Haut unter dem Tape angeregt. Zudem entwickelt der Acrylkleber in den ersten Stunden seine volle Klebekraft und geht die Verbindung mit der Haut ein. Besonders in den Ausbildungskursen reagieren manche Teilnehmer mit leichten Hautrötungen, wenn das Tape schon nach wenigen Stunden oder am folgenden Tag wieder entfernt wird. Dies liegt daran, dass die Haut frisch angeregt ist und der Kleber gut haftet. Beim Entfernen kann es sein, dass die oberste Hautschicht leicht abgenommen wird, was nach einigen Tagen tragen nicht mehr passiert, da sich die Haut erneuert. Auch sollte man an empfindlichen Stellen wie Ellenbeuge oder Kniekehle das Tape niemals ruckartig entfernen, da sonst Hautverletzungen auftreten können. Bei empfindlicher Haut sollte man das Tape länger aufgeklebt lassen, da es sich mit jedem weiteren Tag leichter entfernen lässt (Erneuerung der Haut).

> **Eine leichte Hautrötung klingt schnell wieder ab und stellt keine Kontraindikation dar.**

1.8 Kontraindikationen

Beim K-Taping-sind bisher keine **Nebenwirkungen** bekannt. Allerdings sollte auf eine K-Taping-Anlage bei folgenden **Kontraindikationen** verzichtet werden:
- offene Wunden,
- noch nicht verheilte Narben,
- pergamentartige Haut, z. B. bei Neurodermitis- oder Psoriasis-Schübe,
- bekannte Allergie gegen Acryl,
- Lymphödem Stadium 3, Elephantiasis. Das Tape könnte die Haut verletzen und ein Erysipel auslösen;

- bei den bekannten Kontraindikationen der manuellen Lymphdrainage.

Die Erfahrung zeigt, dass **Herzpatienten**, die blutverdünnende Medikamente einnehmen, gelegentlich mit einem Juckreiz bzw. einer Quaddelbildung auf K-Taping-Anlagen reagieren. Patientinnen und Patienten sollten daher vorab befragt werden, ob sie **blutverdünnende Medikamente** einnehmen. Kleine **Einblutungen** in der Haut können eine Reaktion auf die anhebende Wirkung der K-Taping-Anlage sein.

Damit das Baumwolltape von der Folie abgezogen werden kann, ist die Trägerfolie mit Silikon besprüht. Wenn auch nur sehr gering, können kleine Reste des Silikons am Kleber haften. Silikone werden in der Regel bei Tapes verwendet, um sie hautfreundlicher zu machen. Trotzdem gibt es Patienten, die mit leichter Hautrötung auf Silikon reagieren.

1.9 Farblehre

K-Tape wird in den 4 Farben **Cyan, Magenta, Beige** und **Schwarz** verwendet.

An dieser Stelle sei schon darauf hingewiesen, dass in erster Linie die richtige Anlagetechnik entscheidend ist und die Farbe nur als positiver Begleitaspekt hinzugenommen werden kann. Die Tapes weisen keine Unterschiede in der Beschaffenheit oder ihren Eigenschaften auf. Sie haben identische Dehnfähigkeiten.

Die Farben können in Anlehnung an die **Farblehre** unterstützend zur Therapie ausgewählt werden. Dabei wird der Farbe **Rot** eine aktivierende und anregende, der Farbe **Blau** eine beruhigende Wirkung zugeschrieben. **Beige** und **Schwarz** werden als neutral eingestuft.

In vielen Fällen haben aber auch die Patienten eine Vorliebe für eine Farbe, die sie dann auch frei wählen können sollten. Bei größeren Anlagen wird gerne Beige gewählt, damit die K-Tape-Anlage nicht so auffällig ist. Interessanterweise hat eine Befragung von Patienten in der Lymphtherapie ergeben, dass die Patienten überwiegend die Farbe Blau gewählt habe – mit der Begründung, dass dies eine gewisse Frische in die sonst eher hautfarbenen Therapiemittel bringt. Aus diesem Grund wurden die K-Tape Lymph Precuts aus blauem Tape hergestellt.

1.10 Kombinationstherapie

In der Lymphdrainage wird K-Taping als sinnvolle Unterstützung der bestehenden Therapien eingesetzt – als Ergänzung zur manuellen Lymphdrainage wie auch in Kombination mit Kompression.

1.11   Grundregeln bei der Behandlung

Für das K-Taping bei Lymphpatienten gelten folgende Grundregeln:

- Es sollte immer eine Rücksprache mit dem behandelnden Arzt oder Phlebologen stattfinden, wie die K-Taping-Anlage zu behandeln ist, d. h., es sollte über Wirkung, Pflege und Entfernen informiert werden.
- Vor der Anlage sollte immer Pre-K-Gel verwendet werden.
- Nach der K-Tape-Anlage mindestens 4 Stunden nicht baden, um eine optimale Verbindung des Klebers mit der Haut zu gewährleisten.
- Nach dem Baden oder Duschen die Tape-Anlage nicht mit dem Fön trocknen.
- Das erste Entfernen des Tapes sollte durch den Therapeuten erfolgen, um eventuelle Hautveränderungen und etwaige Veränderungen in der Haltung festzustellen.

Literatur

Frisch H (2009) Programmierte Untersuchung des Bewegungsapparats, 9. überarb. u. erw. Aufl. Springer, Berlin Heidelberg

Die vier Anlagetechniken

Birgit Kumbrink

B. Kumbrink, *K-Taping in der Lymphologie*,
DOI 10.1007/978-3-662-49453-0_2, © Springer-Verlag Berlin Heidelberg 2016

2.1   Muskelanlagen

Muskelanlagen werden bei **erhöhter** oder **verminderter Ruhespannung** (Hypertonus, Hypotonus) sowie bei Verletzungen der Muskulatur angewendet und bewirken eine Normalisierung des Ruhetonus, Schmerzminderung und Verbesserung der Belastbarkeit, was eine schnellere Heilung ermöglicht.

Muskelanlagen werden mit **10 % Tapedehnung** aufgeklebt. Dadurch, dass das Tape mit 10 % auf der Rolle aufgerollt ist, spricht man auch von einer ungedehnten Anlage. Der Patient befindet sich in **Körpervordehnung**, und das Tape wird mit 10 % Vordehnung auf der entsprechenden Körperstelle angebracht. Je nach Anbringung der K-Taping-Anlage kann eine **tonisierende** oder **detonisierende Wirkung** erzielt werden.

In der K-Taping-Ausbildung wird gelehrt, dass eine **tonisierende Anlage** vom Muskelursprung zum Muskelansatz geklebt wird und für eine **detonisierende Wirkung** die Anlage in umgekehrter Weise vom Muskelansatz zum Muskelursprung erfolgt. Allerdings können je nach Muskelbewegung und Funktion **Ursprung** und **Ansatz** wechseln, und die Muskelanlagen sind in diesen Fällen entgegen der oben genannten Regel auszuführen. Die klassische Darstellung, bei der Muskelursprung und Ansatz starr vorgegeben sind, sieht diesen »Wechsel« jedoch nicht vor, was in der Ausbildung und Anwendung bei manchen Therapeuten zu Missverständnissen führt.

Die Darstellung der Muskelfunktion über **Punctum fixum** und **Punctum mobile** ist hilfreich, da je nach Funktion des Muskels Punctum fixum und Punctum mobile die Lage wechseln.

> **Tipp**
>
> **Tonisierende Anlagen** werden vom Punctum fixum zum Punctum mobile, **detonisierende Anlagen** vom Punctum mobile zum Punctum fixum geklebt.

Diese Grundregel ist bei jedem Befund zu beachten, und die Muskelanlage muss entsprechend ausgeführt werden.

In Anlehnung an die K-Taping-Ausbildung und zum Verständnis vorheriger Veröffentlichungen werden in diesem Buch weiterhin die Bezeichnungen **Ursprung** und **Ansatz** verwendet. Bei abgebildeten Muskelanlagen, in denen Punctum fixum und Punctum mobile entgegen der Ursprung-Ansatz-Bezeichnung tauschen, wird explizit darauf hingewiesen.

Wie in ▶ Abschn. 1.7 beschrieben, beginnen Muskelanlagen mit dem Aufkleben einer **spannungsfreien Basis**. Die aufgeklebte Basis wird mit einer Hand fixiert (an den Körper gedrückt) und mit der Haut verschoben (**Hautvorschub**) – bei tonisierenden Anlagen in Richtung des Ursprungs (Punctum fixum), bei detonisierenden Anlagen in Richtung des Ansatzes (Punctum mobile). Der Vorschub erfolgt bis zur **maximalen Hautdehnung** und ohne Schmerzauslösung beim Patienten.

2.1.1   Muskelfunktion

Beim Ausführen der Bewegung kontrahiert sich der Muskel, wodurch sich der Muskelansatz dem Muskelursprung nähert, bzw. wie in ▶ Abschn. 2.1 erläutert, nähert sich das Punctum mobile dem Punctum fixum an, und sowohl Muskelfaszie als auch die Haut verschieben sich in die gleiche Richtung.

2.1.2   Wirkweise des K-Tapings

Bei einer **tonisierenden Muskelanlage** führt das elastische Tape durch die **Rückstellkraft** einen Zug in Richtung des Ursprungs (Punctum fixum) hin zur fixierten Basis aus und verschiebt dadurch die Haut in gleiche Richtung. Dies bewirkt eine **Unterstützung der Muskelkontraktion**.

Bei einer **detonisierenden Muskelanlage** wird durch das elastische Tape ein Zug in Richtung des Ansatzes (Punctum mobile) ebenfalls hin zur fixierten Basis ausgeführt und verschiebt dadurch die Haut in gleiche Richtung. Dies bewirkt eine **Verminderung der Muskelkontraktion**.

2.1.3   Durchführung der Anlage

- Die benötigten Tapestreifen in Muskelvordehnung am Patienten abmessen (◘ Abb. 2.1a).
- Wenn erforderlich, Tapestreifen in die jeweilige Form schneiden (z. B. Y-Tape).
- Ecken der Tapeenden rund schneiden.
- Patient in Ruhelage bringen.
- Basis aufkleben (◘ Abb. 2.1b).
- Patient in die Position für die notwendige Muskelvordehnung bringen.
- Der Therapeut fixiert mit der einen Hand die Basis und stellt den Hautvorschub ein (◘ Abb. 2.1c).
- Tapestreifen mit der anderen Hand im Verlauf der Muskulatur mit 10 % Dehnung aufkleben.
- Anreiben der Tapestreifen in Vordehnung.

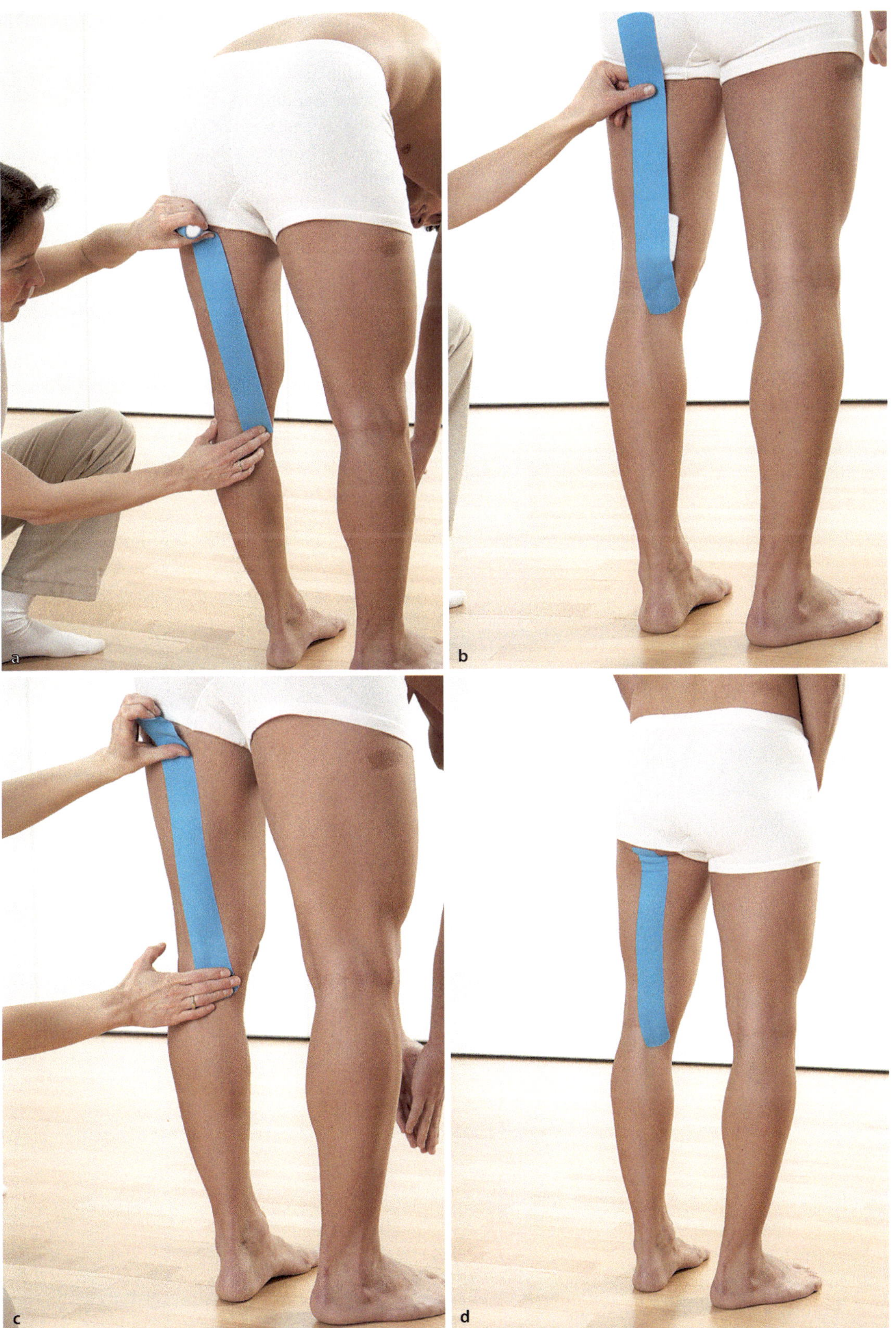

■ **Abb. 2.1a–d** Muskelanlage. **a** Abmessen des Tapes in Muskelvordehnung, **b** Aufkleben der Basis ohne Muskelvordehnung, **c** Ausführen der Anlage in Muskelvordehnung, **d** fertige Muskelanlage

Memo

- Die Muskelanlage wird mit **10 % Tapedehnung** aufgeklebt.
- Der Patient befindet sich in Muskelvordehnung.
- Es werden überwiegend **I-** und **Y-Tapes** verwendet.

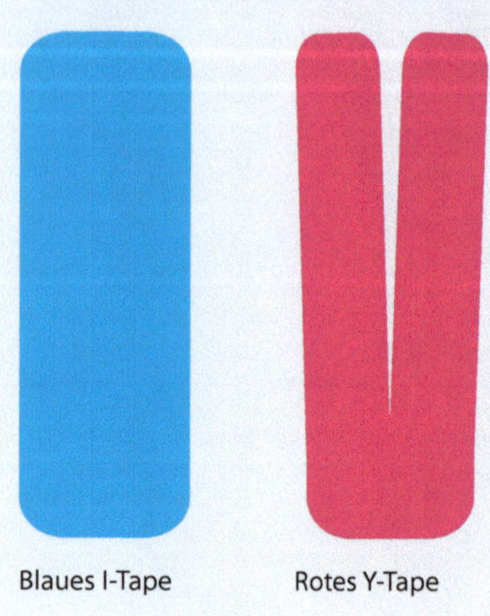

Blaues I-Tape   Rotes Y-Tape

2.2   Ligamentanlagen

Ligamentanlagen werden bei Verletzungen und Überlastungen von Bändern (lat.: ligamentum, Plural: ligamenta) und Sehnen angewendet. Mit gleicher Technik können aber auch **Schmerzpunkte**, **Triggerpunkte** oder **Wirbelsäulensegmente** behandelt werden. Ligamentanlagen bewirken eine Entlastung, Schmerzminderung und Verbesserung der Belastbarkeit und führen so zu einer schnelleren Heilung bzw. zu einer Verkürzung der Rehabilitationszeit. Der Begriff »Ligamentanlage« ist somit nicht ganz ausreichend für die verschiedenen Anwendungsmöglichkeiten, hat sich aber für diese Anlagetechnik etabliert.

Ligamentanlagen werden mit **maximaler Tapedehnung** aufgeklebt. Die Tapeenden werden wie bei der Muskelanlage zur verbesserten Tragedauer ungedehnt angelegt. Bei den Anlagen für Bänder wird das jeweilige Gelenk so eingestellt, dass die Bänder in Spannung gebracht werden. Bei den Anlagen für Sehnen wird der Muskel maximal vorgedehnt, für die Behandlung von Schmerzpunkten wird der Patient in **Körpervordehnung** gebracht.

Zur Anwendung kommen zwei Anlagetechniken, abhängig davon, ob Sehnen oder Bänder bzw. Schmerzpunkte behandelt werden (▶ s. folgende Abschn.).

Bänder- und Sehnenbereiche sind Strukturen, die sehr stark mit **Sensoren** versehen sind, die einen engen funktionalen Zusammenhang mit Gelenken und Muskulatur bilden. Afferenzen aus der Haut und der Unterhaut können die **Tiefensensibilität** (Propriozeption) ergänzen und die Schmerzimpulse (**nozizeptive Afferenzen**) dämpfen. Die K-Taping-Therapie macht sich die Eigenschaft zu Nutze, über den Hautreiz auf die Bewegung des Körpers Einfluss nehmen zu können.

2.2.1 Ligamentanlage für Bänder (Ligamenta)

Diese Anlagetechnik wird verwendet bei Bändern, die zwei benachbarte Knochen verbinden, z. B. Kollateralbänder des Knies. Das Tape wird hierbei **en bloc** (franz.: im Ganzen) geklebt.

Die Rückseitenfolie wird mittig eingerissen und zu den Seiten hin so weit abgelöst, dass nur noch ein jeweils zwei Finger breites Ende (die jeweilige Basis) behaftet bleibt. Anschließend wird das Tape mit **maximaler Dehnung** en bloc über die Bandstruktur bis zu den knöchernen Insertionsstellen aufgeklebt. Das Gelenk befindet sich dabei in der Position, in der die Bänder unter Spannung sind.

Danach erst werden die Tapeenden mit dem Abziehen der restlichen Folie spannungsfrei aufgeklebt.

> **Zu beachten ist, dass das Gelenk zuvor in die Position gebracht werden muss, in der die maximale Hautspannung erzeugt wird, um bei Bewegungen keine Krafteinflüsse auf die Tapeenden zu erhalten. Die jeweilige Basis bleibt so unter maximaler Bewegungsmöglichkeit spannungsfrei.**

Ligamentfunktion

Zwei benachbarte Knochen werden von einem Band, dem Ligamentum, verbunden. Ligamenta werden je nach Gelenkposition in Spannung oder Entspannung gebracht und dienen der **Verstärkung und Führung des Gelenks**. Ligamenta sind, mit Ausnahme der Ligamenta flava zwischen den Wirbelbögen, nur minimal dehnbar. Sie verfügen über zahlreiche **Nerven** und **Mechanorezeptoren** und sind so zu weit mehr in der Lage als nur zu rein mechanischem Stützen und Führen. Sie geben **Informationen** über die Position des Gelenks, über Bewegungen und Geschwindigkeit. Außerdem nehmen sie Dehnungen und Schmerzen wahr. Die in den Ligamenten enthaltenen Mechanorezeptoren haben in Verbindung mit den Kapseln und der Muskulatur einen funktionalen Zusammenhang bei der **Steuerung der Gelenkbewegung,** indem ständig die **Kapselspannung**, die Bewegung und der **Gelenkdruck** gemessen und über das Rückenmarksegment an die Muskulatur des jeweiligen Gelenks übermittelt werden. Die Muskulatur kann so durch stetige Anpassung an die jeweilige Situation reagieren.

Wirkweise des K-Tapings

Durch das En-bloc-Aufkleben des Tapes mit maximalem Zug und das erst anschließende Anbringen der Basen wird das Tape gleichzeitig auf beiden knöchernen Insertionsstellen verankert.

Dadurch zieht sich das Tape zur Mitte des Bandes zusammen. Rein mechanisch unterstützt es so das Ligament, da es bei Gelenkbewegungen in den gleichen Spannungszustand gebracht wird wie das Band. Darüber hinaus führt es über die Verschiebungen der Haut, die je nach Gelenkeinstellung und Bewegungen zur Mitte oder Basis der Anlage mitgenommen wird, einen **rezeptorischen Reiz** aus, der wie beschrieben im Zusammenspiel auf die Muskelfunktion Einfluss nimmt.

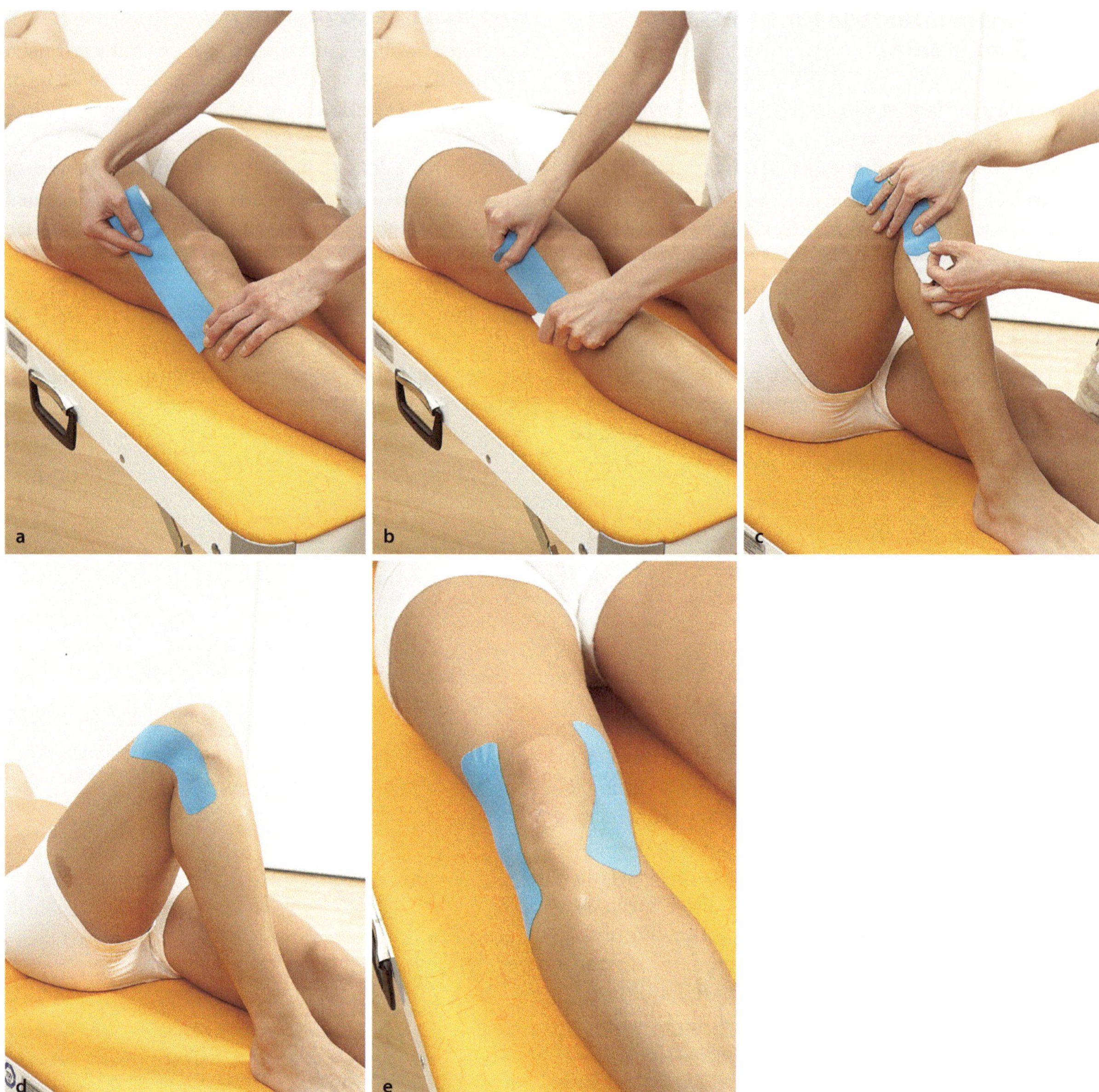

▫ Abb. 2.2a–e Ligamentanlage für Bänder. **a** Abmessen des Tapestreifens, **b** Aufkleben des Tapestreifens en bloc mit maximalem Zug, **c** Aufkleben der Enden in maximaler Gelenkeinstellung, **d** Aufkleben der Enden, **e** fertige Ligamentanlage

Durchführung der Anlage für Bänder

- Das Gelenk so einstellen, dass sich das Band in Spannung befindet.
- Tape von Insertion zu Insertion abmessen (■ Abb. 2.2a).
- Tapestreifen zuschneiden und Ecken abrunden.
- Die Trägerfolie mittig einreißen und zu den Enden hin bis auf die Breite der jeweiligen Basis abziehen.
- Tape maximal dehnen und en bloc über die Bandstruktur hinweg aufkleben (■ Abb. 2.2b).
- Gelenk in maximale Stellung (max. Hautdehnung) bringen (■ Abb. 2.2c).
- Folie abziehen und die Tapeenden aufkleben (■ Abb. 2.2d).

Memo

- Die Ligamentanlage für Bänder wird mit maximalem Zug **en bloc** aufgeklebt.
- Das Gelenk befindet sich dabei in der Position, in der die Bänder unter Spannung sind.
- Es werden **ausschließlich I-Tapes** verwendet.

Blaues I-Tape

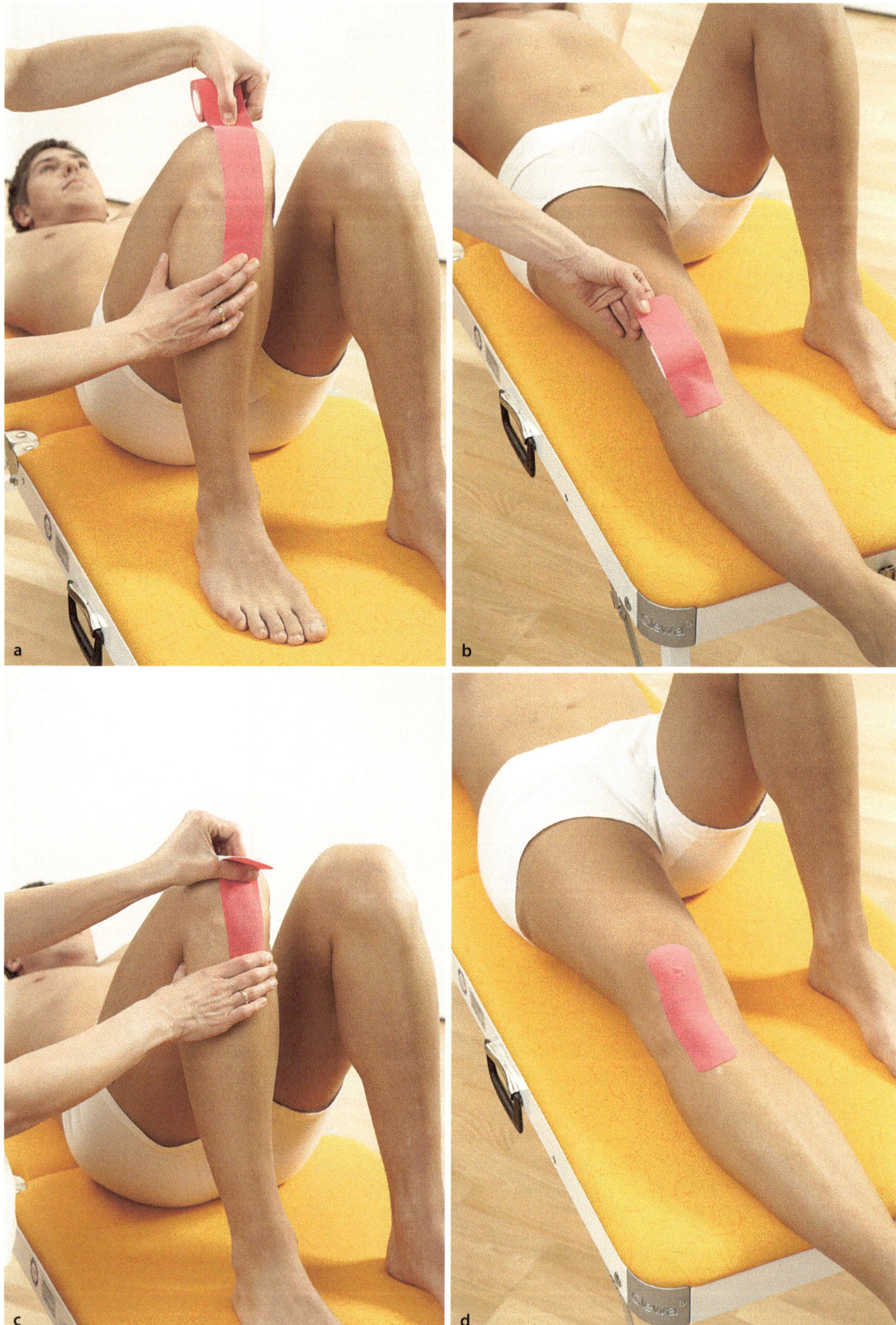

Abb. 2.3a–d Ligamentanlage für Sehnen. **a** Abmessen des Tapestreifens in Vordehnung, **b** aufgeklebte Basis in Ruhestellung, **c** Aufkleben des Tapestreifens in Vordehnung, **d** fertige Sehnenanlage

2.2.2 Ligamentanlage für Sehnen

Diese Anlagetechnik wird über Sehnen bzw. über der Sehnenstruktur vom Muskel-Sehnen-Übergang bis zur knöchernen Insertion ausgeführt.

Anders als bei der Anlagetechnik für Bänder wird zuerst eine **ungedehnte Basis** über der knöchernen Insertionsstelle aufgeklebt. Im Anschluss wird das zu behandelnde Gelenk in **Vordehnung** gebracht. In dieser Position wird die Basis mit der Hand fixiert, und es erfolgt ein **Hautvorschub** in Längsrichtung der Sehne, entgegengesetzt der Tapezugrichtung. Anschließend wird das Tape mit maximalem Zug über die Sehnenstruktur geklebt. Das Tapeende wird ungedehnt über der Muskulatur aufgebracht.

Durch diese Anlagetechnik wird erreicht, dass sich das Tape zur Basis zieht und die Haut in die gleiche Richtung mitnimmt.

Sehnenfunktion

Gegenüber Bändern, die an zwei Knochen anschließen, schließen Sehnen nur mit einer Seite an einem Knochen an; mit der anderen Seite gehen sie in die Faszie eines Muskels über. Sie übertragen die **Zugkräfte** der Muskeln auf den Knochen, ausgelöst durch Kontraktion und Schwerkraft. Sie verfügen aber auch über Rezeptoren, die sog. **Golgi-Sehnenorgane;** sie messen die Muskelspannung, die auf die Insertion am Knochen übertragen wird, und leisten so einen **Überspannungsschutz.**

Wirkweise des K-Tapings

Bei Sehnenanlagen nimmt das K-Taping Einfluss auf Sehne, Faszie und Muskulatur. Die mechanische Unterstützung der Sehnenfunktion, gepaart mit dem rezeptorischen Reiz durch die Hautverschiebungen (Afferenzen aus der Haut und Unterhaut), fließt ebenso ein wie die Wirkung auf den Muskeltonus (▶ Abschn. 2.1) und das Mitnehmen der Faszie in Richtung der Basis.

Durchführung der Anlage für Sehnen

- Muskel und somit Sehne in Vordehnung bringen; wenn der Patient diese Stellung nicht selbständig einnehmen kann, unterstützt der Therapeut die Bewegung **ohne Schmerzauslösung.**
- Tape in Vordehnung von Insertion zum Muskel-Sehnen-Übergang abmessen (◘ Abb. 2.3a).
- Tapestreifen zuschneiden und Ecken abrunden.
- Muskel in Ruheposition bringen und Basis an der Insertionsstelle aufkleben (◘ Abb. 2.3b).
- Muskel in Vordehnung bringen.
- Der Therapeut fixiert mit einer Hand die Basis und stellt den Hautvorschub ein (◘ Abb. 2.3c).
- Das Tape mit maximalem Zug im Verlauf der Sehne bis zum Muskel-Sehnen-Übergang aufkleben.

- Tapeende über der Muskulatur auslaufen lassen und spannungsfrei aufkleben.
- Anreiben der Anlage in Vordehnung.

> **Memo**
> - Die Ligamentanlage für Sehnen wird mit **maximalem Zug** von Insertion zum Muskel-Sehnen-Übergang aufgeklebt.
> - Der Patient befindet sich in Muskelvordehnung.
> - Es werden **ausschließlich I-Tapes** verwendet.

Rotes I-Tape

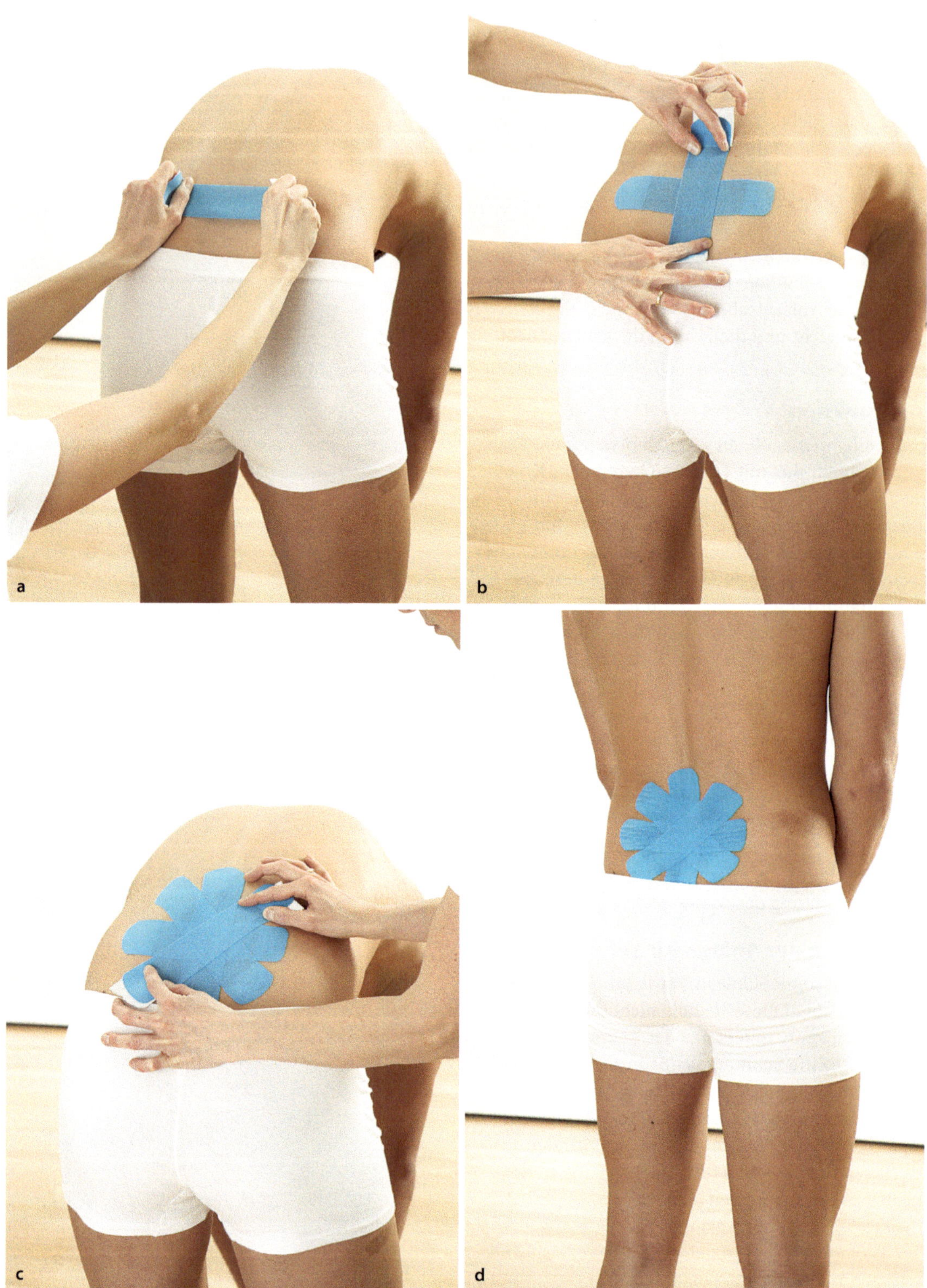

■ **Abb. 2.4a–d** Spacetape-Anlage. **a** Abmessen des Tapestreifens, **b** Aufkleben des ersten Tapestreifens, **c** Aufkleben des zweiten Tapestreifens um 90 Grad versetzt, **d** fertige Spacetape-Anlage

2.2.3 Spacetape

Als Spacetape wird eine Anlage bezeichnet, bei der gleich lange Tapestreifen gekreuzt oder sternförmig über einen Punkt geklebt werden. Jedes Tape wird, wie die Ligamentanlage für Bänder, mit maximalem Zug en bloc aufgeklebt. In der Regel werden **vier Streifen als Stern** ausgeführt. Nach Aufkleben des ersten Tapestreifens wird der zweite um 90 Grad versetzt mittig zu einem Kreuz angelegt. Die Streifen 3 und 4 folgen als Winkelhalbierende des Kreuzes.

Die Anlage wird auf **Schmerz-** und **Triggerpunkten**, **Wirbelsäulensegmenten**, **BGM-Zonen** und auf dem **Iliosakralgelenk (ISG)** angewendet. Je nach Größe des Körperareals bzw. bei Kindern kann das Tape auch der Länge nach halbiert werden. Die einzelnen Tapestreifen haben in der Regel eine Länge von 15 bis maximal 20 cm (Anlage am Rücken), an kleineren Körperstellen wie z. B. am Ellenbogen müssen sie kürzer ausgeführt werden. In Sonderfällen können auch weniger als vier Streifen zur Anwendung kommen.

Wirkweise des Spacetape

Das Spacetape sorgt für ein **punktuelles Anheben** der Haut und bewirkt so ein Lösen der verklebten Gewebeschichten. Patienten beschreiben die Wirkung dieser sternförmigen Anlage als ein Art **Saugglockeneffekt**, mit deutlich spürbarem Anheben der beklebten Struktur. Wie es der Name bereits ausdrückt, verschafft das Spacetape der geschädigten Struktur mehr Raum und führt zu einer **Schmerzminderung**. Spacetapes können auch zur Mobilisierung des Bindegewebes genutzt werden.

Durchführung der Spacetape-Anlage

- Körper in Vordehnung bringen.
- Tapestreifen ausmessen und zuschneiden (Ecken abrunden) (◘ Abb. 2.4a).
- Die Trägerfolie mittig einreißen und zu den Enden hin bis auf die Breite der jeweiligen Basis abziehen.
- Tape maximal dehnen und en bloc mittig über den zu behandelnden Punkt kleben (◘ Abb. 2.4b).
- Zweiten Tapestreifen nach gleicher Vorgehensweise um 90 Grad versetzt aufkleben (◘ Abb. 2.4c).
- Dritten und vierten Tapestreifen in den Winkelhalbierenden des Kreuzes anlegen (◘ Abb. 2.4d).
- Anreiben der Anlage in Vordehnung.

Memo

- Das Spacetape ist eine raumschaffende Anlage für **Schmerz- und Triggerpunkte**.
- Die Anlage wird mit **maximalem** Zug ausgeführt.
- Der Körper befindet sich in Vordehnung.
- Es werden ausschließlich I-Tapes verwendet.

Blaues I-Tape

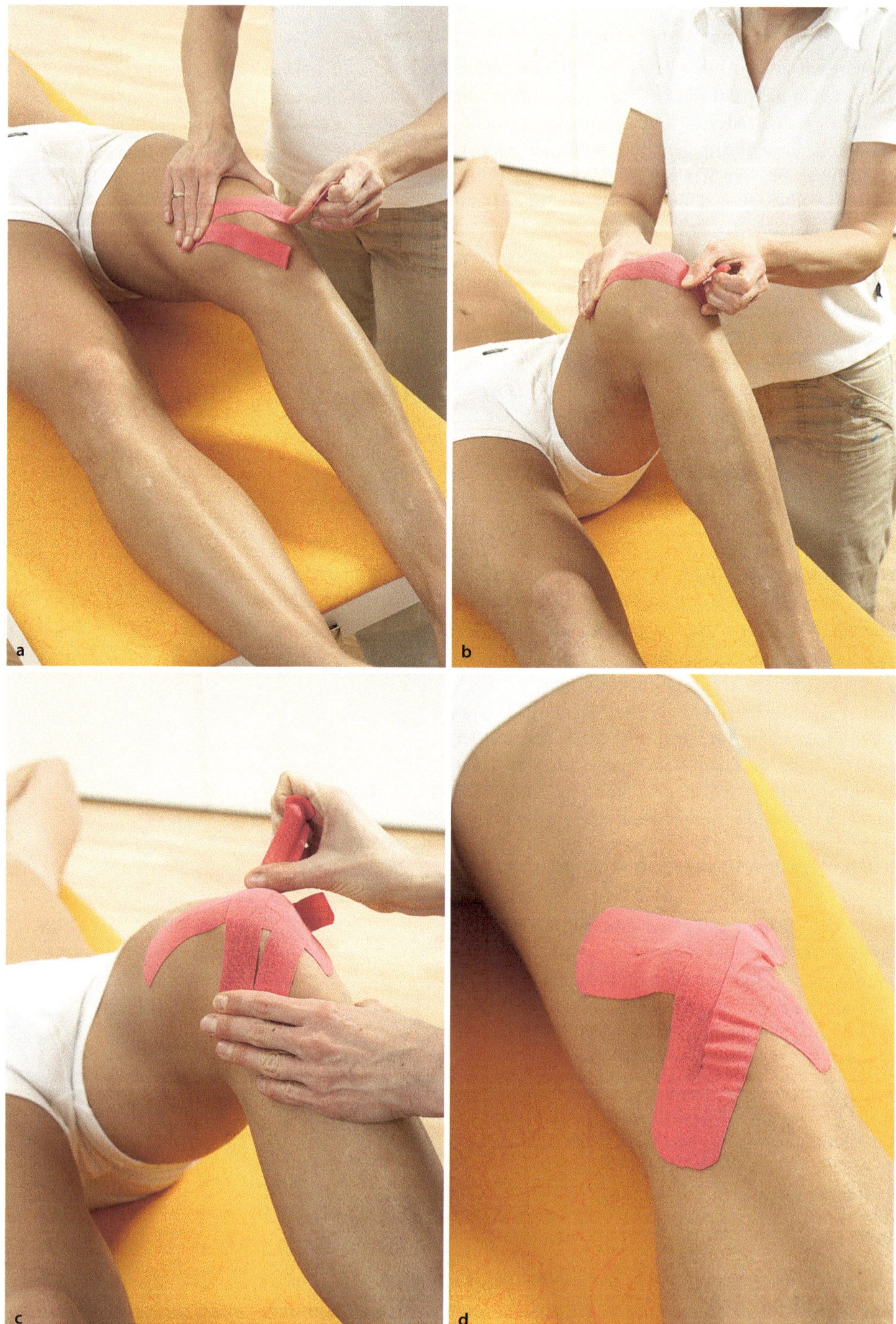

▫ Abb. 2.5a–d Funktionelle Korrekturanlage. **a** Fixieren der Basis von Tape 1 und Aufkleben des ersten Schenkelstreifens, **b** Aufkleben des zweiten Schenkelstreifens in der Aufwärtsbewegung, **c** Fixieren der Basis von Tape 2 und Aufkleben des ersten Schenkelstreifens in der Aufwärtsbewegung, **d** fertige Patellakorrektur-Anlage in Ruhestellung

2.3 Korrekturanlagen

Korrekturanlagen werden unterteilt in **funktionelle Korrektur** und **Faszienkorrektur**. Die funktionelle Korrektur wird bei knöchernen Fehlstellungen angewendet, z. B. Patellafehlstellungen, und bewirkt eine **Positionsverschiebung** der knöchernen Struktur. Faszienkorrekturen werden bei Verklebungen von Muskelfaszien angewendet und bewirken eine **Auflockerung der Faszien** sowie eine **Schmerzminderung**.

2.3.1 Funktionelle Korrektur

Bei funktionellen Korrekturanlagen wird immer über knöcherne Strukturen hinweg geklebt, da diese in ihrer Position korrigiert werden sollen. Zur Anwendung kommen in den meisten Fällen **Y-Tapes**. Dabei wird die Basis mit Hautvorschub gut fixiert, und die beiden Schenkelstreifen werden über die zu korrigierende Struktur aufgeklebt. Funktionelle Korrekturanlagen werden mit **maximaler Vordehnung** des Tapes angelegt. Die Korrektur erfolgt dabei in Richtung der Basis. Dies ist bei der Anlage der Basis zu berücksichtigen. Bei Anlagen an Gelenken erfolgt das Aufkleben der Schenkelstreifen in der Bewegung, in anderen Fällen, z. B. Wirbelsäule, in Vordehnung. Zu beachten ist, dass bei einer funktionellen Korrekturanlage die Schenkelstreifen des Y-Tapes einzeln nacheinander aufgeklebt werden.

Ursachen für knöcherne Fehlstellungen

In den meisten Fällen resultieren knöcherne Fehlstellungen aus Über- oder einseitigen Belastungen der Muskulatur, Verspannungen, Atrophie oder angeborenen Fehlstellungen. In allen Fällen führen Fehlstellungen zu **Disharmonien der Muskulatur**, einem gestörten Zusammenspiel von Agonisten und Antagonisten. Knöcherne Fehlstellungen können aber auch Auslöser für einseitige Muskelbeanspruchungen sein, wenn **Funktionsabläufe** dadurch beeinträchtigt werden (z. B. durch ein äußeres Trauma und eine daraus resultierende Schonhaltung mit gestörten Bewegungsabläufen).

Wirkweise der funktionellen Korrekturanlage

Bei funktionellen Korrekturanlagen arbeiten **zwei Wirkweisen** zusammen: zum einen die **leichte mechanische Korrektur**, angeregt über die Hautverschiebung, und zum anderen der **rezeptorische Reiz** auf das Zusammenspiel des beteiligten Muskel-Sehnen-Apparates.

Durchführung der funktionellen Korrekturanlage

- Abmessen des Tapes über die zu korrigierende Struktur.
- Zuschneiden der Tapestreifen und Ecken abrunden.
- **Tape 1:** Basis in Ruheposition aufkleben (■ Abb. 2.5a).
- Basis fixieren und maximalen Hautvorschub in die Korrekturrichtung geben.
- Schenkelstreifen 1 mit maximalem Zug über die zu korrigierende Struktur kleben.
- Tapeende (Schenkelstreifen 1) ungedehnt in maximaler Gelenkstellung oder Vordehnung aufkleben.
- Schenkelstreifen 2 in der gleichen Weise anbringen (■ Abb. 2.5b).
- **Tape 2:** Aufkleben Schenkelstreifen 1 mit maximalem Zug über die zu korrigierende Struktur in der Aufwärtsbewegung.
- Tapeende (Schenkelstreifen 1) ungedehnt in maximaler Gelenkstellung oder Vordehnung aufkleben.
- Schenkelstreifen 2 in maximaler Kniebeugung ohne Dehnung über die Patella aufkleben (■ Abb. 2.5c).
- Anreiben der Anlage in Vordehnung.

> **Memo**
> - Die Basis mit Hautvorschub gut fixieren.
> - Die Anlage wird mit **maximalem Zug** ausgeführt.
> - Die Korrektur über die Tapezügel verläuft in Richtung Basis.
> - Bei der funktionellen Korrektur werden **vorwiegend Y-Tapes** verwendet, aber auch I-Tapes sind möglich.

Rotes Y-Tape

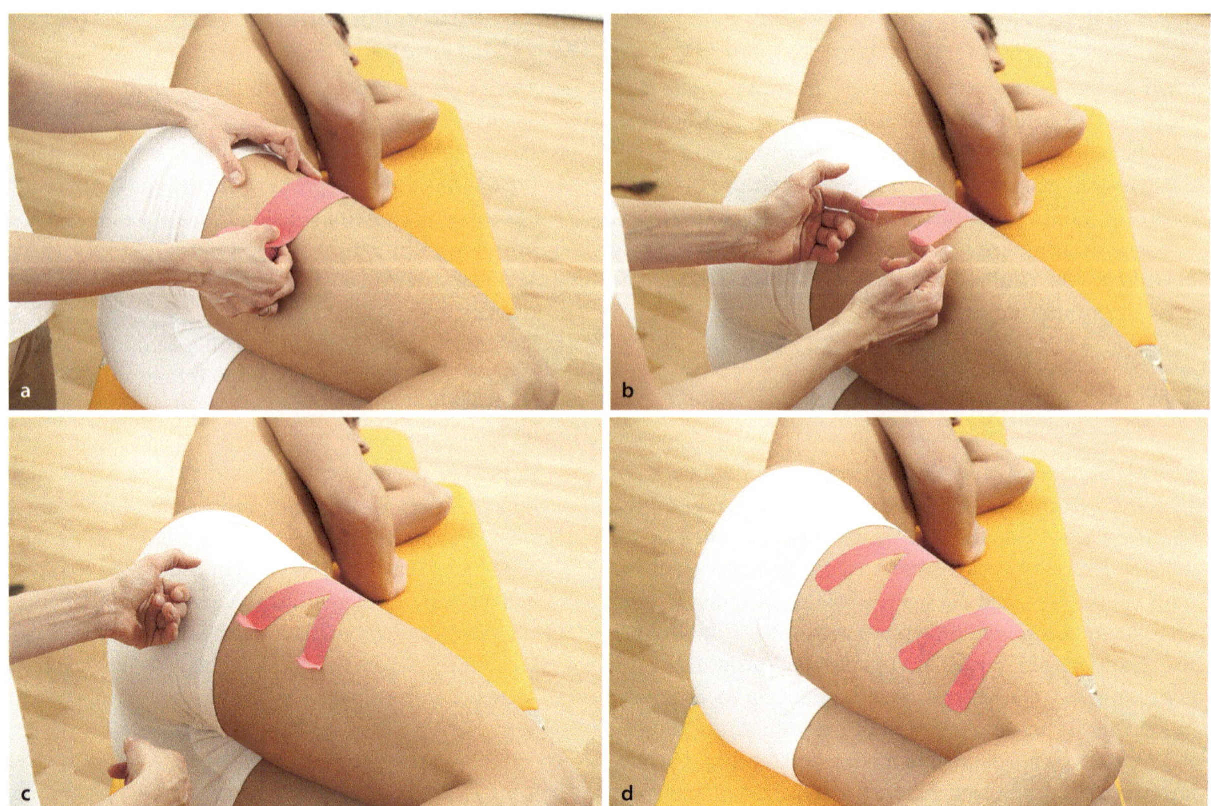

Abb. 2.6a–d Faszienkorrektur. **a** Ausmessen des Tapes rechtwinklig zum Muskelverlauf, **b** pulsierendes Ziehen der Schenkelstreifen, **c** aufgeklebte gedehnte Schenkelstreifen mit noch nicht aufgeklebten spannungsfreien Enden, **d** fertige Faszienkorrekturanlage mit zwei Y-Tapes

2.3.2 Faszienkorrektur

Faszienkorrekturanlagen werden bei verklebten Faszien der Muskulatur angewendet und mit einem **Y-Tape** ausgeführt. Gegenüber der funktionellen Korrektur werden die Schenkelstreifen gleichzeitig aufgeklebt. Die Basis wird nicht fixiert, sondern durch den parallelen Zug an den Schenkeln mitgenommen und verschiebt so den Schmerzpunkt. Die Lage der Basis befindet sich, in Zugrichtung gesehen, vor dem **Schmerzpunkt**. Der Therapeut prüft vorab, in welche Richtung die Faszie leichter zu verschieben ist. Diese Richtung ist die Zugrichtung, in der die Schenkelstreifen aufgeklebt werden. Das Aufkleben erfolgt nicht wie bei den bisherigen Anlagetechniken in einer gleichmäßigen Geschwindigkeit, sondern pulsierend. Die Schenkelstreifen werden mit dieser **pulsierenden Bewegung** langsam an die maximal mögliche Dehnung geführt. Hierunter ist nicht die maximale Dehnung der Tapefaser zu verstehen, sondern der **Grenzbereich**, der über der Struktur angewendet werden kann. Dies kann z. B. ein Überlappen von Hautfalten sein. Ist der Grenzzustand erreicht, werden die Tapestreifen aufgeklebt. Die Tapeenden werden auch hier dehnungsfrei angelegt. Bei der Ausführung der Anlage befindet sich der Patient in Ruheposition. Ein Vordehnen ist nur notwendig im Bereich von Gelenken zur Anbringung der Tapeenden.

Die Technik der Faszienkorrektur kann in einigen Fällen auch als Ersatz für eine funktionelle Korrektur angewendet werden, wenn ein feiner dosiertes Korrigieren gewünscht wird. In diesem Fall wird statt des Y- ein I-Tape verwendet, und der Tapestreifen wird nicht pulsierend, sondern gleichmäßig mit variabler Dehnung angelegt. Entscheidender Effekt ist hier das Mitnehmen der Basis.

Ursachen für Faszienverklebungen

Faszienverklebungen können durch Verspannungen, einseitige Belastungen und Überlastungen der Muskulatur entstehen.

Wirkweise der Faszienkorrekturanlage

Durch das Mitnehmen der Basis wird die Faszie mechanisch verschoben. Zur Bestimmung der Basislage wird vorher manuell ausgetestet, in welche Richtung die Faszie frei verschieblich ist. Mit der Faszienanlage ergibt sich aus der Körperbewegung ein ständiges Arbeiten der Muskelfasern gegen die Faszie. Daraus resultiert ein langsames Auflockern und Aufreißen der Verklebungen.

Durchführung der Faszienkorrekturanlage

- Austesten der Faszienverschieblichkeit.
- Abmessen des Tapes in Ruheposition (◘ Abb. 2.6a) und Zuschneiden des Y-Tapes (Ecken abrunden).
- Aufkleben der Basis vor dem Schmerzpunkt.
- Pulsierendes Ziehen der Schenkelstreifen bis zum Grenzzustand und dadurch Mitnehmen der Basis (◘ Abb. 2.6b).
- Aufkleben der in Dehnung befindlichen Schenkelstreifen (◘ Abb. 2.6c).
- Aufkleben der spannungsfreien Tapeenden.

> **Memo**
> - Der Patient befindet sich in Ruheposition.
> - Die **pulsierende Zugtechnik** ist bis zur maximalen Dehnung möglich, dabei immer den Grenzbereich der Struktur beachten.
> - Die Basis wird nicht fixiert.
> - Die Korrektur geht in die Zugrichtung der Tapezügel.
> - Die Faszienkorrekturanlage erfolgt mit einem **Y-Tape**.
> - Mit einem **I-Tape** ist auch eine funktionelle Korrektur möglich.

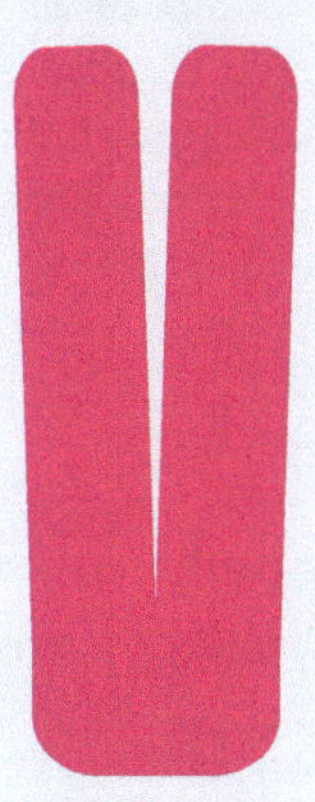

Rotes Y-Tape

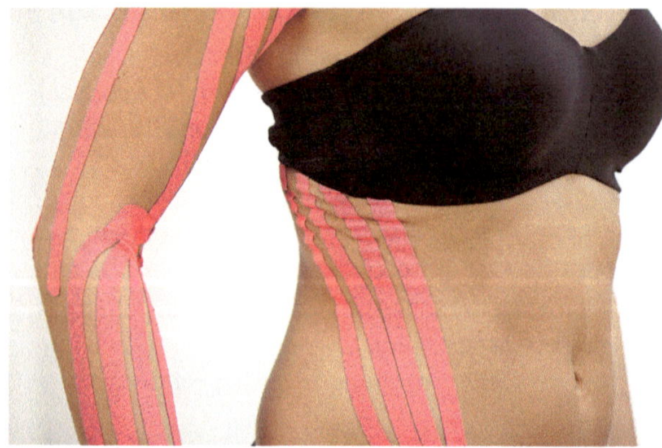

Abb. 2.7 In Bereichen, in denen der Körper gut vorgedehnt werden kann, bilden sich deutlich sichtbar Wellen aus. Durch die Körperbewegungen werden diese Wellen abwechselnd flach und hoch. Hierdurch entsteht ein Pumpeffekt, der das Öffnen und Schließen der initialen Lymphklappen anregt

2.4 Lymphanlagen

Da die Anwendung des K-Taping bei lymphatischen Erkrankungen den Schwerpunkt dieses Buchs bilden, ist der ausführlichen Erläuterung des Lymphsystems und seiner Erkrankungen ein eigenes Kapitel gewidmet (▶ Kap. 3). Daher folgt hier lediglich die Einführung in die allgemeine Wirkweise und Durchführung der Anlagetechnik. In ▶ Kap. 4 werden dann die einzelnen Indikationsanlagen bei lymphatischen Erkrankungen ausführlich dargestellt.

2.4.1 Wirkweise des K-Tapings

Öffnen der initialen Lymphklappen

Beim Anbringen von K-Taping-Lymphanlagen kommt es durch die Dehnbarkeit des Materials sowie durch die Vordehnung des Körpers zur **Hautanhebung** (Abb. 2.7). Dadurch wird die Unterhautsubstanz in Richtung Hautoberfläche auf Zug gebracht, was ein **Öffnen der initialen Lymphklappen** zur Folge hat (Abb. 2.8).

Lockerung des Bindegewebes

Durch die Körperbewegung im Alltag des Patienten gegen das selbstklebende Tape auf der Haut kommt es zur Verschraubung von Bindegewebe gegen die Hautoberfläche. Dadurch wird das Bindegewebe gelockert, mit der Folge, dass sich die Filamente zwischen den Endothelzellen der **Lymphkapillaren** (initialen Lymphgefäße) und den elastischen Fasern des Bindegewebes besser bewegen können. Somit öffnen sich die Klappen der initialen Lymphgefäße leichter, und die Lymphe fließt schneller ab. Entstandene **Eiweißbrücken** werden besser gelöst, und der **fibrosklerotische Umbau** kann verlangsamt bzw. verhindert werden.

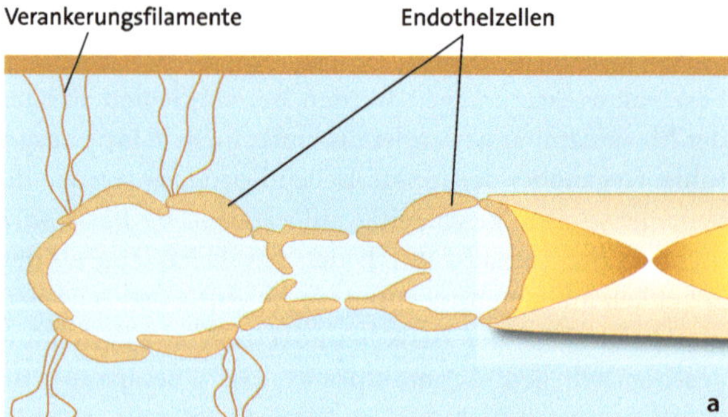

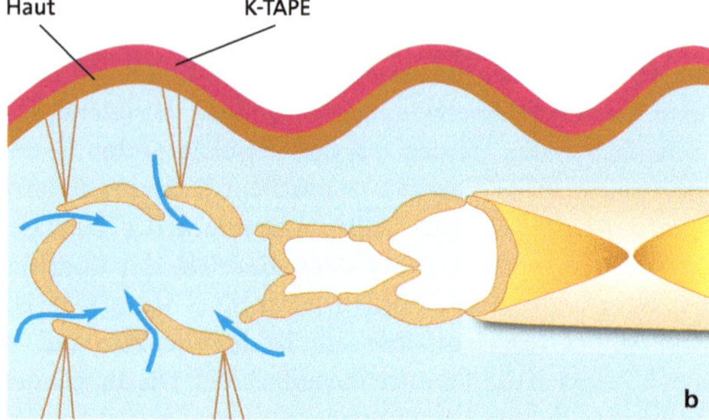

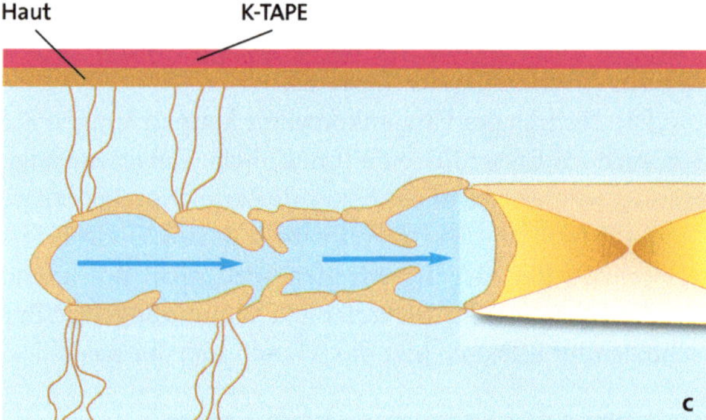

Abb. 2.8a–c Endothelzellen und K-Tape. Durch Körperbewegungen bildet das K-Tape abwechselnd Wellen und legt sich wieder flach. Ähnlich einer Pumpbewegung hebt und senkt sich somit die Haut und das Gewebe. Die folgende, vereinfachte Grafik zeigt die Effekte im Schnitt eines Lymphgefäßes. **a** Ruhezustand ohne Tape. Druck im Lymphgefäß = Druck im Interstitium. Ankerfilamente spannungsfrei und Klappen geschlossen, **b** Haut mit K-Tape-Wellenbildung. Dadurch Anheben des Gewebes, Anspannung der Ankerfilamente und Öffnen der Klappen. Lymphflüssigkeit strömt in das Lymphgefäß, **c** K-Tape liegt flach, Ankerfilamente sind spannungsfrei, Klappen geschlossen und die Lymphflüssigkeit fließt durch das Lymphgefäß ab. Dieser Vorgang wird bei jeder Körperbewegung automatisch wiederholt

Leitfunktion des Tapes

Flüssigkeit hat die Eigenschaft, sich entlang vorgegebener Leitbahnen und angeregt von Druckdifferenzen zu bewegen. Die aufgeklebten Tapestreifen bewirken eine **Druckdifferenz** zum benachbarten Gewebe und regen so Flussrichtungen an. Das K-Tape sorgt so für eine schnellere Weiterleitung der Lymphe entlang der aufgeklebten Leitbahnen in die gewünschte Richtung. Abb. 2.9 verdeutlicht, dass ein Anheben der Haut und des Gewebes durch das K-Tape den gleichen Effekt besitzt wie das Erhöhen des Drucks an benachbarten Arealen.

Wichtig dabei ist, dass mit mehreren schmalen Streifen gearbeitet wird, damit druckhohe und druckniedrige Areale abwechselnd vorhanden sind und Flüssigkeiten angeregt werden, in die druckniedrigen Areale zu fließen.

Diese drei Wirkprinzipien bilden die Grundlage einer kontinuierlichen Lymphdrainage während der gesamten Tragedauer.

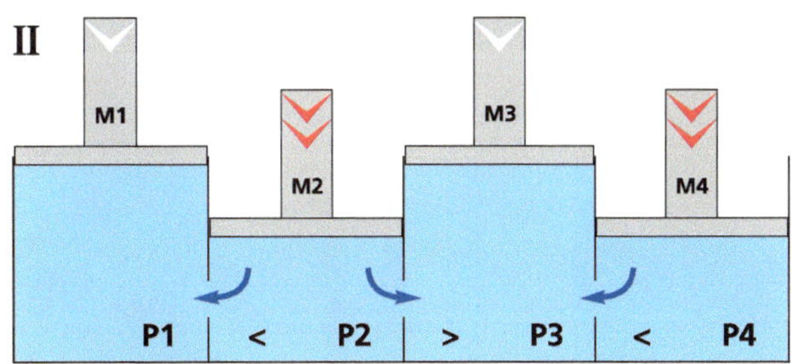

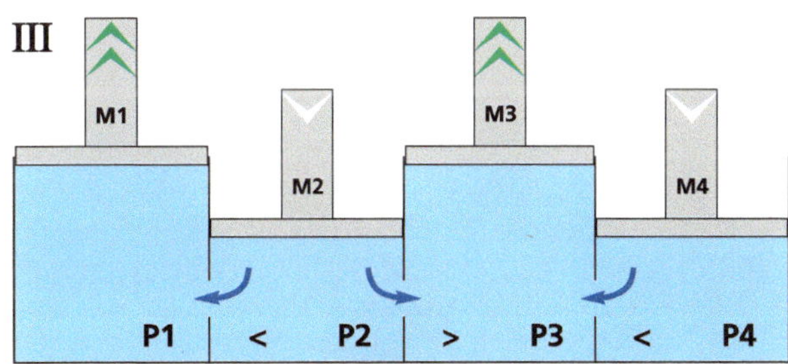

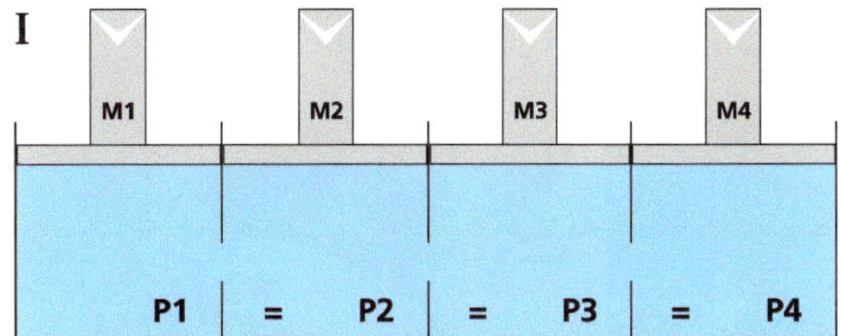 Abb. 2.9a–c Schematische Darstellung von Druck- und Fließbeziehungen. **a** zeigt vier Behälter, die mit Flüssigkeit gefüllt und über Öffnungen miteinander verbunden sind. Auf diese Flüssigkeiten wird ein gleichmäßiger Druck über die Massen (Gewichte) M1 = M2 = M3 = M4 ausgeübt. Hieraus ergibt sich, dass die Drücke in den Behältern ebenfalls gleich sind. P1 = P2 = P3 = P4,
b werden die Massen M2 und M4 erhöht, vergleichbar mit dem Druck, der bei einer manuellen Lymphdrainage auf das Gewebe ausgeübt wird, steigen die Drücke P2 und P4 an. Die Flüssigkeit fließt aus den druckhohen in die druckniedrigen Bereiche P1 und P3. Die Massen M1 und M3 werden angehoben. Die Behälter 1 und 3 füllen sich,
c entgegengesetzt zu II werden in III die Massen M1 und M3 reduziert, also in die entgegengesetzte Richtung bewegt. Hierdurch reduzieren sich die Drücke P1 und P3, und erneut fließt die Flüssigkeit aus den druckhohen in die druckniedrigen Bereiche. Die Behälter 1 und 3 füllen sich

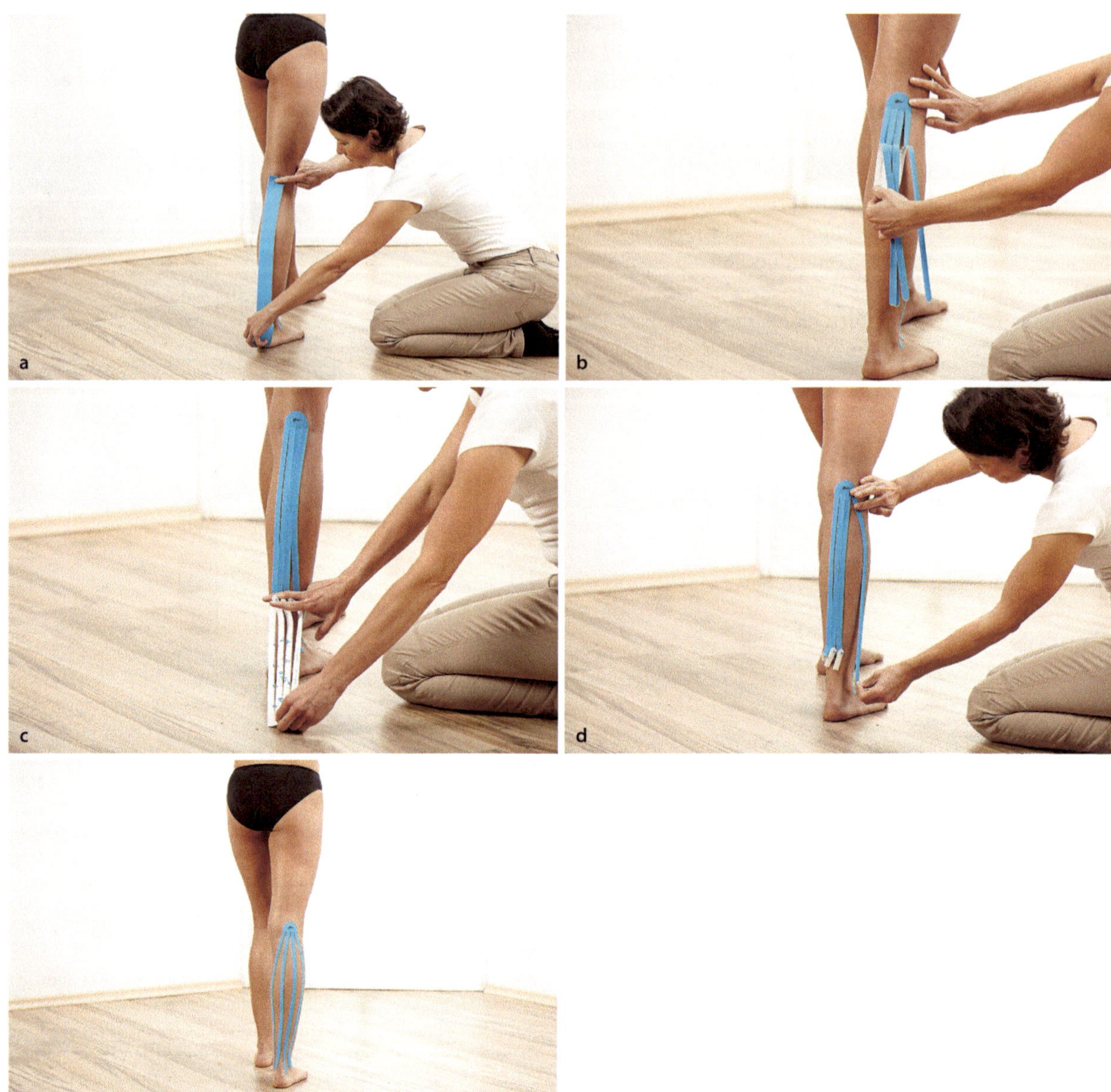

■ **Abb. 2.10a–e** Lymphanlage mit gemeinsamer Basis. **a** Abmessen des Tapestreifens, **b** Basis im Bereich der Kniekehle aufkleben, **c** Tapefolie bis auf das Ende komplett abziehen und kurz vor dem Ende leicht fixieren, **d** Gelenk in notwendige Vordehnung bringen, Basis mit Hautvorschub fixieren, Tapestreifen nacheinander ablösen und mit 25 % Zug gleichmäßig anlegen, **e** fertige Anlage des dorsalen Unterschenkels

2.4.2 Durchführung der Anlage

Lymphanlage mit einer gemeinsamen Basis

- Die benötigten Tapestreifen in Vordehnung des Patienten abmessen (■ Abb. 2.10a).
- Tapestreifen in Längsrichtung in 4 gleiche Streifen schneiden.
- Ecken der Tapeenden rund schneiden.
- Patient in Ruhelage bringen.
- Basis aufkleben (■ Abb. 2.10b).
- Die Tapefolie bis kurz vor dem Ende abziehen, Tapestreifen leicht fixieren und die Folie am Ende abschneiden (■ Abb. 2.10c).
- Patient in die notwendige Gelenkvordehnung bringen.
- Der Therapeut fixiert mit der einen Hand die Basis und stellt den Hautvorschub ein.
- Tapestreifen mit der anderen Hand nacheinander ablösen und über das behandelnde Gebiet mit 25 % Zug gleichmäßig verteilen (■ Abb. 2.10d).
- Tapeenden spannungsfrei aufkleben.
- Vorsichtiges Anreiben der Tapestreifen in Vordehnung.

Memo

- Die Lymphanlage wird **mit 25 % Tapedehnung** aufgeklebt.
- Der Patient befindet sich in Vordehnung.
- Es werden **ausschließlich Fächer-Tapes** verwendet.

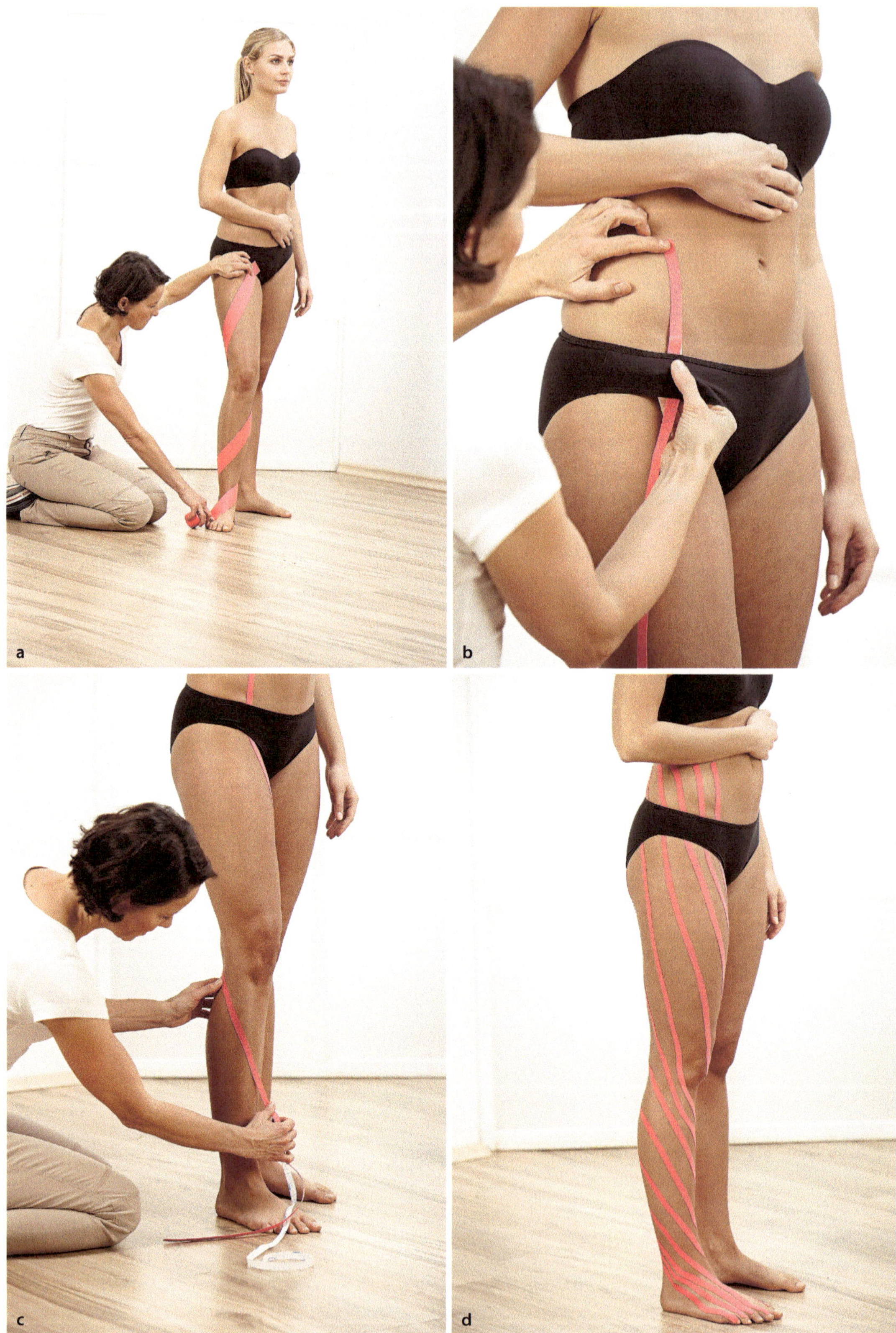

■ **Abb. 2.11a–d** Lymphanlage mit einzelnen I-Tapestreifen. **a** Abmessen des Tapestreifens spiralförmig um das Bein, **b** Basis im Bereich der Leiste aufkleben, Tapefolie immer nur stückweise abziehen, Extremität in leichte Vordehnung bringen, **c** Basis mit Hautvorschub fixieren und Tapestreifen ohne Dehnung radial um die Extremität kleben, vorsichtiges Anreiben der Tapestreifen, **d** fertige Anlage

Durchführung mit einzelnen geviertelten I-Tapestreifen

- Das Tape wird mit drei Spiralen um die Extremität gewickelt abgemessen (◼ Abb. 2.11a).
- Tapestreifen in Längsrichtung in vier gleiche Streifen durchschneiden.
- Ecken der Tapeenden rund schneiden.
- Patient in Ruhelage bringen.
- Basis aufkleben.
- Die Tapefolie immer nur Stückweise bei der Anlage abziehen und Tapespannung verringern (◼ Abb. 2.11b).
- Die Extremität in leichte Abduktion bringen.
- Der Therapeut fixiert mit der Hand die Basis und stellt den Hautvorschub ein.
- Tapestreifen ohne Tapedehnung radial um die Extremität anlegen (◼ Abb. 2.11c).
- Vorsichtiges Anreiben der Tapestreifen.

Memo

- Die Lymphanlage wird **ohne Tapedehnung** aufgeklebt.
- Der Patient befindet sich in Ruhelage.
- Es werden **ausschließlich I-Tapes** verwendet.

Lymphsystem und lymphatische Erkrankungen

Birgit Kumbrink

B. Kumbrink, *K-Taping in der Lymphologie*,
DOI 10.1007/978-3-662-49453-0_3, © Springer-Verlag Berlin Heidelberg 2016

3.1   Anatomie des Lymphsystems

Das Lymphsystem ist ein Rücktransportsystem für Lymphflüssigkeit und verläuft parallel zu den venösen Blutgefäßen. Im Unterschied zum Blutkreislauf ist es nur ein »Einbahnstraßensystem«. Die Gefäße beginnen in der Peripherie und münden am Ende wieder in den venösen Kreislauf zurück.

Der Rücktransport funktioniert vorwiegend über eine aktive Pumpbewegung der Gefäße. Zwischen den großen Lymphgefäßen sind die Lymphknoten zwischengeschaltet, die eine wichtige immunologische Funktion erfüllen (◻ Abb. 3.1).

Das Lymphsystem wird nach Gefäßgröße eingeteilt.

Aufbau des Lymphsystems

1. Initiale Lymphgefäße
   - Initialsinus (Lymphkapillaren)
   - Präkollektoren
2. Lymphkollektoren mit zwischengeschalteten Lymphknoten
3. Lymphstämme

3.1.1   Initiale Lymphgefäße

Die initialen Lymphgefäße bilden den Anfang des peripheren Lymphsystems. Sie gliedern sich in den Initialsinus und die Präkollektoren. Die Initialgefäße sowie die Präkollektoren sind für die Flüssigkeitsaufnahme zuständig und werden daher auch als Resorptionsgefäße bezeichnet.

Initialsinus

Der Begriff Initialsinus (auch **Lymphkapillare** genannt) bezeichnet die kleinen fingerförmigen Fortsätzen, die wie ein Netzwerk im lockeren Bindegewebe, dem **Interstitium**, liegen. Sie bilden ein feinmaschiges klappenloses Gefäßsystem über den gesamten Körper. Somit ist ein Verschieben der Lymphflüssigkeit in alle Richtungen möglich. Der Initialsinus liegt dicht bei den Blutkapillaren.

Der Initialsinus und die Präkollektoren bestehen aus überlappenden **Endothelzellen**. Diese Überlappungen sind offene Fugen und somit Hauptöffnungsstellen zum Interstitium.

Um die Endothelzellen befinden sich Bindegewebsfasern, sog. **Ankerfilamente**, die die Gefäße mit dem Interstitium verankern. Kommt es, wie z. B. bei einem Ödem, zu einer Zunahme der Gewebsflüssigkeit im Interstitium,

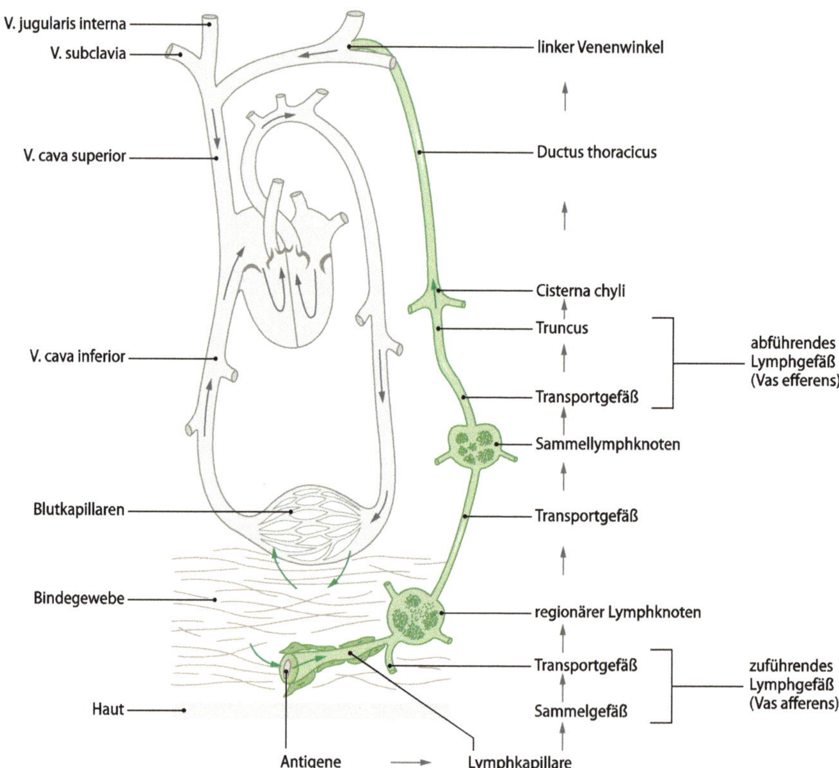

◻ **Abb. 3.1** Darstellung der Lymphfiltration. Aus Kapillaren des Blutgefäßsystems (schwarze Pfeile) wird die Lymphe filtriert und gelangt zusammen mit den in ihr enthaltenen Antigenen über Lymphgefäße (Pfeile) in Lymphknoten. Bereits hier wird etwa 50 % der Lymphflüssigkeit in das venöse Gefäßsystem eingeleitet. Die restlichen 50 % gelangen über die Venenwinkel dorthin. (Aus Zilles u. Tillmann 2010)

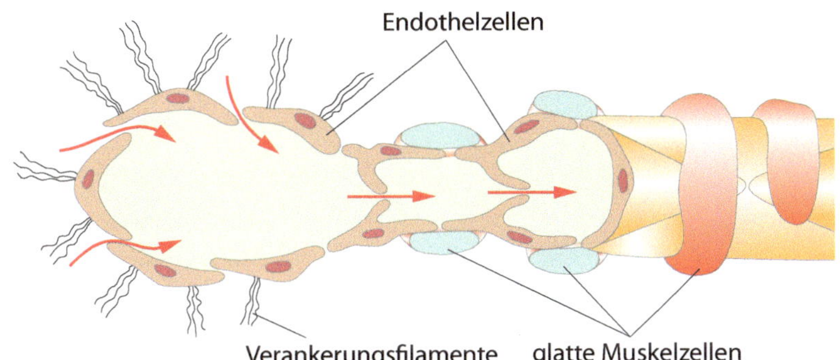

Abb. 3.2 Gerichtete Strömung in Lymphkapillaren durch Ventilmechanismen. Die dachziegelförmige Überlappung der Lymphendothelzellen erleichtert den Eintritt der interstitiellen Flüssigkeit und verhindert den Rückstrom ins Interstitium. Die Endothelklappen in den Lymphgefäßen sorgen ähnlich den Klappen in den Venen für eine herzwärts gerichtete Strömung. (Aus Schmidt u. Thews 2010)

werden die Ankerfilamente gedehnt und die Endothelzellen unter Zug gebracht. Dabei öffnen sich die Fugen zwischen den Endothelzellen, und es kann Flüssigkeit aus dem Interstitium einströmen. Mit anderen Worten: Es kommt zur **Lymphbildung**.

Präkollektoren

Der Initialsinus geht fließend in die Präkollektoren über. In den Präkollektoren wird die gebildete Lymphe zum ersten Mal gesammelt und dann in größere Gefäße weitergeleitet.

In den Präkollektoren befinden sich regelmäßig taschenklappenähnliche Gebilde, die den Rückfluss zum Initialsinus verhindern.

3.1.2 Lymphkollektoren mit zwischengeschalteten Lymphknoten

Lymphkollektoren

Nach den Präkollektoren folgen die Lymphkollektoren. Ihr Wandaufbau ist wie bei den Blutgefäßen dreischichtig. In den Lymphkollektoren befinden sich Klappen, zwischen denen ringartig eine Muskelschicht liegt (■ Abb. 3.2).

Der Abschnitt zwischen zwei Klappen wird als **Lymphangion** bezeichnet. Aufgrund der Muskelschicht haben die Lymphangione eine Eigenmotorik. Durch die vorhandenen Klappen und die Eigenmotorik wird die Lymphflüssigkeit nach proximal ausgetrieben.

Bei den Lymphkollektoren unterscheidet man je nach Lage zwischen oberflächlichen, tiefen und Eingeweidekollektoren.

Die **oberflächlichen Kollektoren** liegen im Unterhautfettgewebe und drainieren die Haut und die Subkutis. Sie verlaufen relativ geradlinig und besitzen untereinander zahlreiche Anastomosenäste, die die Gefäße verbinden. Dadurch ist ein Umleiten bei einem Ödem schnell möglich.

Die **tiefen Kollektoren** liegen intrafaszial und drainieren die zugehörigen Muskeln, Bänder und Gelenke. Sie verlaufen meist gemeinsam in einer Gefäßscheide mit den tiefen Arterien und Venen.

Die **Eingeweidekollektoren** verlaufen meist parallel zu den Organarterien.

Zwischen den oberflächlichen und den tiefen Kollektoren besteht eine Verbindung über perforierende Präkollektoren, die durch die Faszien ziehen.

Lymphknoten

Den Lymphkollektoren sind die Lymphknoten zwischengeschaltet. Sie gehören zu den sekundären lymphatischen Organen und dienen als Filterstation, um Stoffwechselabbauprodukte, Fremdkörper und Krankheitserreger aufzunehmen. Die Lymphknoten kommen als Gruppe oder als Knotenkette entlang der Blutgefäße vor und werden oft nach den benachbarten Gefäßen benannt.

Jeder Lymphknoten bekommt Lymphe aus einer bestimmte Körperregion, das als Tributar- oder Einzugsgebiet bezeichnet wird. So fließt z. B. fließt die Lymphe aus Arm, Brustdrüse und oberen Rumpfquadranten zu den Achsellymphknoten, die als regionäre Lymphknoten für diesen Bereich bezeichnet werden. Die Lymphe aus mehreren Regionen fließt schließlich in überregionären Lymphknoten zusammen, den sog. Sammellymphknoten.

■ Aufbau

Der Durchmesser der einzelnen Lymphknoten kann zwischen 0,3 und 3 cm betragen. Die Lymphknoten haben eine ovale bis bohnenförmige Form, liegen fest verankert im Fettgewebe und sind daher in der Regel nicht zu tasten.

Die äußere Hülle des Lymphknotens wird von einer Kapsel gebildet, die aus kollagenen Bindegewebsfasen und glatten Muskelzellen besteht. Im Inneren befindet sich ein

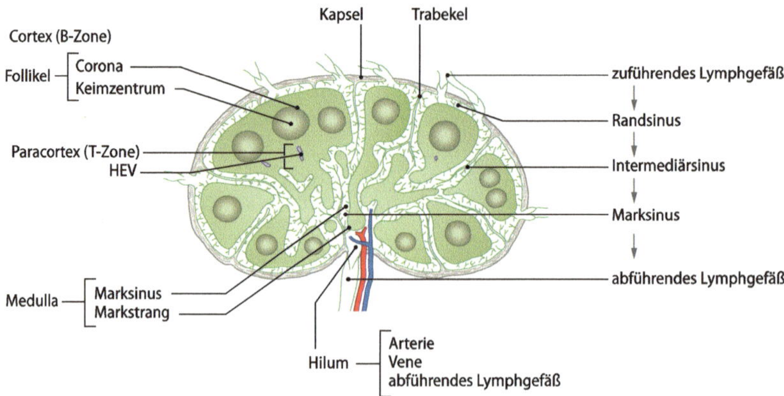

Abb. 3.3 Kompartimente des Lymphknotens und Lymphfluss. (Aus Zilles u. Tillmann 2010)

Netzwerk von retikulärem Bindegewebe und Lymphozyten. Der Lymphknoten hat mehrere afferente (zuführende) Lymphgefäße und vergleichsweise weniger efferente (wegführende) Lymphgefäße (■ Abb. 3.3).

■ Funktion

In den Lymphknoten kommt es durch den verzweigten Aufbau zur deutlichen Fließverlangsamung der Lymphe. Dadurch entsteht großmöglichster Kontakt zwischen Lymphe und Immunsystem.

Des Weiteren dienen die Lymphknoten als Filter und Speicher für schädliche Bestandteile aus der Peripherie, die nicht in die Blutbahn gelangen dürfen. Ebenso regulieren die Lymphknoten die Lymphzusammensetzung und reduzieren den Wasseranteil. Außerdem werden in den Lymphknoten Lymphozyten gebildet, spezifische Zellen, die für die Immunabwehr wichtig sind.

■ Lage
■■ Kopf-Hals-Region

Am Übergang vom **Kopf zum Hals** liegen die Lymphknoten wie ein Ring um den Schädel: am Hinterhaupt (Lnn. occipitales), hinter dem Ohr (Lnn. retroauriculares, Lnn. mastoidei), unterhalb des Ohrs (Lnn. parotidei, Lnn. praeauriculares), am Unterkiefer (Lnn. submandibulares) und am Kinn (Lnn. submentales).

Im **Bereich des Halses** liegen die Lymphknoten entlang der Halsgefäße und des M. sternocleidomastoideus (Lnn. jugulares interni, Lnn. cervicales); sie werden auch als seitliche Halslymphknotenkette bezeichnet. Aus den beiden Halslymphknotenketten gehen die beiden Trunci jugulares hervor.

Im Bereich der **Klavikula** liegt die transversale Halskette (Lnn. supraclaviculares) die in den Truncus supraclavicularis übergehen und dann in den rechten und linken Venenwinkel müden. Außerdem liegen Lymphknoten unter der Klavikula (Lnn. infraclaviculares), zwischen den axillären Lymphknoten und dem venenwinkelnahen Truncus subclavius.

■■ Obere Extremität

Im Bereich des **Ellenbogens** befinden sich oberflächliche und tiefe Lymphknoten (Lnn. cubitales superficiales/profundi).

Im Bereich der **Achsel** befinden sich die Achsellymphknoten (Lnn. axillares), die in verschiedenen Schichten liegen und in der Onkologie in Level I bis III eingeteilt werden.

■■ Untere Extremität

Im Bereich der **Kniekehle** befinden sich oberflächliche und tiefe Lymphknoten (Lnn. poplitei superficiales/profundi).

Im Bereich der **Leiste** befinden sich oberflächliche und tiefe Lymphknoten (Lnn. inguinales superficiales/profundi). Die oberflächlichen inguinalen Lymphknoten liegen im Oberschenkeldreieck (Trigonum femorale mediale). Gebildet wird das Dreieck proximal vom Leistenband, medial von den Adduktoren und lateral vom M. sartorius. Die tiefen inguinalen Lymphknoten verlaufen entlang der A. und V. femoralis durch das Leistenband in die Lymphknoten des Beckens (Lnn. iliaci).

■■ Rumpf

Die **Brust** wird über ein oberflächliches und über ein subfasziales Lymphsystem drainiert. Hauptabflussrichtung sind die axillären Lymphknoten, eine weitere Möglichkeit bilden die parasternalen Lymphknoten, vereinzelt führen die Lymphgefäße auch zu den supraklavikulären Lymphknoten.

■■ Becken und Bauchorgane

Nach den inguinalen Lymphknoten, die durch das Leistenband ziehen, folgen die iliakalen Lymphknoten (Lnn. ilia-

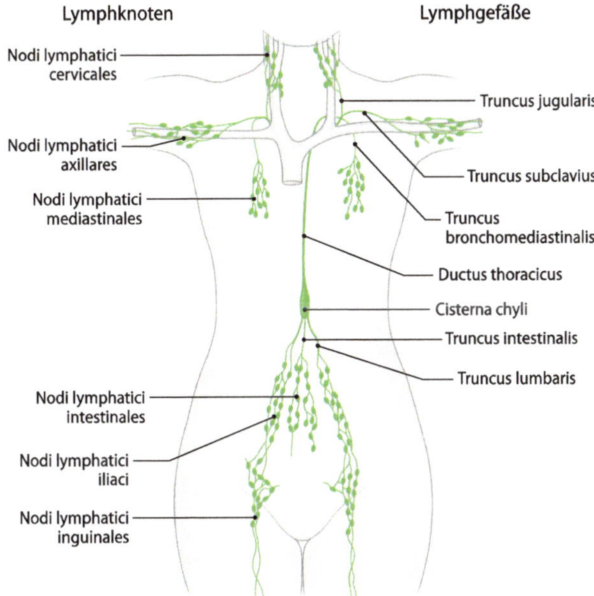

Abb. 3.4 Lymphgefäßsystem mit klinisch wichtigen Lymphknotengruppen. (Aus Zilles u. Tillmann 2010)

ci). Auf Höhe der **Lendenwirbelsäule** liegen die lumbalen Lymphknoten (Lnn. lumbales). Sie verlaufen beidseits neben der Aorta abdominalis und werden daher auch Lnn. paraortales genannt.

Die **Beckenlymphknoten** bekommen Lymphe aus dem Beinbereich, aus der Haut der Bauch-, Lenden-, Gesäß- und Genitalregion sowie aus den Beckenorganen.

Die **Bauchorgane** haben noch zusätzlich eigene Lymphknoten. Dort wird die Lymphe vordrainiert, bevor sie in die großen Beckenlymphknoten weiterfließt.

Abb. 3.4 zeigt das Lymphgefäßsystem mit klinisch wichtigen Lymphknotengruppen.

3.1.3 Lymphstämme

Nach den Lymphknoten kommen die Lymphgefäßstämme (Trunci lymphatici). Sie sind die größten Kollektoren am Ende eines jeden Entsorgungsgebiets und laufen dann zu den großen Gefäßstämmen zusammen. Sie münden in das venöse System im rechten und linken **Venenwinkel** (Angulus venosus dexter et sinistra). Der Venenwinkel wird gebildet durch die Vereinigung von Vena jugularis interna und Vena subclavia zur großen Vena brachiocephalica.

Die Kollektoren und die Lymphstämme werden aufgrund ihrer Aufgabe, die Lymphe zu transportieren, auch Leitungsgefäße genannt.

Lymphstämme der unteren Körperhälfte

Der Truncus lumbalis dexter und der Truncus lumbalis sinister nehmen die Lymphe aus den unteren Extremitäten, aus den dazugehörigen Rumpfquadranten sowie aus den meisten Beckenorganen auf.

Der Truncus intestinalis nimmt die Lymphe aus dem Magen Darm Trakt auf.

Alle drei Trunci vereinigen sich auf Höhe des thorakolumbalen Übergangs zum **Ductus thoracicus** (Milchbrustgang) und bilden eine Gefäßaussackung, die Cysterna chyli. Der Ductus thoracicus ist der größte Lymphgefäßstamm im Körper, der in Pars abdominalis und Pars thoracalis eingeteilt wird.

Die Pars abdominalis beginnt mit der Cysterna chyli, die unterhalb des Zwerchfells zwischen hinterem Bauchfell und Wirbelsäule liegt.

In die Pars thoracalis fließen die Lymphstämme der linken Brusthöhle und der dazugehörigen Organe zusammen, und zwar kurz vor der Einmündung des Ductus thoracicus in den linken Venenwinkel (Angulus venosus sinister).

Drei Viertel der gesamten Körperlymphe wird über den Ductus thoracicus in den linken Venenwinkel abgeleitet. Lediglich der rechte obere Körperquadrant wird über den rechten Venenwinkel (Angulus venosus dexter) abgeleitet.

Lymphstämme der oberen Körperhälfte

Drei zentrale Lymphstämme jeweils rechts und links sind für die obere Körperhälfte zuständig:

Der Truncus jugularis nimmt die Lymphe aus Kopf und Halsregion auf.

Der Truncus subclavius nimmt die Lymphe aus dem oberen Rumpfquadraten, der Brustdrüse und dem Arm auf.

Der Truncus bronchomediastinalis nimmt die Lymphe aus den Bronchen, der Lunge und dem Mediastinum auf.

Auf der rechten Seite fließen die drei Äste zusammen und bilden den Ductus lymphaticus dexter, auf der linken Seite münden sie zusammen in den Ductus thoracicus.

Abb. 3.5 zeigt die Hauptlymphstämme, die Darstellung eines Lymphknotens sowie einen Schnitt durch den Ductus thoracicus.

Wasserscheiden

Die Einzugsgebiete (Tributargebiete) werden durch lymphatische Wasserscheiden voneinander getrennt. Die Wasserscheiden sind lymphgefäßarme Zonen. Sie teilen den Rumpf in vier Quadranten (**Abb. 3.6a**).

Die Linien verlaufen **vertikal** entlang der Körpermitte (vordere senkrechte Wasserscheide) sowie **horizontal** auf Höhe des Bauchnabels (transversale Wasserscheide), auf Höhe der Klavikula und Spina scapulae sowie im Bereich des Gesäßes und der Mitte des dorsalen Oberschenkels (Hosenbodenwasserscheide). Von den Wasserscheiden aus laufen die Hautlymphgefäße sternförmig zu den Lymphknoten.

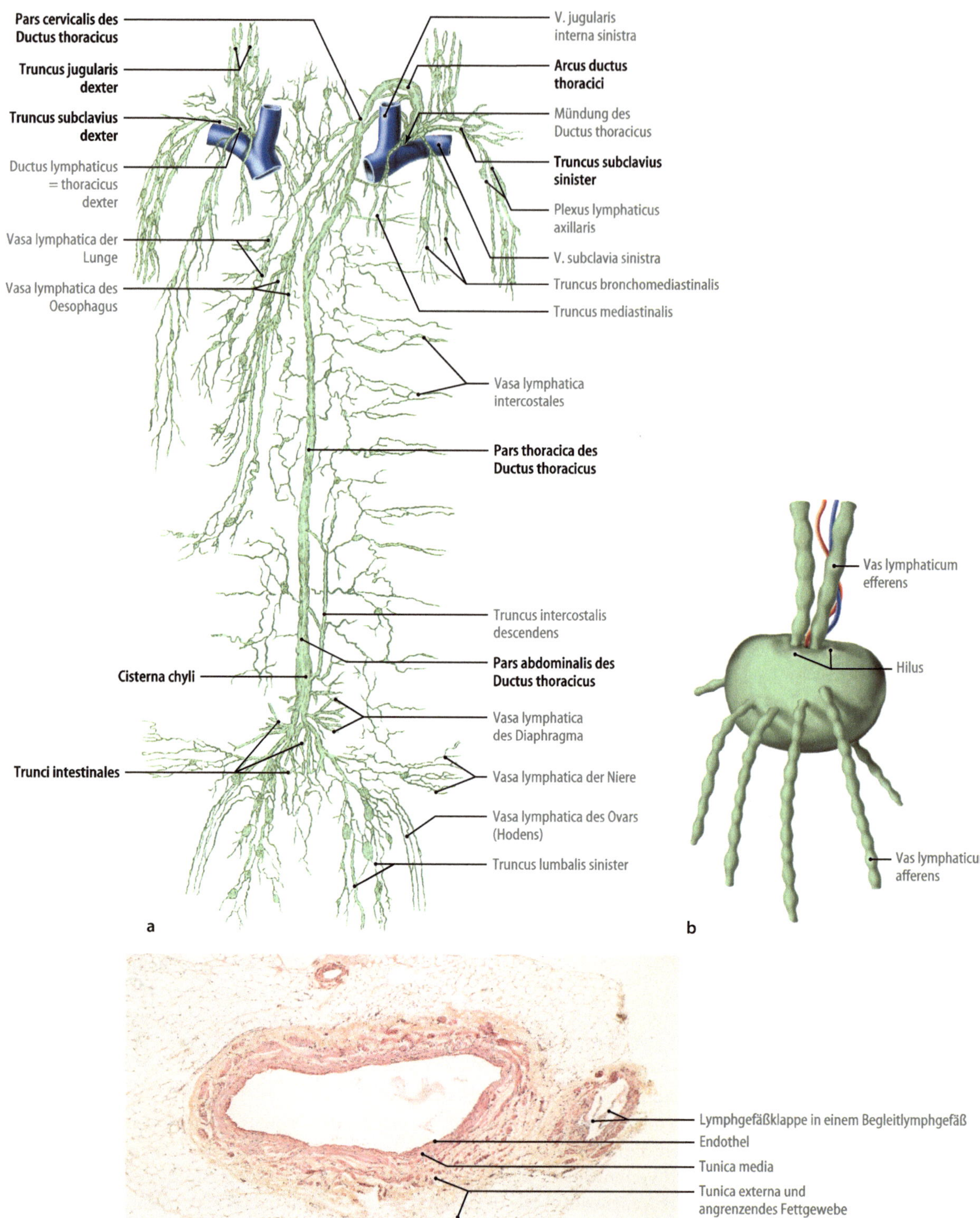

Abb. 3.5a–c Lymphsystem. **a** Hauptlymphstämme, **b** halbschematische Darstellung eines Lymphknotens mit zu- und abführenden Lymphgefäßen, **c** histologischer Schnitt durch den Ductus thoracicus; Fixierung nach Stieve, Azanfärbung, x 30. (Aus Tillmann 2010)

Die Wasserscheiden bilden keine absolute Grenze. Sie werden durch das oberflächliche, klappenlose Lymphkapillarnetz sowie durch prälymphatische Kanäle (Verbindungen zwischen Blut- und Lymphkapillaren) überbrückt. Außerdem befinden sich zwischen den größeren Lymphgefäßen der Rumpfwand am bestimmten Stellen Verbindungen zu den Kollektoren der angrenzenden Territorien: interaxilläre Anastomosen im Bereich des Brustbeins und der Schulterblätter zwischen rechter und linker Achsel und axilloinguinale Anastomosen im Bereich der Flanke zwischen Achsel und Leiste (◘ Abb. 3.6b).

3.2 Gewebsflüssigkeit und Lymphe

3.2.1 Stoffaustauschvorgänge: Diffusion und Osmose

Im Bereich der Blutkapillare findet die Versorgung des Gewebes mit Nährstoffen statt, und Stoffwechselabfälle werden abtransportiert. Der Flüssigkeitsaustausch zwischen Blutkapillaren und Gewebe findet über Diffusion und Osmose statt.

Die Wand der Blutkapillare ist eine semipermeable Membran. Sie ist für Wasser, wasserlösliche und lipidlösliche Substanzen durchlässig (Diffusion), verhindert aber den Durchtritt von größeren Molekülen (Eiweißmolekülen). Diesen einseitigen Stoffaustausch, der nur in eine Richtung stattfindet, nennt man Osmose.

Durch die unterschiedliche Konzentration von großen Molekülen in den Blutkapillaren und Geweben kommt es zum **osmotischen Druck** (kolloidosmotischer Druck). Mit anderen Worten: Die Eiweißmoleküle üben auf die Flüssigkeit des Interstitiums einen gewissen »Sog« aus. Durch den Blutkapillardruck wird Ultrafiltrat aus den Blutkapillaren ins Gewebe gepresst. Dabei gelangen geringe Mengen von Eiweißmolekülen ins Gewebe. Diese Eiweiße dienen als Transportmittel für lebenswichtige Stoffe, können aber nicht in die Blutbahn zurückdiffundieren.

Der Rücktransport dieser Eiweißmoleküle aus dem Gewebe ist die wichtigste Aufgabe des Lymphsystems. Würden diese Eiweiße im Gewebe bleiben, käme es zu einem hypovolämischen Schock.

3.2.2 Lymphpflichtige Lasten

Stoffe bzw. Stoffwechselprodukte, die aus den Gewebsspalten (Interstitieller Raum) von den initialen Lymphgefäßen aufgenommen werden, heißen lymphpflichtige Lasten. Diese Stoffe können nicht über das Blutgefäßsystem, sondern nur über die Lymphe abtransportiert werden.

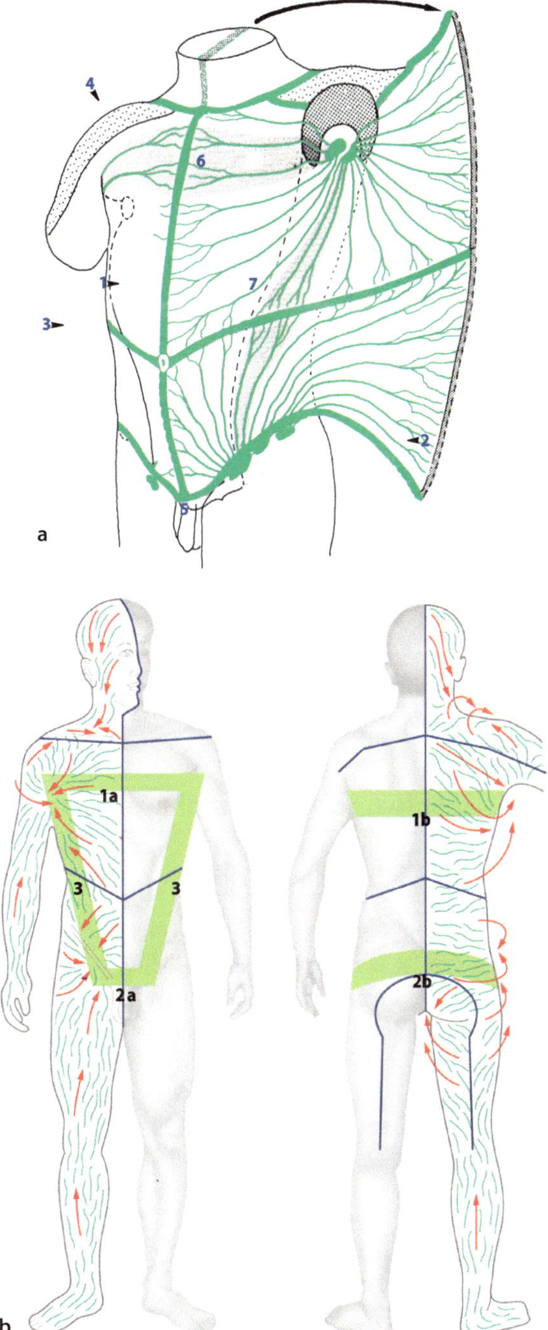

◘ **Abb. 3.6a,b** Oberflächliches Lymphgefäßsystem mit therapierelevanten Wasserscheiden. **a** Ventrale und dorsale Gesamtansicht, 1 vordere senkrechte Wasserscheide, 2 hintere senkrechte Wasserscheide, 3 transversale Wasserscheide, 4 Wasserscheide in Höhe der Klavikula, 5 Hosenbodenwasserscheide, 6 ventrale interaxilläre Anastomose, 7 Axillo-inguinale Anastomose; **b** Schema der Rumpfwand mit den Wasserscheiden und Abflussrichtung der Lymphe, mit Darstellung der Anastomosenwege in Grün dargestellt, 1a ventrale interaxilläre Anastomose, 1b dorsale interaxilläre Anastomose, 2a ventrale interinguinale Anastomose, 2b dorsale interinguinale Anastomose, 3 axilloinguinale Anastomose. (© Fa. Pascoe, mit freundl. Genehmigung)

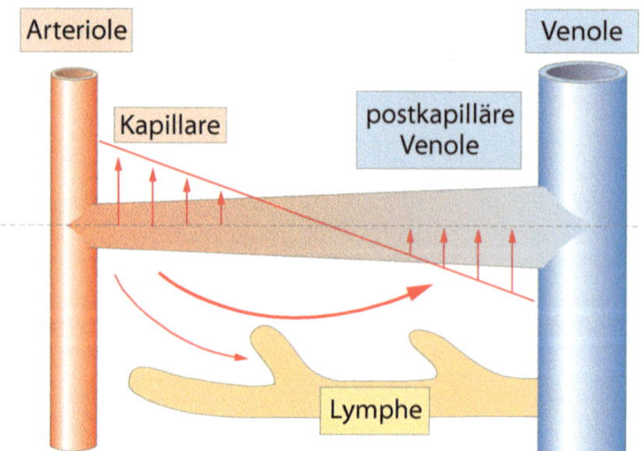

Abb. 3.7 Zusammenspiel der Filtrations-/Reabsorptionsvorgänge an der Blutkapillare unter Beteiligung des Lymphgefäßsystemes nach dem Starlingschen Postulat. (Bringezu u. Schreiner 2014, nach Schmidt u. Thews 1997)

Lymphpflichtige Lasten sind Eiweißmoleküle, Fette, Zellen, Wasser sowie körperfremde Substanzen. Die Aufnahme der lymphpflichtigen Last in die initialen Lymphgefäße bezeichnet man als **Lymphbildung**. Erst nach dieser Aufnahme wird die Flüssigkeit als **Lymphflüssigkeit** bzw. **Lymphe** bezeichnet (**** Abb. 3.7).

3.3 Insuffizienz des Lymphsystems

3.3.1 Ödeme

Ödeme sind Einlagerungen von Flüssigkeiten im interstitiellen Raum, die sichtbar oder tastbar sind. Dabei befindet sich bereits doppelt so viel Flüssigkeit im Gewebe wie unter Normalbedingungen, und es kommt zur Gewebsschwellung. Ursache dafür ist ein Ungleichgewicht zwischen Filtration, Reabsorption und Lymphabfluss – den Mechanismen, die für Zustrom und Abstrom der Lymphe verantwortlich sind.

3.3.2 Lymphgefäßinsuffizienz und Ödementstehung

Der Körper verfügt über eine große Reservekapazität, was die anatomisch-physiologische Transportfähigkeit des Lymphsystems betrifft: Die Kapazität ist immer höher als die lymphpflichtige Last. Das Lymphsystem spielt also eine entscheidende Rolle für die Flüssigkeitsbalance im Körper. Ist das Lymphgefäßsystem insuffizient, kann die anfallende lymphpflichtige Last nicht abtransportiert werden.

Es gibt drei **Formen der Lymphgefäßinsuffizienz**:
1. Hochvolumeninsuffizienz (dynamische Insuffizienz),
2. Niedrigvolumeninsuffizienz (mechanische Insuffizienz),

3. Sicherheitsventilinsuffizienz (Kombinationsform).

Hochvolumeninsuffizienz (dynamische Insuffizienz)

Bei einer Hochvolumeninsuffizienz ist das Lymphsystem gesund und leistungsfähig, aber es besteht eine erhöhte lymphpflichtige Last, die höher ist als die normale Transportkapazität. Mit anderen Worten: Die Lymphgefäße werden an ihre physiologische Grenzen gebracht, und ein Überhang an Flüssigkeit bleibt im Gewebe zurück. Es kommt zum extrazellulären Ödem.

Hochvolumeninsuffizienz
- Gesunde Lymphgefäße
- Normale Transportkapazität
- Erhöhte lymphpflichtige Last
- Folge: extrazelluläres Ödem

Niedriegvolumeninsuffizienz

Bei einer mechanischen Insuffizienz ist das Lymphsystem krank und eingeschränkt, aber es besteht eine normale lymphpflichtige Last, d. h., die Lymphgefäße sind nicht in der Lage, die normale Flüssigkeitsmenge abzudrainieren. Da die normale Eiweißlast nicht bewältigt wird, kommt es zu einem eiweißreichen extrazellulärem Ödem.

Niedrigvolumeninsuffizienz
- Erkrankte Lymphgefäße
- Normale lymphpflichtige Last
- Eingeschränkte Transportkapazität
- Folge: behandlungsbedürftiges Lymphödem

Man unterscheidet zwischen primärem und sekundärem Lymphödem.

Bei einem **primären Lymphödem** liegen angeborene Entwicklungsstörungen oder Schädigungen der Lymphgefäße und/oder der Lymphknoten vor (**** Abb. 3.8a).

Ein **sekundäres Lymphödem** entsteht durch Schädigungen der Lymphgefäße und/oder der Lymphknoten, z. B. durch Tumore, Verletzungen, Operationen oder Bestrahlung (**** Abb. 3.8b).

Sicherheitsventilinsuffizienz

Bei dieser Form der Lymphgefäßinsuffizienz liegt sowohl eine verminderte Transportkapazität des Lymphsystems als auch eine erhöhte Lymphpflichtige Last vor.

Die Sicherheitsventilinsuffizienz ist eine Reaktion auf eine lange andauernde, nicht behandelte Hochvolumeninsuffizienz. Die Lymphgefäße müssen zu viel arbeiten, und

3.3.3 Der Eiweißgehalt von Ödemen

Von großer Bedeutung für die Therapie ist die Zusammensetzung des Ödems: Ist das Ödem eiweißreich oder eiweißarm?

Eiweißmoleküle gelangen zum einen über das Ultrafiltrat und zum anderen über Diffusion aus der Blutbahn ins Bindegewebe. Sie dienen als wichtige Transportmittel (Vehikelfunktion) für lebenswichtige Stoffe. Die Eiweiße können aber nicht wieder aus dem Interstitium zurück in die Blutbahn diffundieren. Somit ist der Rücktransport der Eiweiße ins venöse Blut eine der wichtigsten Aufgaben des Lymphsystems. Bleiben die Eiweiße im Interstitium zurück, kommt es zum eiweißreichen Ödem.

Eiweißreiche Ödeme sind schwerer zu behandeln, da relativ schnell sekundäre Gewebsveränderungen wie Fibrosen und Verklebungen auftreten.

3.3.4 Einteilung von Ödemen nach Ursachen

Im Folgenden werden die Mechanismen, die für die Entstehung von Ödemen verantwortlich sind, im Überblick dargestellt.

> **Ursachen von Ödemen**
> 1. Erhöhter Druck im Niederdrucksystem
>   a. Venöse Insuffizienz, z. B. Thrombose, Phlebektasie
>   b. Rechtsherzinsuffiziens
> 2. Vermehrte Durchlässigkeit der Blutkapillarwände
>   a. Traumata
>   b. Entzündliche Mechanismen
>   c. Allergie
> 3. Verringerung des onkotischen Drucks
>   a. Nierenerkrankung
>   b. Lebererkrankung
>   c. Darmerkrankung
>   d. Ungenügend Nahrung
> 4. Abflussstörung im Lymphgefäßsystem
>   a. Fehlanlage des Lymphgefäßsystems (primäres Lymphödem)
>   b. Chirurgische Abflussbehinderungen bei Lymphknotenentfernungen und Strahlentherapie (sekundäres Lymphödem)
> 5. Multifaktorielle Ursachen
>   a. Fehlende Muskelpumpe durch fehlende Muskel- und Gelenkaktivität, Immobilisation, neurologische Erkrankungen
>   b. Hormonelle Ursachen, endokrine Erkrankungen, Hormonzyklus der Frau
>   c. Durch Medikamente entstandenes Ödem
>   d. Massive Fettvermehrungen (Lipohypertrophie)

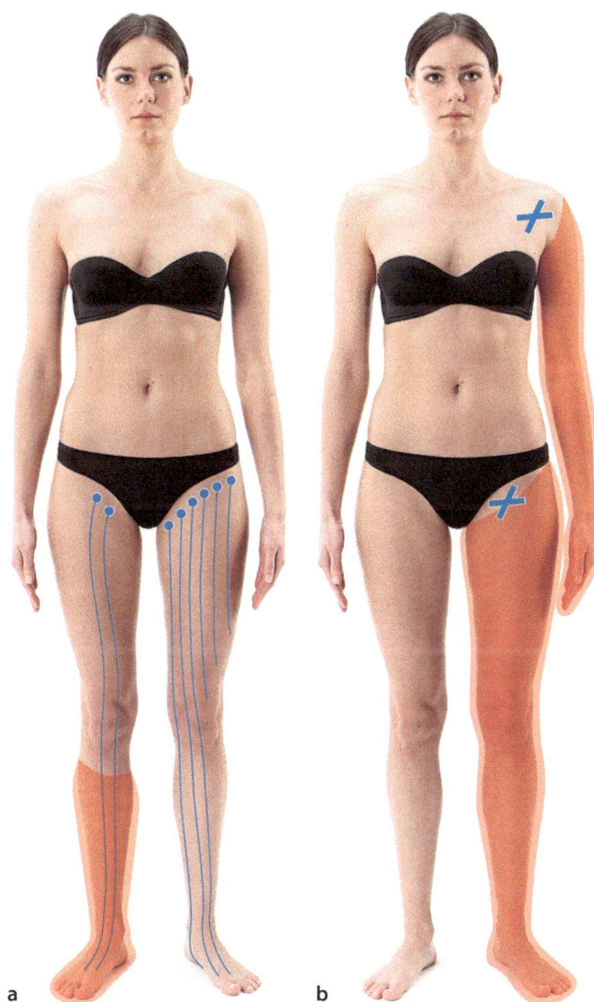

◨ **Abb. 3.8a,b** Darstellung von Lymphödemen. **a** Einseitiges primäres Beinlymphödems durch anlagebedingte Fehlbildung der Lymphgefäße, **b** sekundäres Arm- und Beinlymphödem durch Ausräumung der Lymphknoten in der Achsel bzw. Leiste

der Druck in den Lymphgefäßen ist dauerhaft zu hoch (Lymphhypertension). Die Folge ist eine Klappeninsuffizienz mit anschließender Wandinsuffizienz. Es kommt zum Absinken der Transportkapazität und schließlich zur Verhärtung der Lymphgefäße (Lymphangiosklerose). Im schlimmsten Fall sterben die Zellen im betroffenen Gebiet ab.

> **Sicherheitsventilinsuffizienz**
> − Erkrankte Lymphgefäße
> − Erhöhte lymphpflichtige Last
> − Verminderte Transportkapazität
> − Folgen: Klappeninsuffizienz, Wandinsuffizienz, Lymphangiosklerose, Absterben der Zellen im betroffenen Gebiet

Literatur

Bringezu G, Schreiner O (2014) Lehrbuch der Entstauungstherapie,
    4. Aufl. Springer, Berlin Heidelberg
Schmidt RF, Thews G (Hrsg) (1997) Physiologie des Menschen, 27. Aufl.
    Springer, Berlin Heidelberg
Schmidt RF, Thews G (2000) Physiologie des Menschen, 28. Aufl.
    Springer, Berlin Heidelberg
Tillmann B (2010) Atlas der Anatomie, 2. Aufl. Springer, Berlin Heidel-
    berg
Zilles K, Tillmann B (2010) Anatomie. Springer, Berlin Heidelberg

Indikationsanlagen

Birgit Kumbrink

B. Kumbrink, *K-Taping in der Lymphologie*,
DOI 10.1007/978-3-662-49453-0_4, © Springer-Verlag Berlin Heidelberg 2016

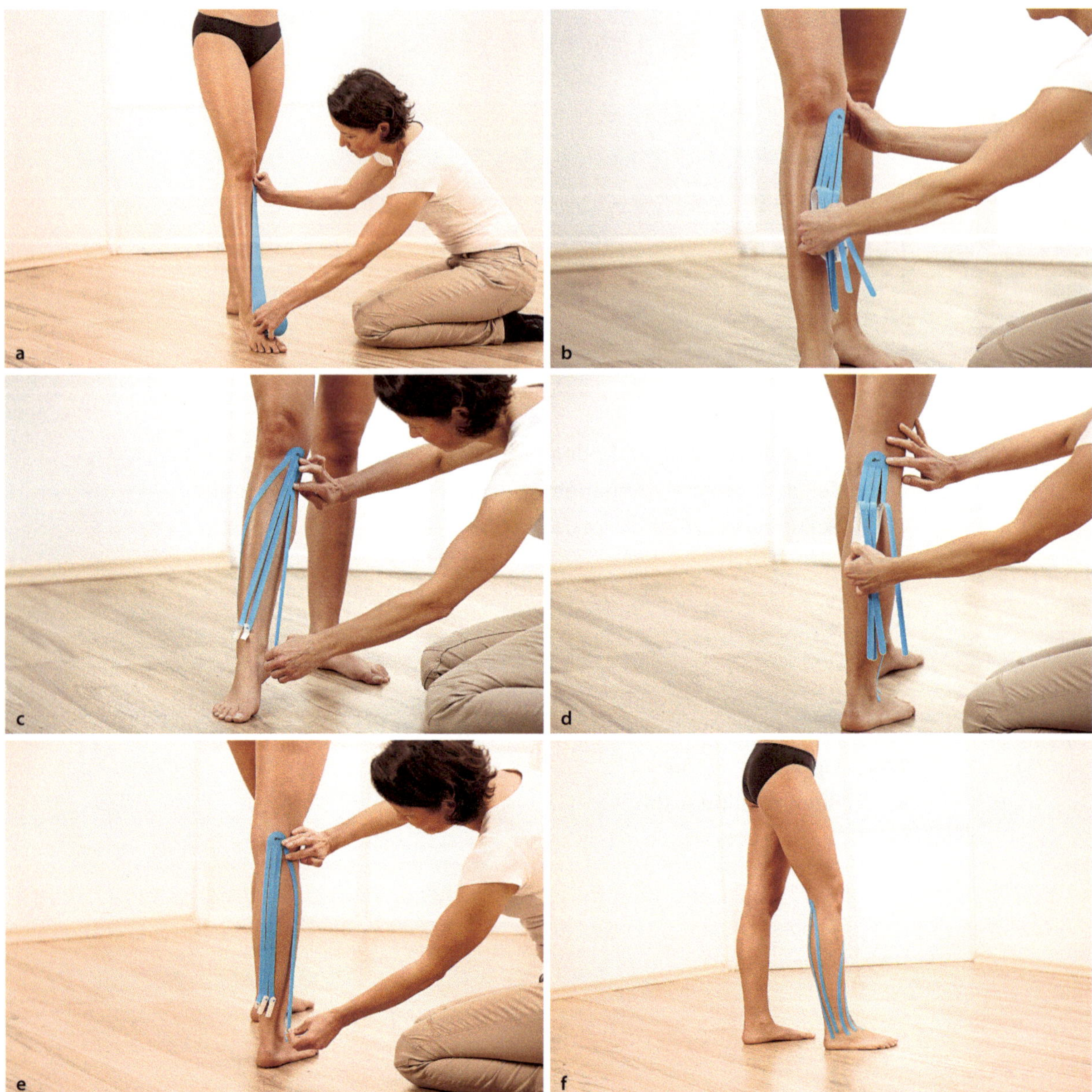

◘ **Abb. 4.1a–f** Lymphanlage am Unterschenkel. **a** Abmessen des ersten Tapestreifens vom medialen Kniegelenk über Sprunggelenk bis Fußmitte, **b** Basis auf dem Flaschenhals medial am Kniegelenk fixieren, **c** einzelne Schenkelstreifen bei Plantarflexion des Fußes über ventralen
Unterschenkel bis zur Fußmitte aufkleben, **d** Basis des zweiten Tapestreifens in der Kniekehle fixieren, **e** einzelne Schenkelstreifen bei Dorsalextension des Fußes über Wade und laterale Knöchelregion bis zum Fuß verteilt aufkleben, **f** fertige Lymphanlage

4.1 Posttraumatische und postoperative Schwellungen

4.1.1 Untere Extremität

Supinationstrauma

Bei einem Supinationstrauma kommt es zur Überdehnung bis hin zur Ruptur der fibularen Bänder. Bei schweren Unfällen können zusätzlich knöcherne Verletzungen des Sprunggelenks auftreten. Wird das Supinationstrauma konservativ oder bei kompletter Instabilität auch operativ versorgt, ist eine K-Taping-Lymphanlage nach Unfallgeschehen oder Operation anzulegen.

Akutphase

- **Lymphanlage am Unterschenkel**
- ■ **Typ**

Im folgenden Beispiel wird die **Entstauung des Unterschenkels** gezeigt.

- ■ **Basis**

Die erste Basis liegt auf den physiologischen Flaschenhals der superfizialen Lymphgefäße des ventromedialen Bündels an der medialen Knieseite, und die zweite Basis liegt in der Kniekehle.

- ■ **Anlage**

Das Abmessen des ersten Tapestreifens erfolgt vom medialen Kniegelenk über das Sprunggelenk bis zur Mitte des Fußes (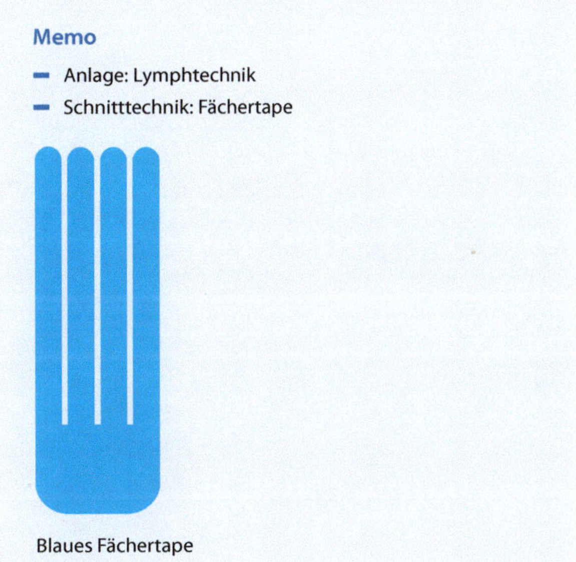 Abb. 4.1a). Die Basis liegt auf dem Flaschenhals medial am Kniegelenk, und die einzelnen Schenkelstreifen werden bei Plantarflexion des Fußes über den ventralen Unterschenkel bis zur Mitte des Fußes aufgeklebt (Abb. 4.1b,c).

Das Abmessen des zweiten Tapestreifens erfolgt von der Kniekehle bis zur Ferse. Die Basis liegt in der Kniekehle, und die einzelnen Schenkelstreifen werden bei Dorsalextension des Fußes über die Wade und der lateralen Knöchelregion bis zum Fuß verteilt aufgeklebt (Abb. 4.1d,e).

Beide Tapestreifen werden bei fixierter Basis mit Hautvorschub mit 25 % Zug geklebt. Die Tapeenden werden dehnungsfrei angeklebt. Nach der Anlage werden die Tapestreifen angerieben.

 Abb. 4.1f zeigt die fertige Unterschenkelanlage.

Memo

- Anlage: Lymphtechnik
- Schnitttechnik: Fächertape

Blaues Fächertape

> **Tipp**
>
> Bei bestehendem Hämatom und/oder Verklebungen ist eine intensivere Behandlung mit einer Hämatomanlage notwendig (Anlage s. ▶ Abschn. 4.1.4, »Hämatome«).

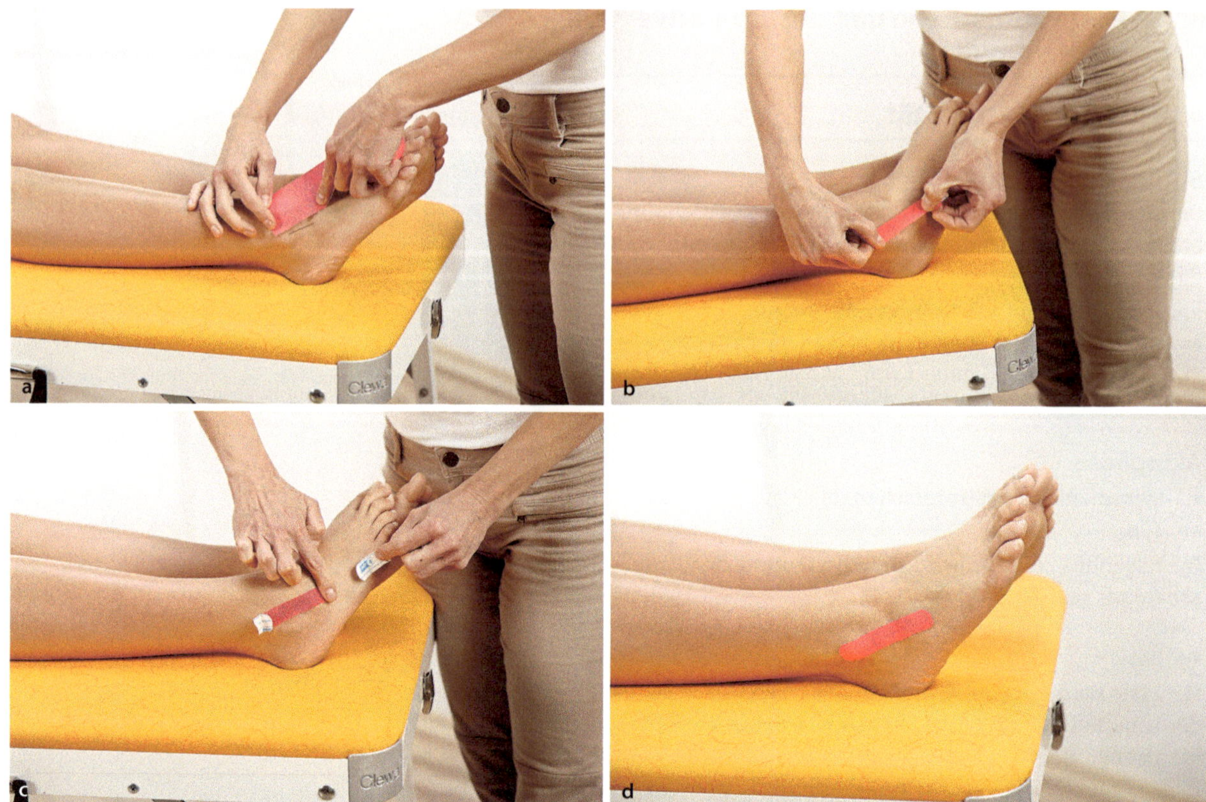

◻ **Abb. 4.2a–d** Ligamentanlage für Lig. talofibulare anterius. **a** Abmessen des Tapes von Fibula bis Talus plus zwei Querfinger, **b** Tape en bloc mit maximalem Zug über Bandstruktur aufkleben, **c** Enden ungedehnt auslaufen lassen, **d** fertige Anlage

Subakute Phase ab 4./5. Tag

Ist das akute Geschehen etwas abgeklungen, so ist eine zusätzliche Stabilisierung der Bänder erforderlich. Eine Lymphanlage kann zusätzlich weiterhin angelegt werden.

▪ ▪ Typ

In diesem Beispiel werden **drei Ligamentanlagen zur Stabilisation des Sprunggelenks** gezeigt.

▪ 1. Anlage über die verletzte Bandstruktur: Lig. talofibulare anterius

Je nach verletzter Bandstruktur wird eine Ligamenttechnik en bloc über ein oder mehrere Bänder geklebt. In diesem Beispiel wird eine Ligamenttechnik für das Lig. talofibulare anterius gezeigt.

Das Abmessen des Tapes geht von der Fibula bis zum Talus plus zwei Querfinger, der Fuß ist dabei in maximal möglicher Plantarflexion und Supination (◨ Abb. 4.2a).

Das Tape wird en bloc mit maximalem Zug über die Bandstruktur aufgeklebt (◨ Abb. 4.2b). Enden ungedehnt auslaufen lassen (◨ Abb. 4.2c)

◨ Abb. 4.2d zeigt die fertige Anlage.

Tipp

Diese Anlage kann auch separat zur späteren Koordinationsschulung und besseren Wahrnehmung angelegt werden.

Memo
- Anlage: Ligamenttechnik
- Schnitttechnik: I-Tape geviertelt

Rotes I-Tape geviertelt

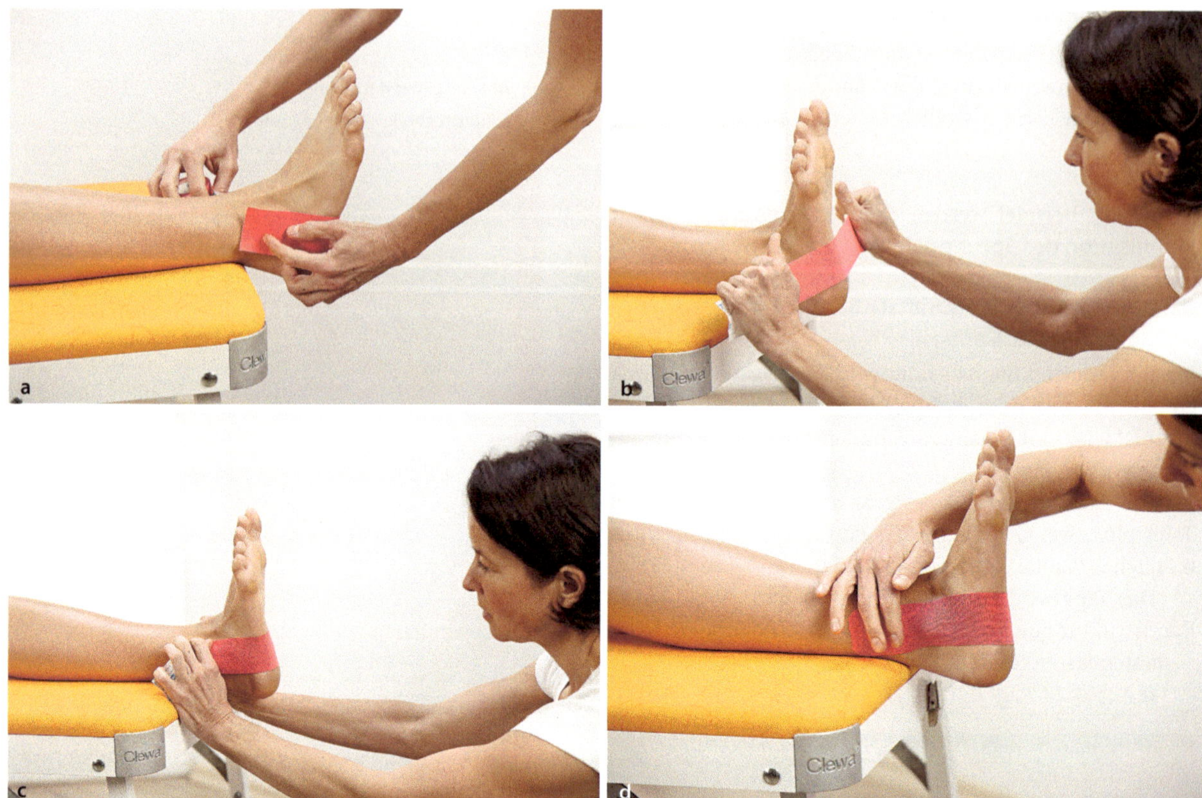

Abb. 4.3a–d Ligamentanlage Steigbügel über Malleolen. **a** Tape von plantar über beide Malleolen abmessen, **b** Tape en bloc mit maximalem Zug unter Kalkaneus bis über Malleolen aufkleben, **c** Korrekturzug nach medial 50 %, lateral 80 % Zug, **d** Tapeenden dehnungsfrei aufkleben

2. Anlage: Steigbügel über die Malleolen

Das Tape wird von plantar über beide Malleolen abgemessen. Der Fuß befindet sich in Nullposition (◘ Abb. 4.3a).

Das Tape wird en bloc mit maximalem Zug unter dem Kalkaneus bis über die Malleolen aufgeklebt (◘ Abb. 4.3b). Hierbei kann man für eine verstärkte Bewegungseinschränkung in die Supination einen Korrekturzug nach lateral vornehmen. Dabei wird ein unterschiedlicher Zug medial und lateral aufgeklebt: medial 50 % Zug, lateral 80 % Zug. Diese Fixierung verstärkt die laterale Kapsel (◘ Abb. 4.3c).

Die Tapeenden werden dehnungsfrei aufgeklebt (◘ Abb. 4.3d).

Memo

- Anlage: Ligamenttechnik
- Schnitttechnik: I-Tape

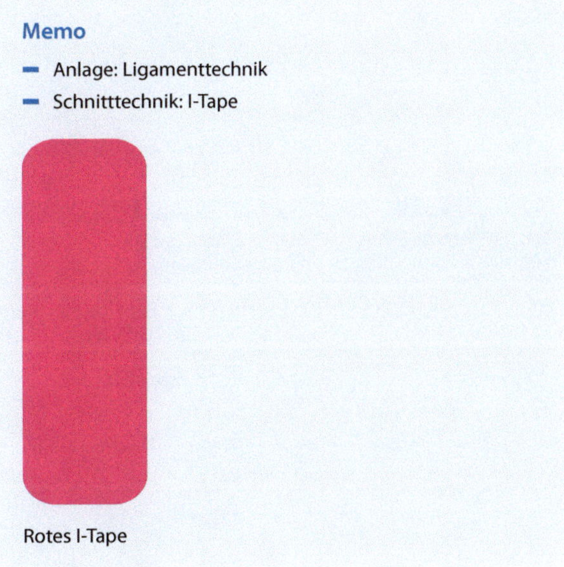

Rotes I-Tape

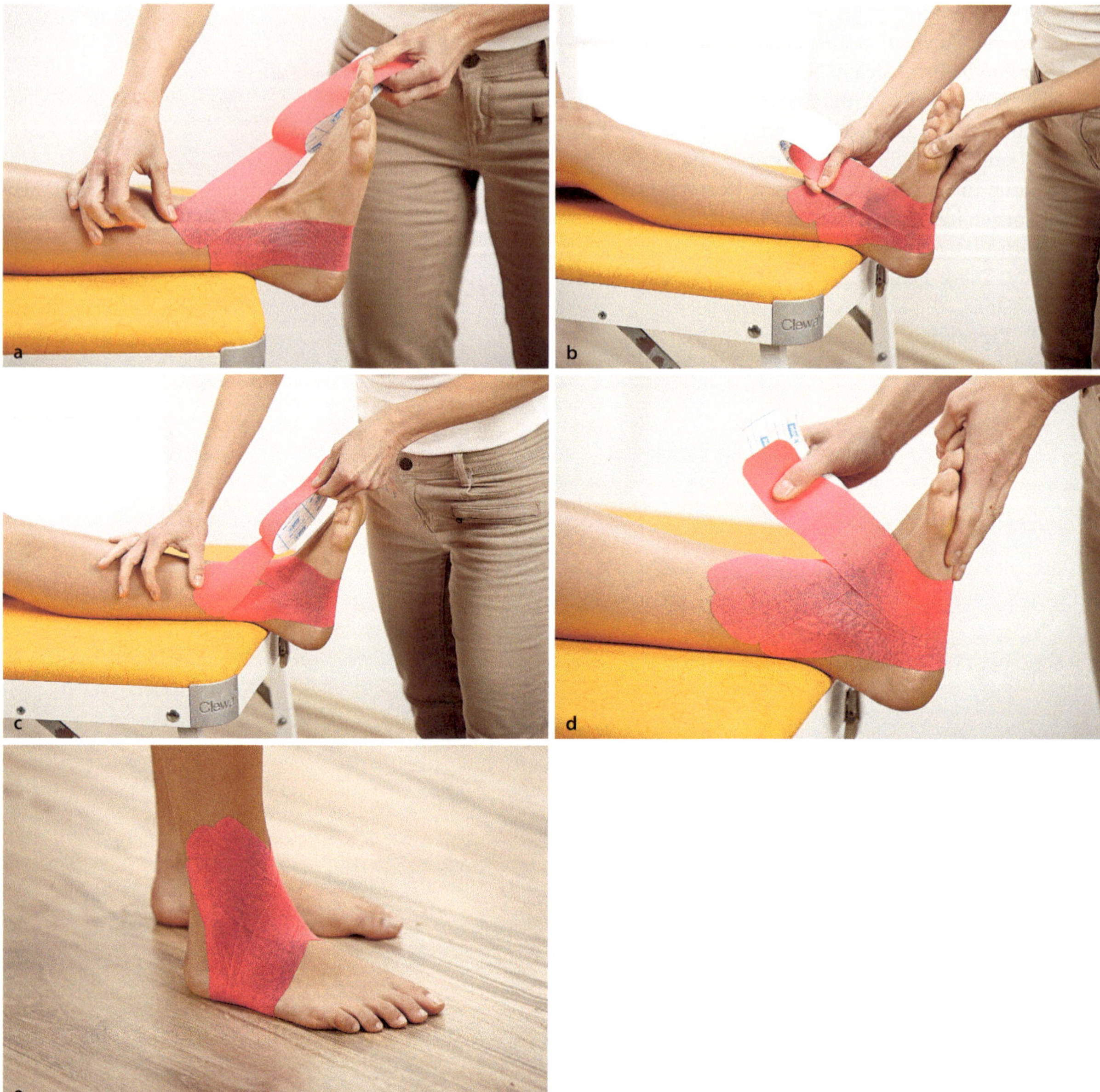

◘ Abb. 4.4a–e Ligamentanlage: halbe Achtertouren um das Sprunggelenk. **a** Abmessen der Tapestreifen vom oberen lateralen Malleolus mit halber Achtertour um den Fuß bis zur Sprunggelenksmitte; die Basis des ersten Zügels liegt eine Handbreite über dem lateralen Malleolus, **b** Tape ohne Fixierung der Basis mit einer Faszientechnik mit 70 % Zug als Achtertour um das Sprunggelenk anlegen, **c** zweiten Zügel mit derselben Technik etwas tiefer anlegen, **d** Korrektur des lateralen Fußrands durch maximalen Zug des Tapes lateral nach oben, **e** fertige Anlage

55 **4**

◾ 3. Anlage: halbe Achtertouren um das Sprunggelenk

Zur zusätzlichen Stabilisierung des Sprunggelenks werden zwei halbe Achtertouren um das Sprunggelenk geklebt.

Das Abmessen der Tapestreifen erfolgt vom oberen lateralen Malleolus mit einer halben Achtertour um den Fuß bis zur Mitte des Sprunggelenks. Der Fuß befindet sich in Nullposition. Die Basis des ersten Zügels liegt eine Handbreite oberhalb des lateralen Malleolus (◼ Abb. 4.4a). Ohne die Basis zu fixieren, wird das Tape mit einer Faszientechnik mit 70 % Zug um das Sprunggelenk als Achtertour angelegt (◼ Abb. 4.4b). Der zweite Zügel wird etwas tiefer mit derselben Technik angelegt (◼ Abb. 4.4c).

Durch die Faszientechnik besteht hier wieder die Möglichkeit, den lateralen Fußrand mit maximalem Zug nach oben zu korrigieren (◼ Abb. 4.4d). Dafür wird der lateral Zug verstärkt.

Die Tapeenden werden dehnungsfrei aufgeklebt. ◼ Abb. 4.4e zeigt die fertige Anlage.

Memo
- Anlage: Ligamenttechnik
- Schnitttechnik: I-Tape

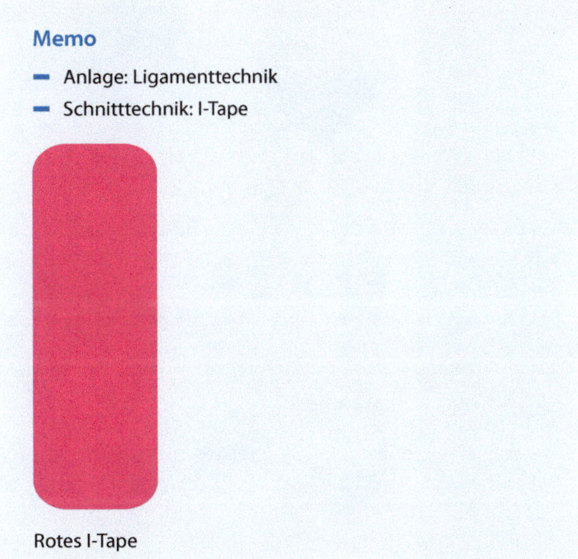

Rotes I-Tape

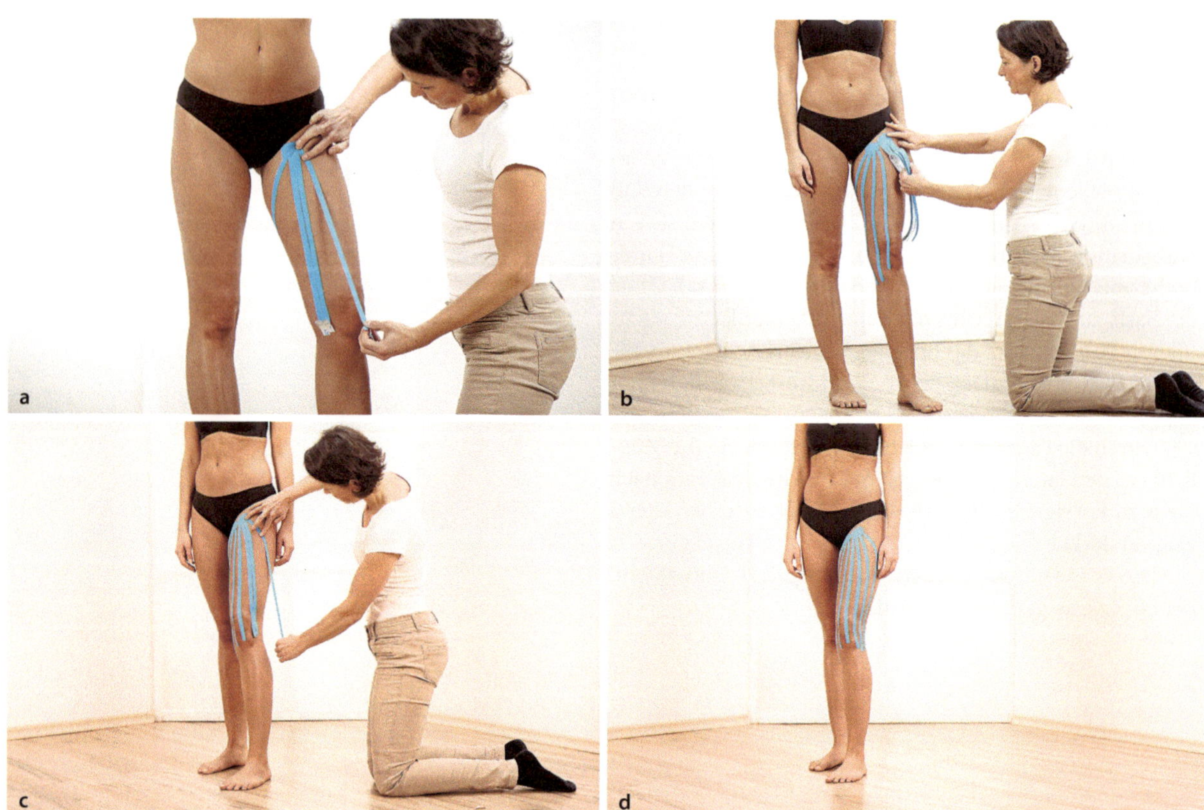

◻ Abb. 4.5a–d Lymphanlage am Oberschenkel. **a** Basis medial der Leiste mit Hautvorschub fixieren und einzelne Schenkelstreifen mit 25 % Zug über medialen Oberschenkel bis zum Knie aufkleben, **b** zweite Basis lateral neben der ersten Basis in der Leiste fixieren, **c** Schenkelstreifen auf der Oberschenkelrückseite aufkleben, Hosenbodenwasserscheide aussparen, **d** fertige Oberschenkel-Lymphanlage

Muskelfaserriss

Bei einem Muskelfaserriss kommt es zum Reißen einzelner Muskelfaserbündel, wodurch Muskelzellen, Blutgefäße und Lymphgefäße zerstört werden. Bei größeren Läsionen kommt es zu Einblutungen in die Muskulatur und zu lokalen Entzündungserscheinungen.

Akutphase

■■ Typ

Muskelfaserriss im Oberschenkel

■ Lymphanlage am Oberschenkel

In diesem Beispiel wird eine **Entstauung des Oberschenkels mit gemeinsamer Basis** gezeigt.

■■ Basis

Leiste

■■ Anlage

Das Abmessen der zwei Fächertapes erfolgt von der Leiste einmal bis zum medialen und einmal bis zum lateralen Kniegelenkspalt. Für die genaue Platzierung der Tapestreifen ist es von Vorteil, sich den Oberschenkel sagittal zu teilen. Vier Tapestreifen verlaufen medial, vier Tapestreifen verlaufen lateral am Oberschenkel. Auf der Oberschenkelrückseite muss die Hosenbodenwasserscheide beachtet werden und sollte daher nicht quer überklebt werden.

Die erste Basis liegt medial in der Leiste. Basis mit Hautvorschub fixieren und die einzelnen Schenkelstreifen mit 25 % Zug über den medialen Oberschenkel bis zum Knie aufkleben (◘ Abb. 4.5a). Die zweite Basis liegt lateral neben der ersten Basis in der Leiste (◘ Abb. 4.5b). Die einzelnen Schenkelstreifen werden aufgeklebt wie beschrieben (◘ Abb. 4.5c).

◘ Abb. 4.5d zeigt die fertige Oberschenkel-Lymphanlage.

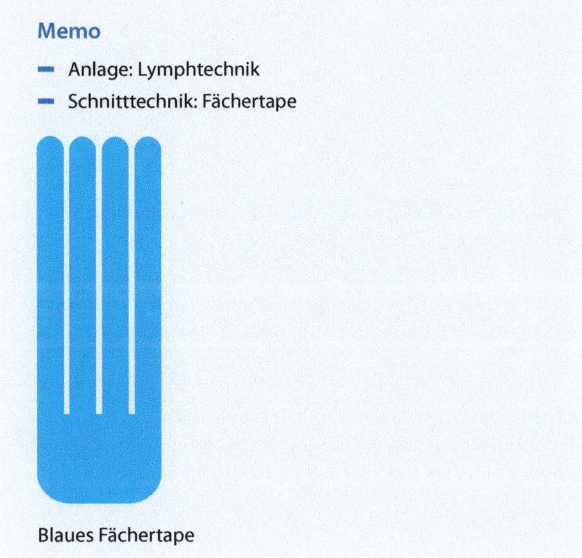

Blaues Fächertape

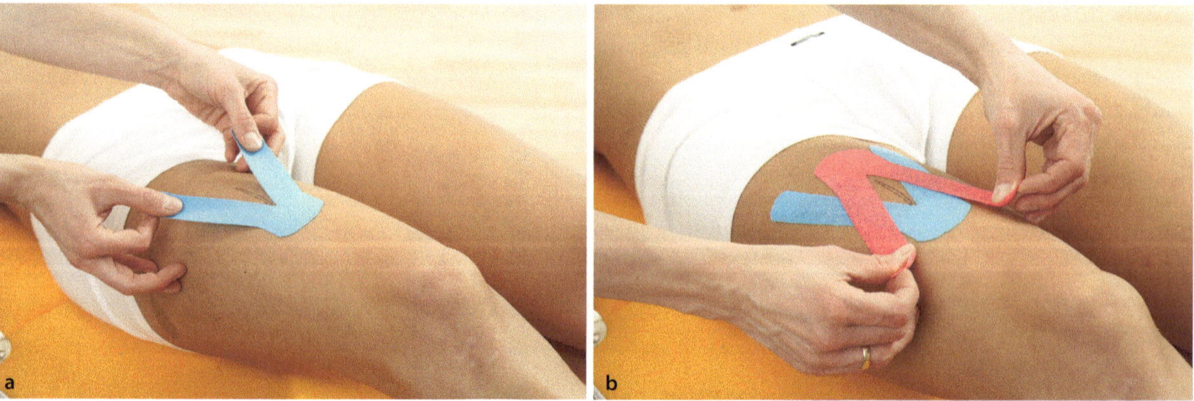

■ **Abb. 4.6a,b** Faszientechnik über verletzte Muskelfasern. **a** Schenkelsteifen im Muskelfaserverlauf pulsierend aufkleben (hier: 1. Streifen), **b** der Muskelfaserriss liegt in der Mitte der beiden Schenkelstreifen

■ ■ Behandlungskombination

— Kompression über das Tape
— Intervallkühlung
— Hochlagerung

■ Faszienkorrektur

■ ■ Typ

In diesem Beispiel wird eine **Faszientechnik über die verletzte Struktur** geklebt.

■ ■ Ziel

Annäherung der verletzten Muskelfasern und somit schnellere Heilung.

■ ■ Anlage

Das Bein ist in leichte Knieflexion eingestellt. Zwei Y-Tapes haben die Länge der verletzten Struktur plus zwei Querfinger. Die Basis liegt vor dem Muskelfaserriss kranial bzw. kaudal. Die Schenkelstreifen werden dabei im Muskelfaserverlauf pulsierend aufgeklebt (■ Abb. 4.6a). Der Muskelfaserriss liegt dabei in der Mitte der Schenkelstreifen (■ Abb. 4.6b).

> **Tipp**
>
> Lymphanlage und Faszienkorrektur sollten die ersten 48 Stunden zusammen geklebt werden.

Memo

— Anlage: Faszienkorrektur
— Schnitttechnik: Y-Tape

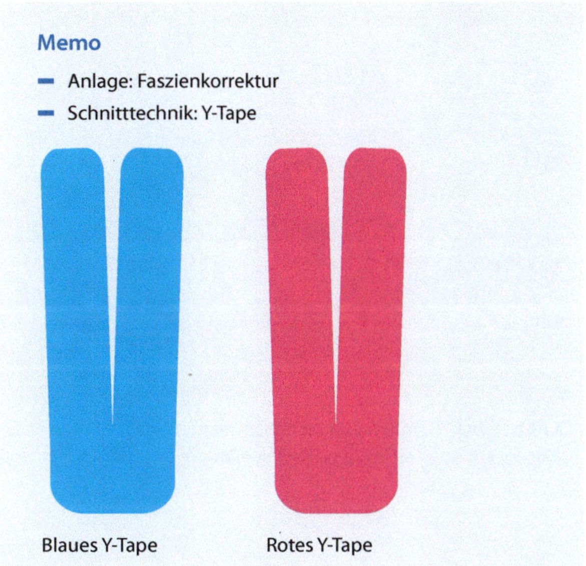

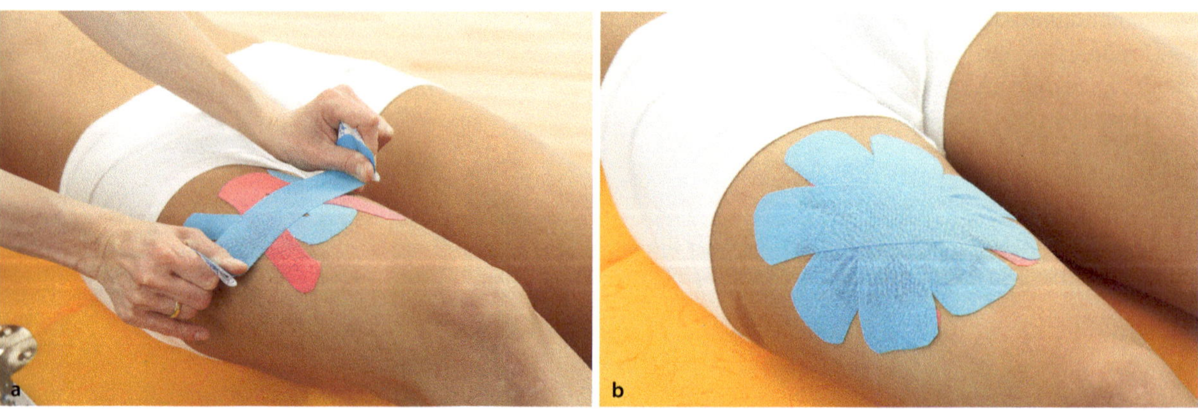

◘ Abb. 4.7a,b Kombination Faszienkorrektur und Spacetape über verletzte Muskelfasern. **a** Spacetape über die Faszienkorrektur anbringen, dazu ersten Tapestreifen quer über den Muskelfaserriss en bloc mit maximalem Zug aufkleben, **b** fertige Kombinationsanlage

Subakute Phase

▪▪ Typ

Muskelfaserriss nach 48 Stunden

▪ Kombination Faszienkorrektur und Spacetape

In diesem Beispiel wird eine Kombination von Faszienkorrektur und Spacetape geklebt.

▪▪ Ziel

Entlastung und Anregung des Stoffwechsels und somit schnellere Heilung der verletzten Struktur.

▪▪ Anlage

- **Faszienkorrektur,** wie in ◪ Abb. 4.6 beschrieben.
- **Spacetape:** Das Bein ist in leichter Flexion eingestellt. Tapelänge in der Regel 15 cm. Der erste Tapestreifen wird quer über den Muskelfaserriss (◪ Abb. 4.7a), der zweite Tapestreifen um 90° versetzt auf die Muskulatur geklebt. Die letzten beiden Streifen werden um jeweils 45° versetzt angebracht. Alle Tapestreifen werden en bloc mit maximalem Zug aufgeklebt. Die Tapeenden werden dehnungsfrei angebracht. ◪ Abb. 4.7b zeigt die fertige Kombinationsanlage.

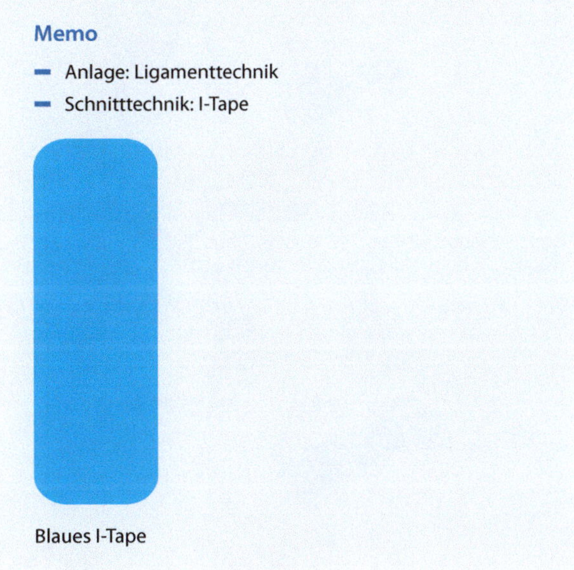

Blaues I-Tape

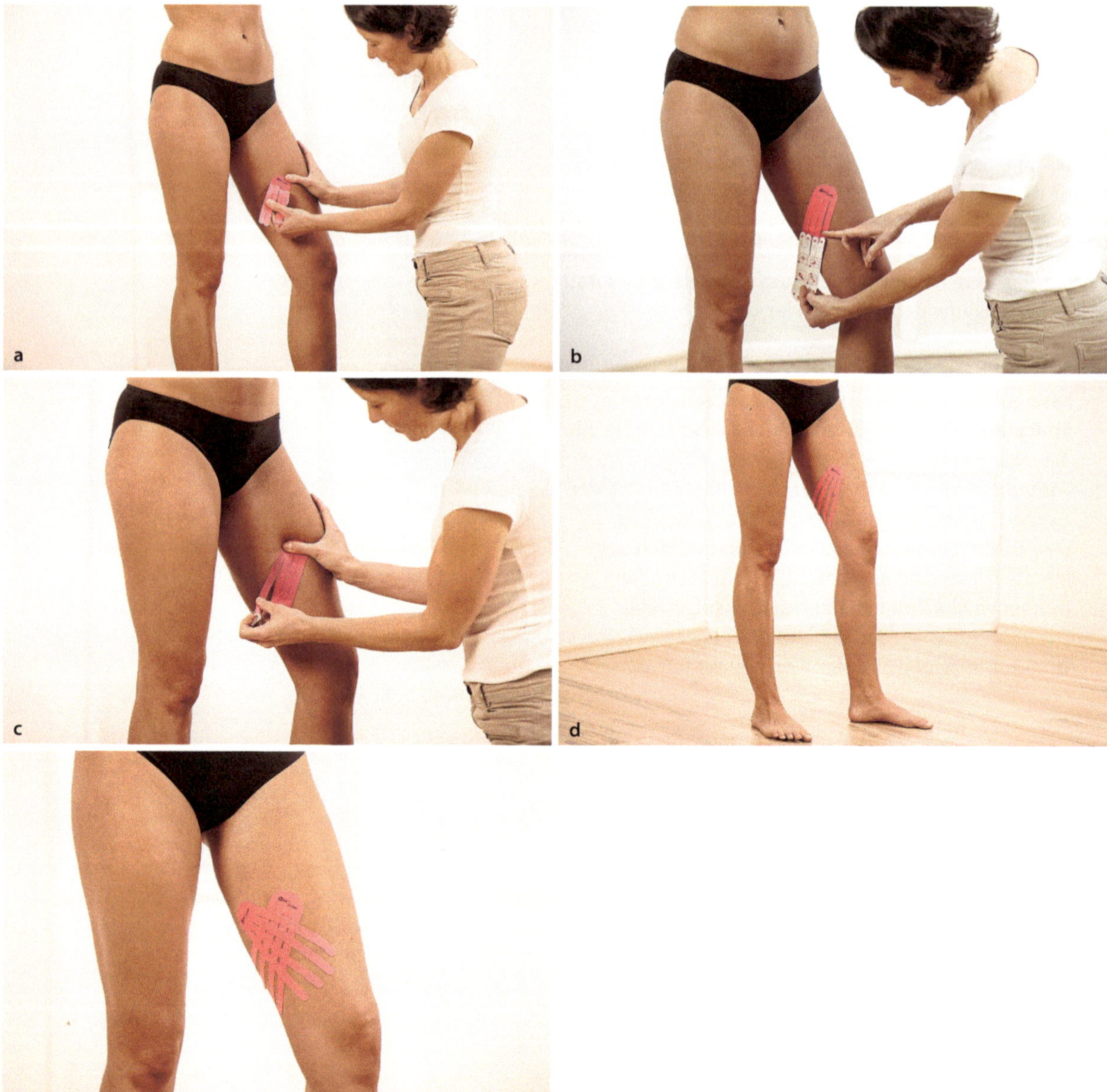

Abb. 4.8a–e Hämatomanlage am medialen Oberschenkel. **a** Basis des ersten Tapefächers proximal des Hämatoms ankleben, **b** Tapefolie komplett abziehen und nur die Enden leicht fixieren, **c** einzelne Schenkelstreifen nacheinander bei fixierter Basis und mit Hautvorschub mit maximalem Zug auf dem Hämatom gleichmäßig aufkleben, **d** fertiger erster Tapefächer, **e** fertige Hämatomanlage mit zwei Tapefächern

■ Hämatomanlage

Bei einem Hämatom ist eine Hämatomanlage zur schnelleren Resorbierung sinnvoll.

■■ Typ

In diesem Beispiel wird eine **Hämatomanlage am medialen Oberschenkel** gezeigt.

■■ Anlage

Beim Abmessen gilt: Die Tapefächer sollen sich jeweils über das ganze Hämatom plus zwei Querfinger erstrecken. Die beiden Basen liegen proximal des Hämatoms (◘ Abb. 4.8a) und sind mit 90° zueinander versetzt. Die Tapefolie jeweils komplett abziehen und nur die Enden leicht fixieren (◘ Abb. 4.8b).

Beim Anlegen der einzelnen Schenkelstreifen ist das Bein in Abduktion. Die einzelnen Schenkelstreifen werden nacheinander abgelöst und bei fixierter Basis und mit Hautvorschub mit maximalem Zug auf dem Hämatom gleichmäßig geklebt (◘ Abb. 4.8c).

Die Tapeenden werden dehnungsfrei angeklebt. Nach der Anlage werden die Tapestreifen angerieben (◘ Abb. 4.8d).

◘ Abb. 4.8e zeigt die fertige Tapeanlage mit beiden Tapefächern.

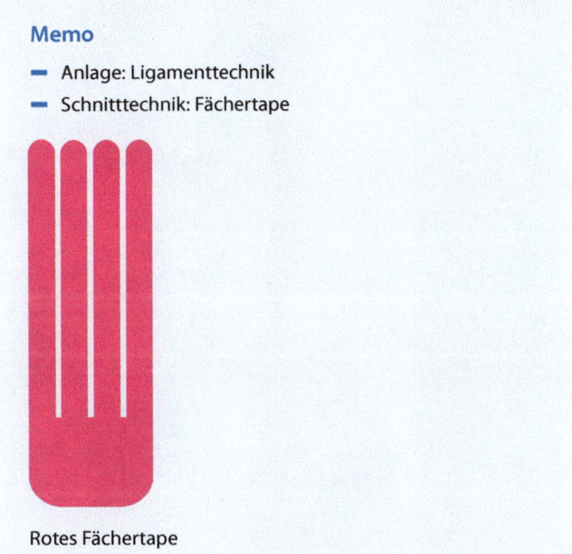

Rotes Fächertape

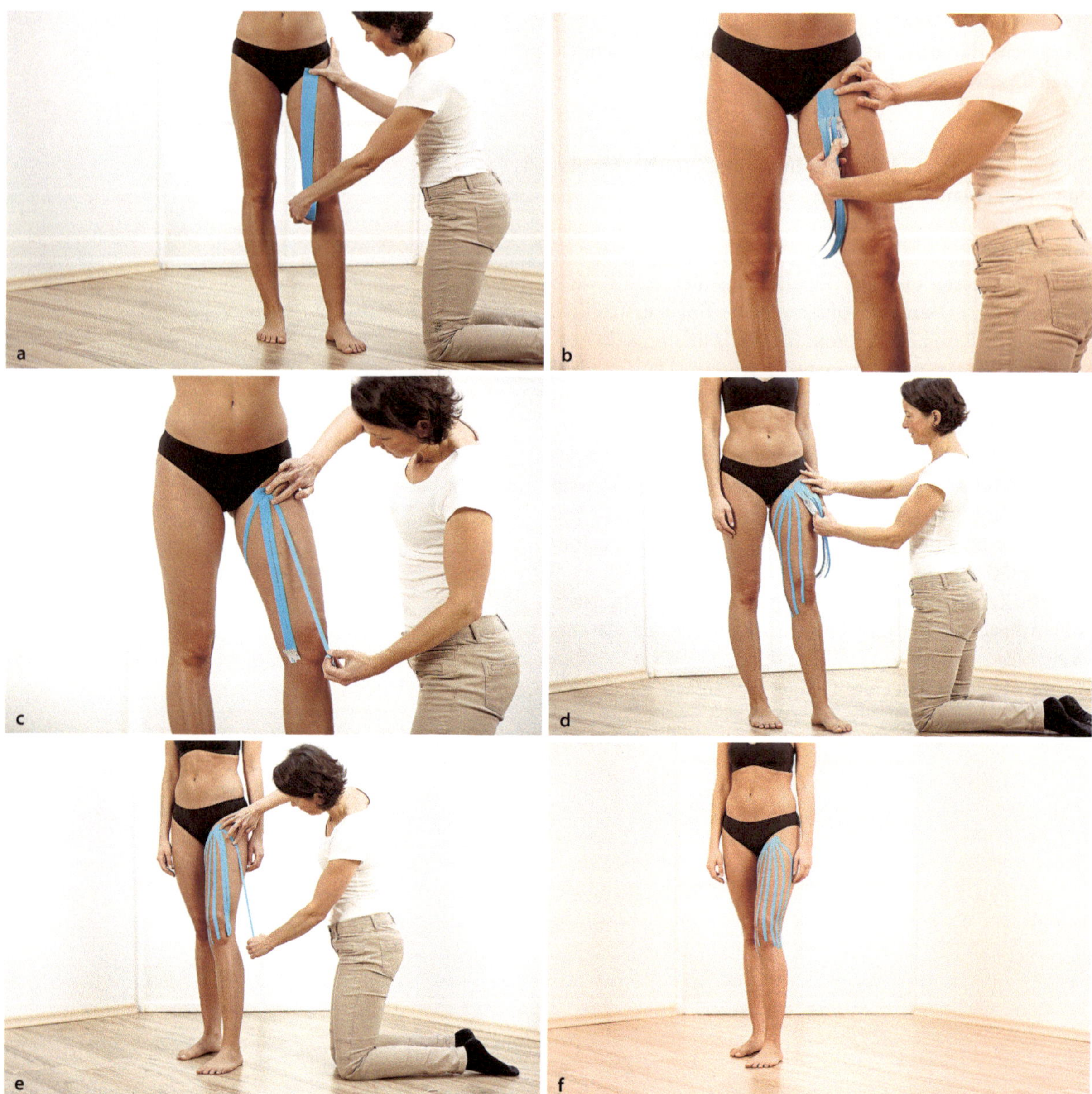

☐ **Abb. 4.9a–f** Lymphanlage bei Knie-TEP. **a** Abmessen der Tapestreifen von der Leiste bis übers Knie, **b** Basis auf den Lymphknoten in der Leiste fixieren, **c** Tapefolie komplett abziehen und nur die Enden leicht fixieren; **d,e** der erste Tapestreifen bedeckt die mediale Seite des Oberschenkels, der zweite den lateralen Oberschenkel, **f** fertige Lymphanlage bei Knie-TEP

Knie-TEP

Die endoprothetische Versorgung des Knies (Knie-TEP) ist mit ca. 150 000 Operationen im Jahr die zweithäufigste prothetische Versorgung. Zur schnelleren Wundheilung sollte eine K-Taping-Lymphanlage direkt postoperativ angelegt werden. In einigen Kliniken wird das K-Tape nach der OP noch vor dem Verband angelegt.

Je nach Oberschenkelumfang sind ein oder zwei Tapestreifen nötig.

▪▪ Typ

In diesem Beispiel wird eine **Entstauung des Oberschenkels mit zwei Tapestreifen** gezeigt.

▪▪ Basis

Die zwei Basen liegen in der Leiste.

▪▪ Anlage

Das Abmessen der Tapestreifen erfolgt von der Leiste bis über das Knie, dabei ist das Knie so weit angebeugt wie möglich (◘ Abb. 4.9a).

Die Basen liegen auf den Lymphknoten in der Leiste (◘ Abb. 4.9b). Die Tapefolie komplett abziehen und nur die Enden leicht fixieren (◘ Abb. 4.9c). Der erste Tapestreifen bedeckt die mediale Seite des Oberschenkels, der zweite den lateralen Oberschenkel (◘ Abb. 4.9d,e).

Auf der Oberschenkelrückseite ist eine Wasserscheide zu beachten. Über diese Wasserscheide sollte nicht geklebt werden, weil diese eine physiologische Barriere für den Lymphfluss darstellt.

Die einzelnen Schenkelstreifen werden nacheinander abgelöst und bei fixierter Basis mit Hautvorschub mit 25 % Zug auf dem Oberschenkel gleichmäßig aufgeklebt.

Die Tapeenden werden dehnungsfrei angeklebt. Nach der Anlage werden die Tapestreifen angerieben.

◘ Abb. 4.9f zeigt die fertige Tapeanlage.

▪ Narbenbehandlung

Sobald die Narbe von der Kruste befreit ist, sollte ein Tape zur Narbenbehandlung angelegt werden (Anlage s. ▶ Abschn. 4.1.4, »Narben«).

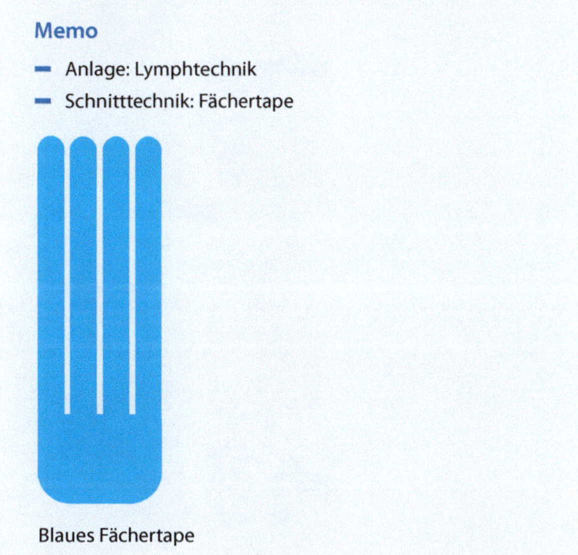

Blaues Fächertape

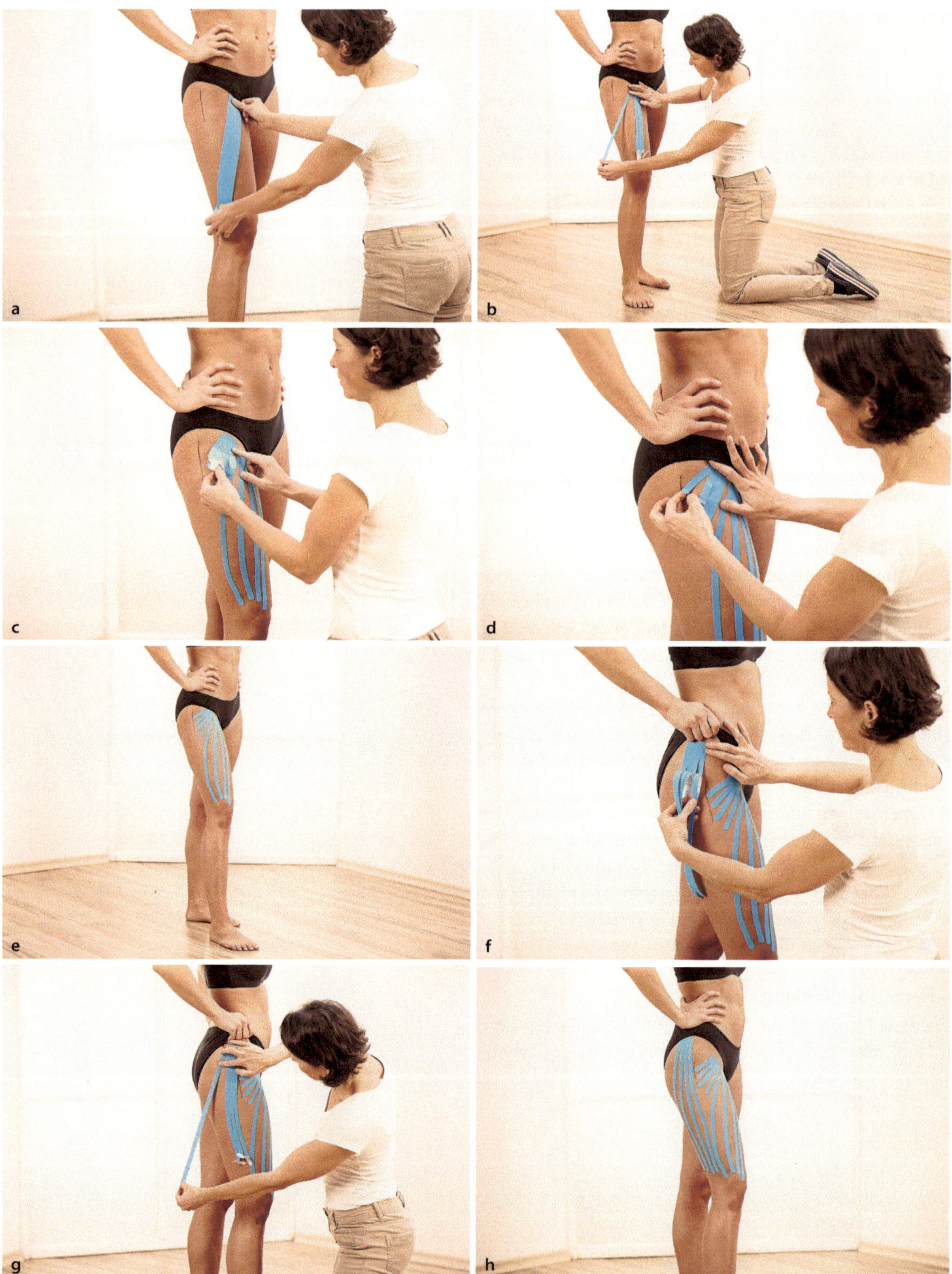

■ **Abb. 4.10a–h** Lymphanlage bei Hüft-TEP. **a** Abmessen des ersten Tapestreifens von der Leiste medial am Oberschenkel bis zum Knie, **b** einzelne Schenkelstreifen nacheinander mit fixierter Basis und Hautvorschub mit 25 % Zug auf dem Oberschenkel gleichmäßig kleben, **c** zweite Basis in der Leiste lateral neben der ersten Basis aufkleben, **d** Tapefolie komplett abziehen und nur Enden leicht fixieren. Anlage wie beim ersten Tapestreifen, **e** fertige mediale Anlage, **f** dritte Basis auf dem hinteren Beckenkamm aufkleben, **g** einzelne Schenkelstreifen nach-einander mit fixierter Basis und Hautvorschub mit 25 % Zug auf dem Oberschenkel gleichmäßig kleben, **h** fertige Anlage

Hüft-TEP

Jedes Jahr werden in Deutschland mehr als 200.000 Hüft-TEPs implantiert. Für eine schnellere Wundheilung sollte direkt postoperativ eine K-Taping-Lymphanlage angelegt werden.

▪▪ Typ

In diesem Beispiel wird die **Entstauung des Oberschenkels mit drei Tapestreifen** gezeigt.

▪▪ Basis

Zwei Basen liegen in der Leiste, eine Basis liegt an der hinteren Beckenschaufel.

▪▪ Anlage

Das Abmessen des ersten Tapestreifens erfolgt von der Leiste medial am Oberschenkel bis zum Knie (◘ Abb. 4.10a), das Abmessen der zweiten Basis von der Leiste bis zur Narbe. Das Abmessen des dritten Tapestreifens geht von der hinteren Beckenschaufel lateral am Oberschenkel bis zum Knie.

Die erste Basis auf den Lymphknoten der Leiste aufkleben. Die Tapefolie komplett abziehen und nur die Enden leicht fixieren. Die geviertelten Tapestreifen bedecken den medialen Oberschenkel.

Die einzelnen Schenkelstreifen werden nacheinander mit fixierter Basis und Hautvorschub mit 25 % Zug auf dem Oberschenkel gleichmäßig geklebt (◘ Abb. 4.10b).

Die Tapeenden werden dehnungsfrei angeklebt. Nach der Anlage werden die Tapestreifen angerieben.

Die zweite Basis in der Leiste lateral neben der ersten Basis aufkleben (◘ Abb. 4.10c). Die Tapefolie komplett abziehen und nur die Enden leicht fixieren. Die Anlage erfolgt wie beim ersten Tapestreifen (◘ Abb. 4.10d). Die geviertelten Tapestreifen bedecken den proximalen Oberschenkel bis zur Narbe.

◘ Abb. 4.10e zeigt die fertige mediale Anlage.

Die dritte Basis auf dem hinteren Beckenkamm aufkleben (◘ Abb. 4.10f). Die Tapefolie komplett abziehen und nur die Enden leicht fixieren. Die geviertelten Tapestreifen bedecken den lateralen Oberschenkel.

Die einzelnen Schenkelstreifen werden auch hier nacheinander bei fixierter Basis mit Hautvorschub und 25 % Zug auf dem Oberschenkel gleichmäßig geklebt (◘ Abb. 4.10g). Die Tapeenden werden dehnungsfrei angeklebt.

◘ Abb. 4.10h zeigt die fertige Anlage.

▪ Narbenbehandlung

Sobald die Narbe von der Kruste befreit ist, sollte ein Tape zur Narbenbehandlung angelegt werden (Anlage s. ► Abschn. 4.1.4, »Narben«).

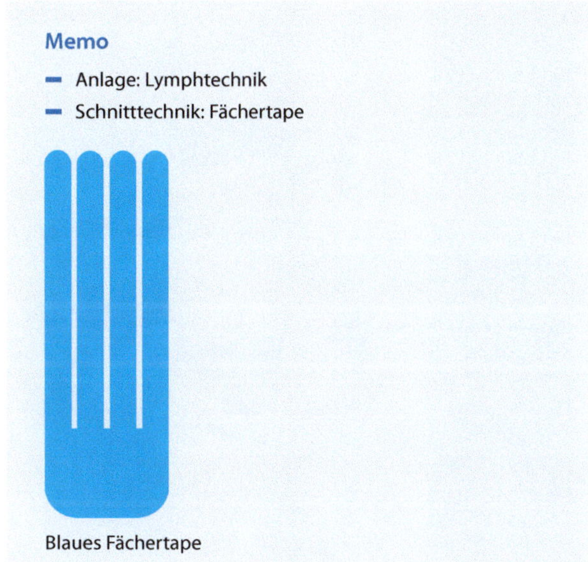

Blaues Fächertape

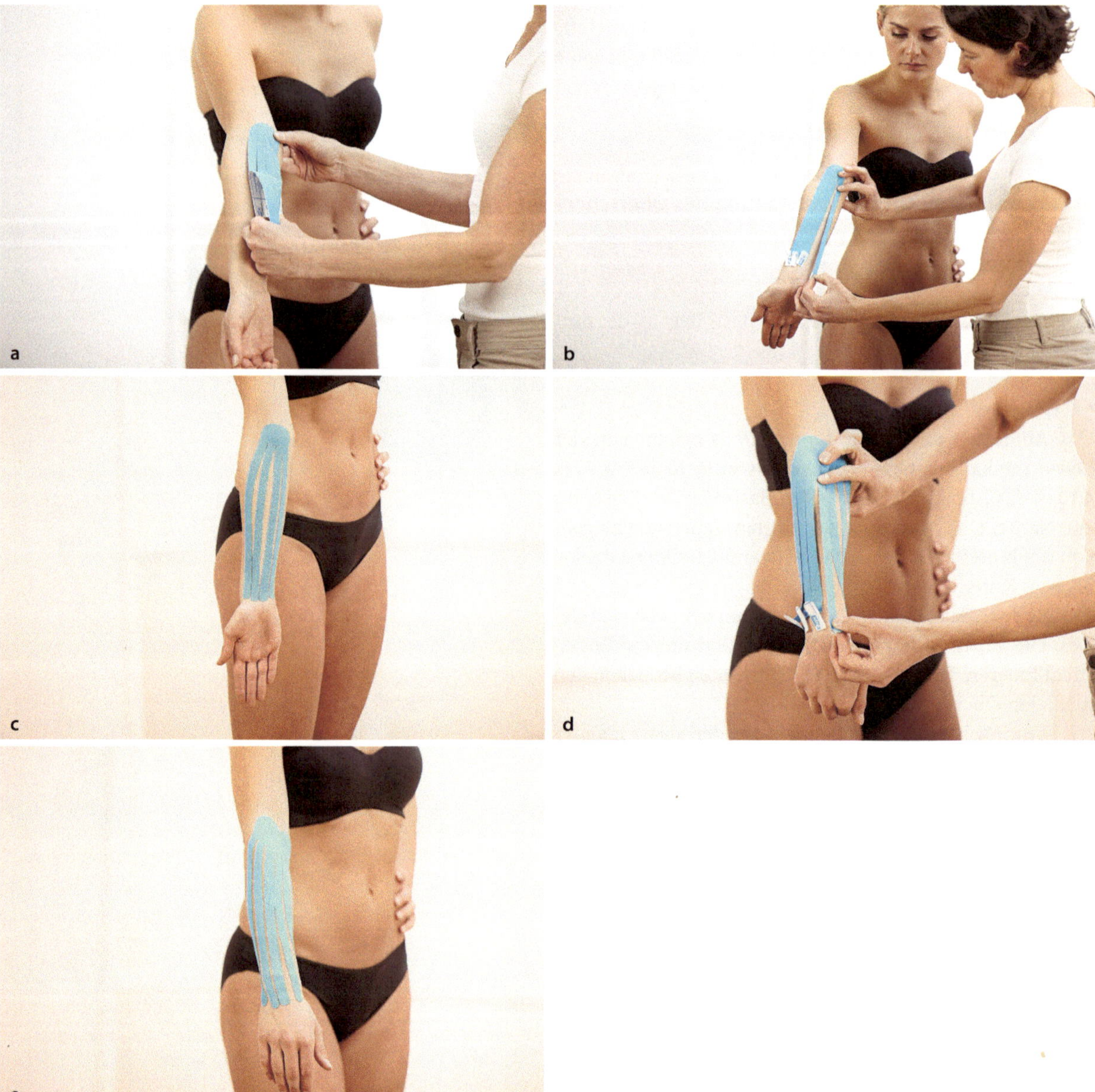

◘ Abb. 4.11a–e Lymphanlage am Unterarm nach Hand-OP. **a** Erste Basis medial in der Ellenbeuge aufkleben, **b** Basis mit Hautvorschub fixieren, Hand in Dorsalextension vordehnen, dann die einzelnen Schenkelstreifen nacheinander ablösen und mit 25 % Zug über den volaren Unterarm aufkleben, **c** fertige Anlage des ersten Tapes, **d** Basis mit Hautvorschub fixieren und die einzelnen Schenkelstreifen mit gleichem Zug über den ventralen Unterarm bis zum Handgelenk aufkleben, **e** fertige Anlage

4.1.2 Obere Extremität

Handgelenksoperationen

Chirurgische Eingriffe am Handgelenk gehen häufig mit Schwellungen einher, die eine Mobilisierung der Hand und des Unterarms einschränken. Daher ist eine frühe Entstauungstherapie sinnvoll. Wenn möglich, sollte postoperativ eine K-Taping-Lymphanlage angelegt werden.

■ ■ Typ

In diesem Beispiel wird eine **Entstauung des Unterarms mit zwei Tapestreifen** gezeigt.

■ ■ Basis

Beide Basen liegen auf den Lymphknoten in der Ellenbeuge.

■ ■ Anlage

Das Abmessen des ersten Tapestreifens erfolgt bei Vordehnung der Hand in Dorsalextension von der Ellenbeuge bis zum Handgelenk minus zwei Querfinger. Das Abmessen des zweiten Tapestreifens erfolgt bei Vordehnung der Hand in Palmarflexion von der Ellenbeuge bis zum Handgelenk.

Die erste Basis wird medial in der Ellenbeuge aufgeklebt (■ Abb. 4.11a). Die Tapefolie komplett abziehen und nur die Enden leicht fixieren. Basis mit Hautvorschub fixieren, Hand in Dorsalextension vordehnen, dann die einzelnen Schenkelstreifen nacheinander ablösen und mit 25 % Zug über den volaren Unterarm aufkleben (■ Abb. 4.11b). Die Tapeenden werden dehnungsfrei angeklebt.

Es werden keine Tapestreifen in die Hand aufgeklebt, da die Tragedauer nur kurz wäre.

■ Abb. 4.11c zeigt die fertige Anlage des ersten Tapes.

Die zweite Basis liegt etwas lateral neben der ersten Basis. Hand in Palmarflexion vordehnen. Die Tapefolie komplett abziehen und nur die Enden leicht fixieren. Basis mit Hautvorschub fixieren und die einzelnen Schenkelstreifen mit gleichem Zug über den ventralen Unterarm bis zum Handgelenk aufkleben (■ Abb. 4.11d).

Enden werden ungedehnt aufgeklebt. Nach der Anlage werden die Tapestreifen angerieben.

■ Abb. 4.11e zeigt die fertige Anlage.

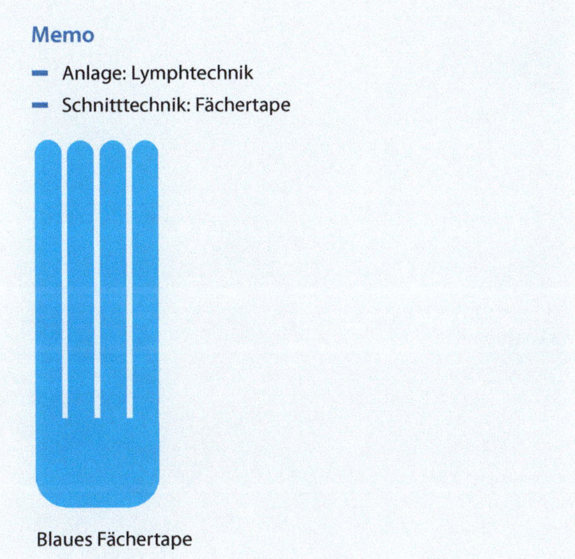

Blaues Fächertape

Tipp

Ist auch die Hand geschwollen, sollten die Tapestreifen bis in die Hand bzw. Finger gelegt werden. Eine separate Handanlage ist ebenfalls möglich.

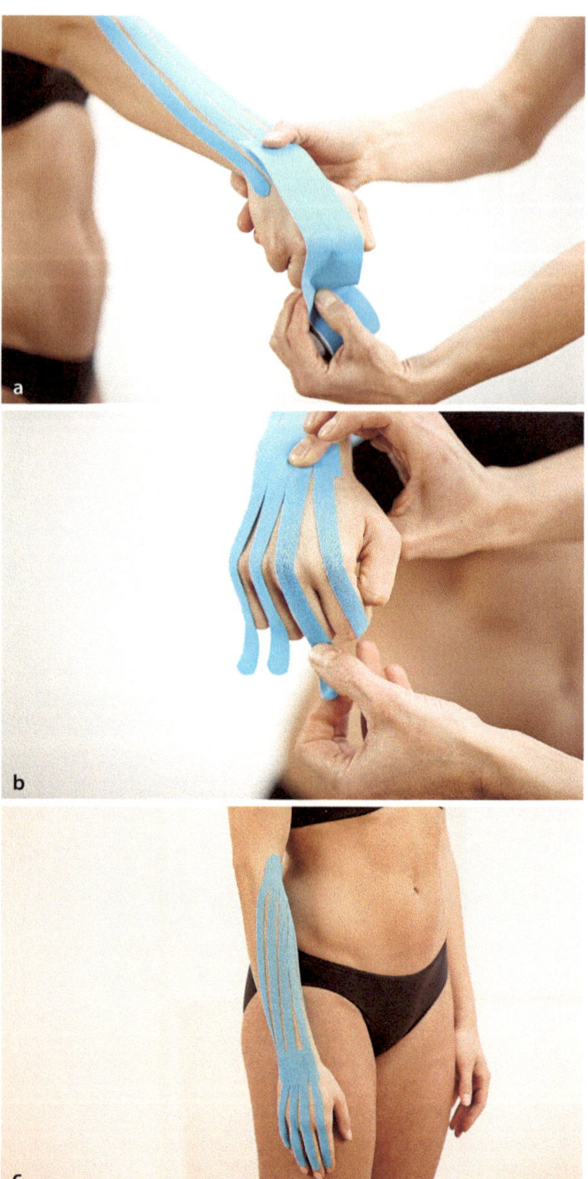

Abb. 4.12a–c Separate Handanlage nach Hand-OP. **a** Abmessen des Tapestreifens vom Handgelenk bis zum Endgelenk der Finger, **b** Basis mit Hautvorschub fixieren und einzelner Schenkelstreifen mit 25 % Zug über die Finger 2–4 aufkleben, **c** fertige Handanlage

Separate Handanlage

Abmessen des Tapestreifens vom Handgelenk bis zum Endgelenk der Finger (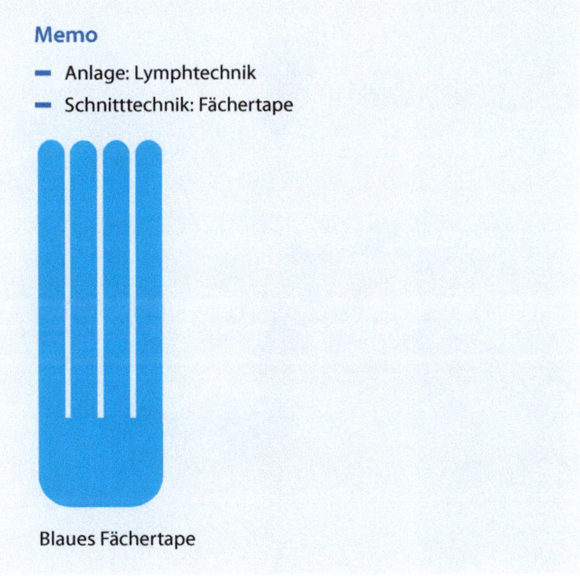 Abb. 4.12a). Die Basis liegt auf dem Handgelenk. Hand in Palmarflexion und Fingerflexion vordehnen. Basis mit Hautvorschub fixieren und die einzelnen Schenkelstreifen mit 25 % Zug über die Finger 2–4 aufkleben (■ Abb. 4.12b).

■ Abb. 4.12c zeigt die fertige Handanlage.

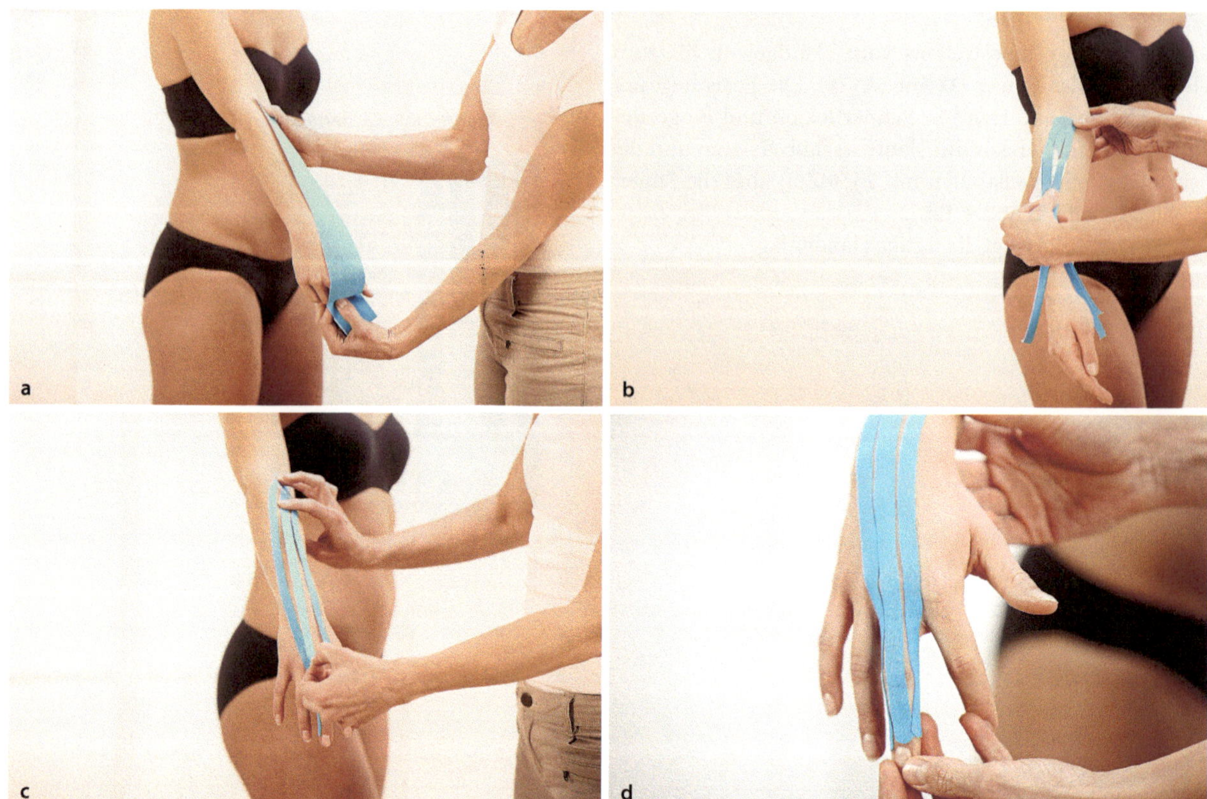

◻ Abb. 4.13a–d Lymphanlage am Mittelfinger nach Verletzung. **a** Abmessen des Tapestreifens von der Ellenbeuge über den Handrücken bis zum Endgelenk des Mittelfingers; Hand in Palmarflexion, Finger in Flexion vorgedehnt, **b** Basis in der Ellenbeuge aufkleben, **c** einzelne Schenkelstreifen nacheinander ablösen und bei fixierter Basis mit 25 % Zug gleichmäßig auf der Unterarmstreckseite bis zum Mittelfinger aufkleben, **d** fertige Anlage

Fingerverletzungen

Sehnen- und Bandverletzungen kommen in der Handchirurgie häufig vor. Die Entstauungstherapie ist hier von großer Bedeutung, denn die dadurch verbesserte Mobilisation der Gelenke führt zu einer schnelleren Rehabilitation.

▪▪ Typ

In diesem Beispiel wird eine **Entstauung des Mittelfingers** gezeigt.

▪▪ Basis

Die Basis des Fächertapes liegt auf den Lymphknoten in der Ellenbeuge.

▪▪ Anlage

Das Abmessen des Tapestreifens erfolgt von der Ellenbeuge über den Handrücken bis zum Endgelenk des Mittelfingers. Die Hand ist dabei in Palmarflexion, und der Finger ist in Flexion vorgedehnt (◘ Abb. 4.13a). Ein Viertel des Tapestreifens wird abgeschnitten, so dass es nur noch drei Tapestreifen sind.

Die Basis in der Ellenbeuge aufkleben (◘ Abb. 4.13b). Die Tapefolie komplett abziehen und nur die Enden leicht fixieren. Hand und Finger vordehnen. Die einzelnen Schenkelstreifen werden nacheinander abgelöst und bei fixierter Basis mit 25 % Zug gleichmäßig auf der Unterarmstreckseite bis zum Mittelfinger aufgeklebt (◘ Abb. 4.13c). Dabei läuft ein Tapestreifen auf dem Mittelfinger, die anderen beiden Tapestreifen laufen lateral am Finger entlang.

Die Tapeenden werden dehnungsfrei angeklebt. Nach der Anlage werden die Tapestreifen angerieben.

◘ Abb. 4.13d zeigt die fertige Anlage.

> **Tipp**
>
> Bei sehr schmalen Fingern kann auch mehr als ein Viertel von der Tapebreite abgeschnitten werden.

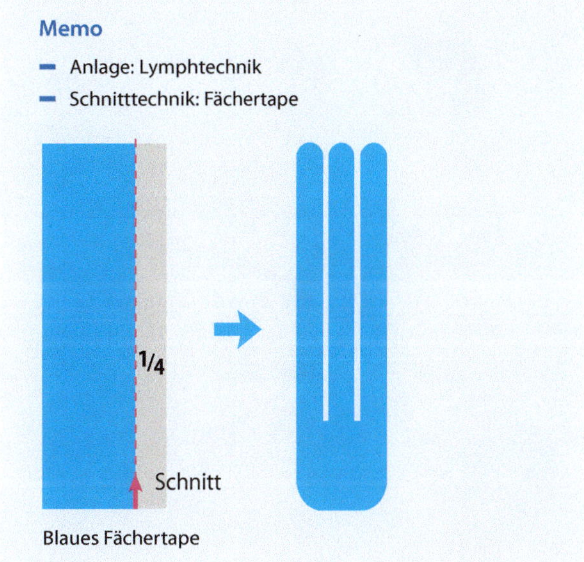

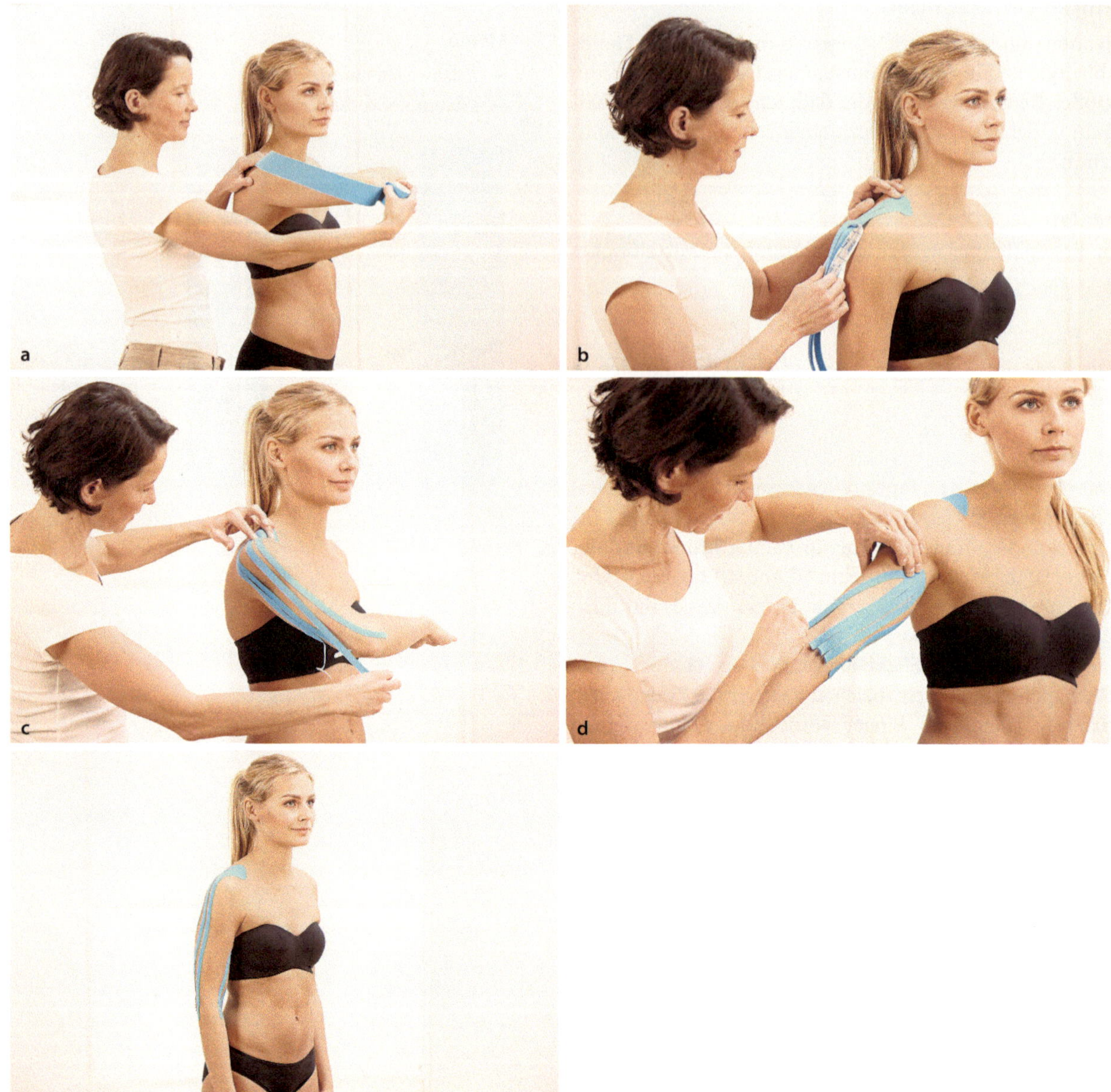

■ **Abb. 4.14a–e** Lymphanlage am Oberarm bis übers Ellenbogengelenk nach Ellenbogen-OP. **a** Ersten Tapestreifen von der Schlüsselbein-grube bis über Ellenbogengelenk abgemessen, **b** Basis des ersten Tapestreifens in der Schlüsselbeingrube aufkleben, **c,d** einzelne Schenkel-streifen nacheinander ablösen und bei fixierter Basis mit 25 % Zug gleichmäßig auf den lateralen (**c**) bzw. medialen (**d**) Oberarm kleben, **e** fertige Oberarmanlage

Ellenbogenoperationen oder -verletzungen

Im Folgenden geht es um K-Taping-Anlagen nach chirurgischen Eingriffen oder traumatischen Verletzungen im Bereich des Ellenbogens.

▪▪ Typ

In diesem Beispiel wird eine **Entstauung des Oberarms bis über das Ellenbogengelenk** gezeigt.

▪▪ Basis

Die erste Basis liegt in der Schlüsselbeingrube (Terminus). Die zweite Basis liegt aufgrund der Behaarung und Transpiration leicht entfernt vor der Achselhöhle.

▪▪ Anlage

Der erste Tapestreifen wird von der Schlüsselbeingrube bis über das Ellenbogengelenk abgemessen (◙ Abb. 4.14a). Der Arm ist dabei in Adduktion und Ellenbogenflexion.

Das Abmessen des zweiten Tapestreifens erfolgt von der Achsel bis über den Ellenbogen. Der Arm ist dabei in Abduktion und Ellenbogenextension.

Die Basis des ersten Tapestreifens wird in der Schlüsselbeingrube aufgeklebt (◙ Abb. 4.14b). Die Tapefolie komplett abziehen und nur die Enden leicht fixieren. Den Arm vordehnen. Die einzelnen Schenkelstreifen werden nacheinander abgelöst und bei fixierter Basis mit 25 % Zug gleichmäßig auf den lateralen Oberarm geklebt (◙ Abb. 4.14c).

Die Tapeenden dehnungsfrei ankleben. Nach der Anlage werden die Tapestreifen vorsichtig angerieben.

Die Basis des zweiten Tapestreifens wird nah der Achsel aufgeklebt Die Tapefolie komplett abziehen und nur die Enden leicht fixieren. Den Arm vordehnen. Basis mit Hautvorschub fixieren. Die einzelnen Schenkelstreifen werden nacheinander abgelöst und bei fixierter Basis mit 25 % Zug gleichmäßig auf den medialen Oberarm geklebt (◙ Abb. 4.14d).

Die Tapeenden werden dehnungsfrei angeklebt. Nach der Anlage werden die Tapestreifen vorsichtig angerieben.

◙ Abb. 4.14e zeigt die fertige Oberarmanlage.

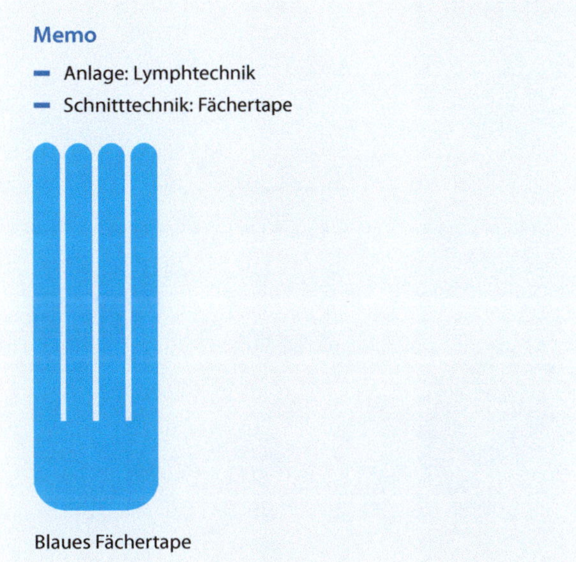

Memo

— Anlage: Lymphtechnik

— Schnitttechnik: Fächertape

Blaues Fächertape

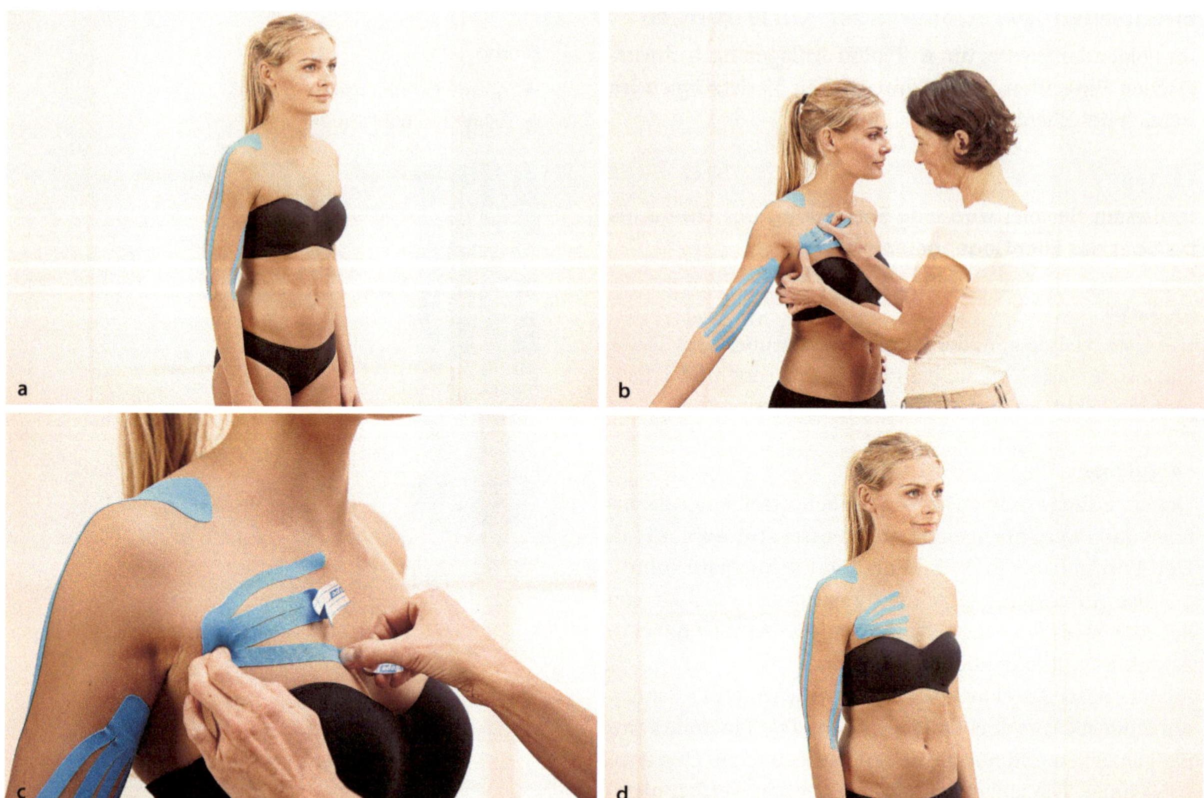

Abb. 4.15a–d Lymphanlage an Oberarm und Brust nach Schulter-OP. **a** Tapestreifen 1 und 2: Lymphanlage am Oberarm bis übers Ellenbogengelenk, **b** dritte Basis so ausrichten, dass die Tapestreifen quer über die Brust verlaufen können, **c** einzelne Tapestreifen nacheinander ablösen und mit 25 % Zug über der Brust verteilen, Mamille bleibt frei, **d** fertige Anlage

Schulteroperationen oder -verletzungen

Nach Schulteroperationen oder Verletzungen treten Schwellungen und Hämatome im Oberarm wie auch im Brustbereich auf.

▪▪ Typ

In diesem Beispiel wird eine **Entstauung an Oberarm und Brust** gezeigt.

▪▪ Basis

Eine Basis liegt in der Schlüsselbeingrube (Terminus), zwei Basen liegen in der Achsel.

▪▪ Anlage

Die ersten beiden Tapestreifen werden angelegt, wie im vorigen Abschnitt »Ellenbogenoperationen« beschrieben (s. ◼ Abb. 4.14) (◼ Abb. 4.15a).

Das Abmessen des dritten Tapestreifens erfolgt von der Achsel bis zum Sternum. Der Arm ist dabei in möglicher Abduktion, der Rumpf ist aufgerichtet.

Die dritte Basis liegt nah der Achsel (◼ Abb. 4.15b). Die Basis wird so ausgerichtet, dass die Tapestreifen quer über die Brust verlaufen können. Der Arm ist dabei in Abduktion und der Rumpf aufgerichtet.

Tapefolie komplett abziehen und nur die Enden leicht fixieren. Die Basis mit Hautvorschub fixieren. Die einzelnen Tapestreifen nacheinander ablösen und mit 25 % Zug über der Brust verteilen, die Mamille bleibt frei (◼ Abb. 4.15c).

Enden ungedehnt aufkleben. Nach der Anlage werden die Tapestreifen angerieben.

◼ Abb. 4.15d zeigt die fertige Anlage.

Tipp

Bei ausgeprägten Hämatomen ist in diesen Bereichen auch eine Hämatomanlage möglich.

Memo

— Anlage: Lymphtechnik

— Schnitttechnik: Fächertape

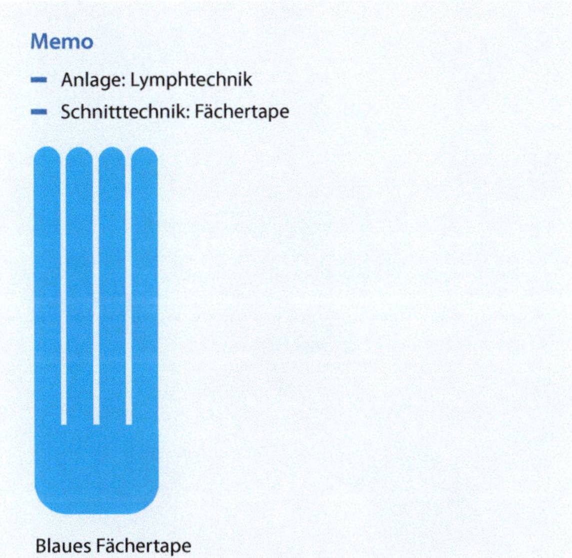

Blaues Fächertape

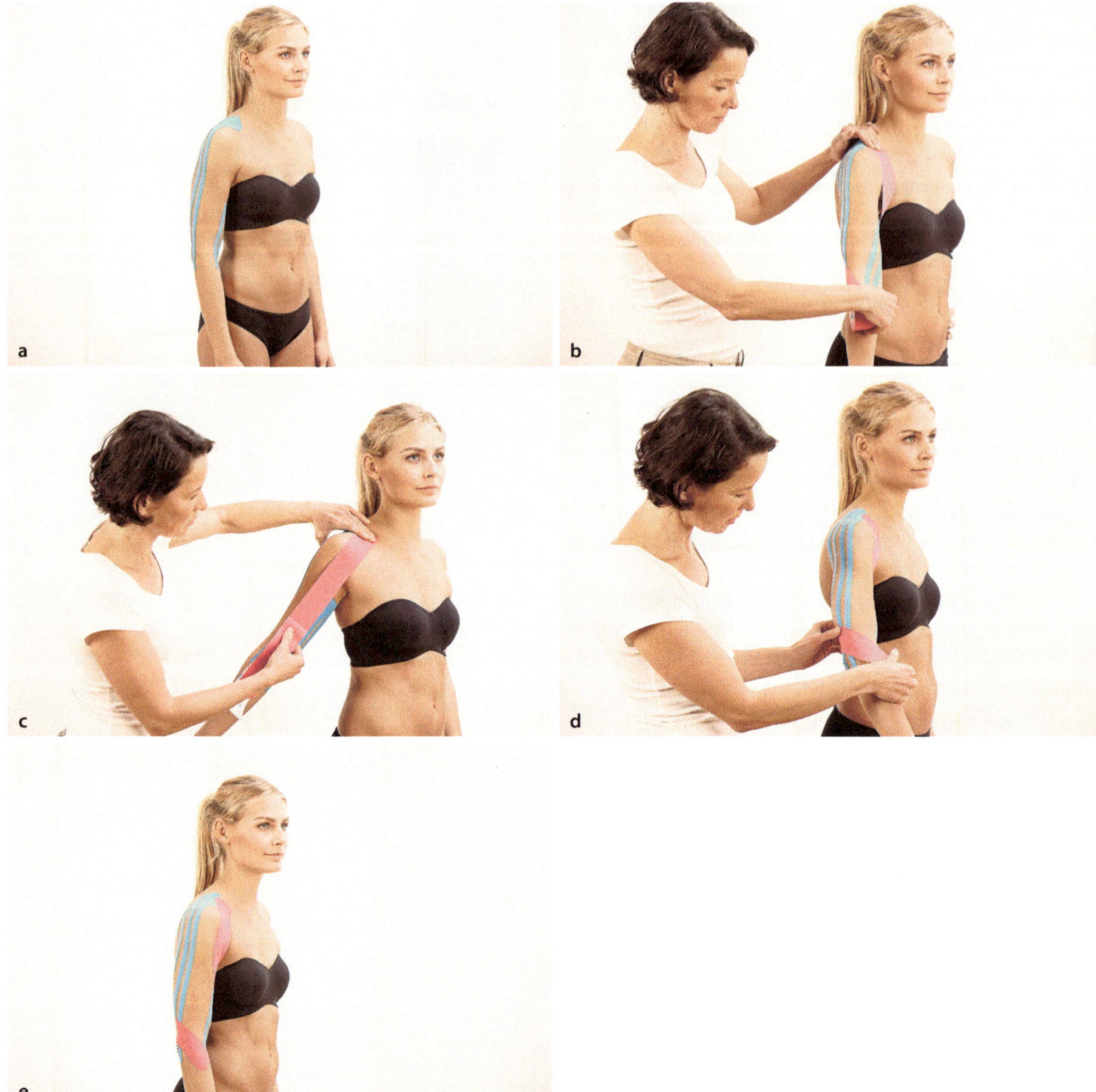

◩ Abb. 4.16a–e Lymph- und Nervenanlage am Oberarm bei CRPS. **a** Lymphanlage: Entstauung medialer Oberarm, Basis nahe der Achselhöhle; Entstauung lateraler Oberarm, Basis in der Schlüsselbeingrube, **b** Nervenanlage: Abmessen des Tapestreifens von der Schlüsselbeingrube mit Oberarmspirale bis zum Ellenbogen, **c** Fixieren der Basis mit Hautvorschub und Aufkleben des Tapes über den Nervenverlauf bis zum Ellenbogengelenk, **d** Ende läuft ungedehnt aus, **e** fertige Anlage

CRPS (komplexes regionales Schmerzsyndrom)/ Morbus Sudeck

Das CRPS (ältere Bezeichnung: Morbus Sudeck) ist eine Dystrophie bzw. Atrophie von Extremitäten, verbunden mit anhaltenden Schmerzen und autonomen, motorischen und sensorischen Störungen. Die Ursache ist eine neurovegetative Dysregulation mit Stoffwechsel- und Durchblutungsstörungen.

Die Erkrankung zeigt sich häufiger in der oberen als in der unteren Extremität.

Auslöser können sein:
- Frakturen,
- Immobilisation (»zu enger Gips«),
- Überdehnungen,
- Luxationen,
- operative Eingriffe,
- Arthritiden,

- Thrombose,
- Gefäßentzündung,
- Herzinfarkt,
- Erkrankungen innerer Organe,
- Apoplex,
- Poliomyelitis,
- idiopathisch.

Die **Symptome** sind:
- oberflächlicher brennender Schmerz (»sympathetically maintained pain«, SMP),
- Berührungsschmerz (Hyperästhesie)
- Trophik- und Durchblutungsstörungen,
- Temperaturregulationsstörungen,
- starke Ödeme,
- gestörte Schweißbildung,
- Bewegungseinschränkung der benachbarten Gelenke.

Man spricht von **Typ 1 und Typ 2,** je nach Art der Verletzung:
- Typ 1: Weichteile und Knochen sind geschädigt (90 % der CRPS).
- Typ 2: Ein Nerv ist geschädigt (Kausalgie) (10 % der CRPS).

Zu Beginn der Erkrankung ist der Berührungs- und Bewegungsschmerz durch die Entzündung sehr ausgeprägt. Für die K-Taping-Anlage muss deshalb getestet werden, ob die Behandlung mit K-Tape zu dieser Zeit in der betroffenen Region überhaupt toleriert wird.

Eine K-Taping Anlage kann evtl. abschnittweise im proximalen, weniger schmerzhaften Bereich der Extremität angelegt werden. Im Verlauf der Erkrankung verbessert sich die Schmerzsymptomatik, und eine komplette K-Taping-Anlage am Arm wird gut vertragen.

▪▪ Ziel

Durch eine Kombination von Lymphanlage und Nervenanlage wird eine Verbesserung der Schwellung und der Nervenversorgung der Extremität erreicht.

Beide Anlagen sind je nach Empfindlichkeit auch einzelnen am Patienten durchzuführen.

Lymphanlage nur Oberarm

▪▪ Typ

In diesem Beispiel wird eine **Entstauung des Oberarms** mit einer Lymphtechnik mit einer gemeinsamen Basis gezeigt.

▪▪ Basis

Entstauung medialer Oberarm: Basis nahe der Achselhöhle; Entstauung lateraler Oberarm: Basis in der Schlüsselbeingrube (Terminus) (■ Abb. 4.16a)

▪▪ Anlage

Anlage s. ■ Abb. 4.14a–e.

Nervenanlage nur Oberarm

▪▪ Typ

In diesem Beispiel wird eine **Nervenanlage des N. radialis nur im Bereich des Oberarms** gezeigt.

Je nach Befund können aber auch der N. medianus oder N. ulnaris geklebt werden.

Kompletter Verlauf des N. radialis: Basis im Terminus, vordere Delta, eine Spirale um den Oberarm, über den Unterarmstrecker zum Handgelenk radiale Seite.

▪▪ Anlage

Die Nervenanlage wird gleich einer Muskelanlage mit 10 % Zug, in diesem Fall von proximal nach distal, im Verlauf des gesamten Nervs aufgeklebt.

Das Abmessen des Tapestreifens erfolgt von der Schlüsselbeingrube mit einer Oberarmspirale bis zum Ellenbogengelenk (■ Abb. 4.16b).

Die Basis liegt in der Schlüsselbeingrube. Fixieren der Basis mit Hautvorschub und Aufkleben des Tapes über den Nervenverlauf bis zum Ellenbogengelenk (■ Abb. 4.16c).

Das Ende läuft ungedehnt aus (■ Abb. 4.16d).

■ Abb. 4.16e zeigt die fertige Anlage.

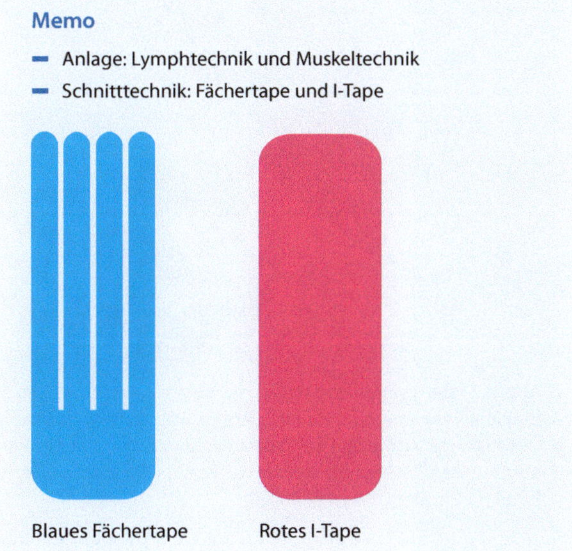

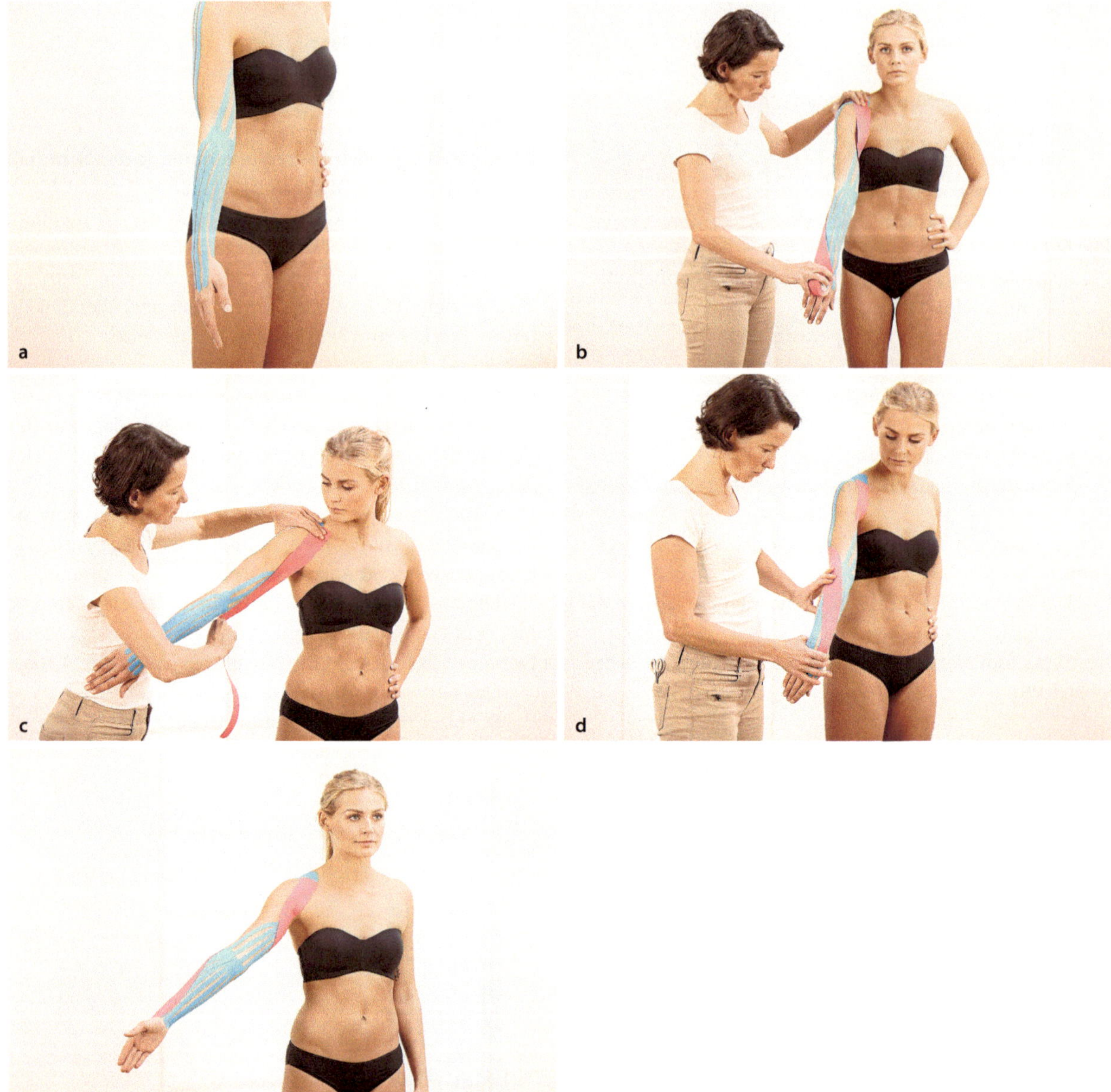

◼ Abb. 4.17a–e Lymph- und Nervenanlage am kompletten Arm bei CRPS. **a** Lymphanlage: Entstauung medialer Oberarm, Basis nahe der Achselhöhle; Entstauung lateraler Oberarm, Basis in der Schlüsselbeingrube (Terminus); Entstauung Unterarm, zwei Basen in der Ellenbeuge, **b** Nervenanlage: Abmessen des Tapestreifens von der Schlüsselbeingrube mit Oberarmspirale über Ellenbogengelenk bis zum radialen Handgelenk, **c,d** Fixieren der Basis in der Schlüsselbeingrube mit Hautvorschub und Aufkleben des Tapes über den Nervenverlauf bis zum radialen Handgelenk, **e** fertige Anlage

Lymphanlage kompletter Arm

▪▪ Typ

In diesem Beispiel wird eine **Entstauung des kompletten Arms** mit einer Lymphtechnik mit einer gemeinsamen Basis gezeigt.

▪▪ Basis

Entstauung medialer Oberarm: Basis nahe der Achselhöhle; Entstauung lateraler Oberarm: Basis in der Schlüsselbeingrube (Terminus); Entstauung Unterarm: zwei Basen in der Ellenbeuge.

▪▪ Anlage

Anlage Oberarm s. ▶ Abschn. 4.1.2, »Ellenbogenoperationen«, Anlage Unterarm s. ▶ Abschn. 4.1.2, »Handgelenksoperationen« (◘ Abb. 4.17a).

Nervenanlage kompletter Arm

▪▪ Typ

In diesem Beispiel wird eine **Nervenanlage des N. radialis im gesamten Verlauf** gezeigt. Je nach Befund können aber auch der N. medianus oder N. ulnaris geklebt werden.

▪▪ Anlage

Die Nervenanlage wird gleich einer Muskelanlage mit 10 % Zug, in diesem Fall von proximal nach distal, im Verlauf des gesamten Nervs aufgeklebt.

Das Abmessen des Tapestreifens geht von der Schlüsselbeingrube mit einer Oberarmspirale über das Ellenbogengelenk bis zum radialen Handgelenk (◘ Abb. 4.17b).

Die Basis liegt in der Schlüsselbeingrube. Fixieren der Basis mit Hautvorschub und Aufkleben des Tapes über den Nervenverlauf bis zum radialen Handgelenk (◘ Abb. 4.17c,d).

Das Ende läuft ungedehnt aus.

◘ Abb. 4.17e zeigt die fertige Anlage.

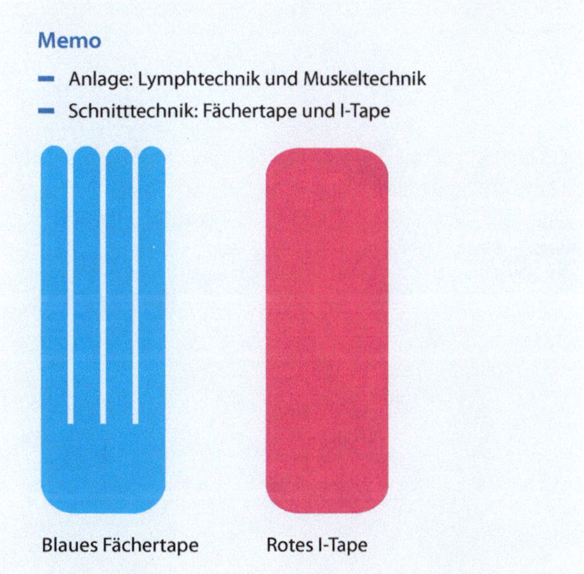

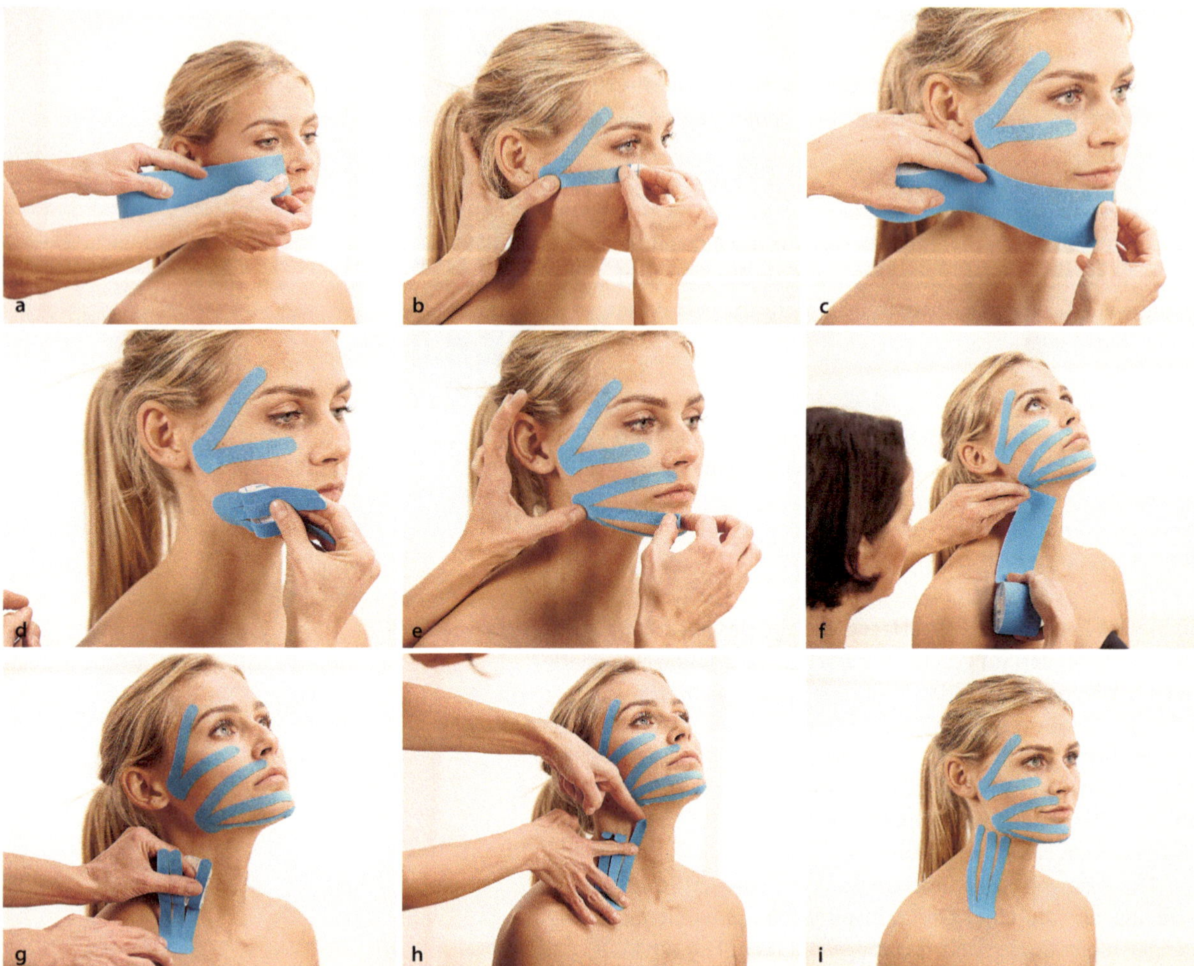

Abb. 4.18a–i Lymphanlage nach Weisheitszahn-OP. **a** Abmessen des ersten Tapestreifens von den präaurikulären Lymphknoten bis zum Nasenrücken, **b** Basis auf den präaurikulären Lymphknoten ankleben, die beiden Schenkelstreifen auf Stirn und Jochbein kleben, **c** Abmessen des zweiten Tapestreifens von den submandibulären Lymphknoten bis zur Kinnmitte, **d,e** Basis auf den submandibulären Lymphknoten kleben, einzelne Schenkelstreifen auf Oberkiefer, Unterkiefer und Mundboden kleben, **f** Abmessen des dritten Tapestreifens vom Terminus bis zu den submandibulären Lymphknoten, Kopf in Extension, **g,h** Basis mit Hautvorschub fixieren, Schenkelstreifen ohne Zug auf dem Hals bis zu den submandibulären Lymphknoten verteilt aufkleben, **i** fertige Gesichtsanlage

4.1.3 Kopf

Zahnoperationen

Größere operative Eingriffe im Zahn-Kiefer-Bereich können zu Schwellungen und Hämatomen führen.

▪▪ Ziel

Durch eine Lymphanlage im Gesicht kommt es zur Entlastung und Schmerzlinderung sowie zum schnelleren Abbau des Hämatoms.

▪▪ Typ

In diesem Beispiel wird eine **Lymphanlage nach Weisheitszahn-Operation** gezeigt.

▪▪ Anlage

Das Abmessen des ersten Tapestreifens geht von den präaurikulären Lymphknoten bis zum Nasenrücken (◼ Abb. 4.18a). Der zweite Tapestreifen geht von den submandibulären Lymphknoten bis zur Kinnmitte (◼ Abb. 4.18c).

Beide Tapestreifen werden geviertelt.

Teil 1: Beim ersten Tapestreifen wird die Hälfte abgeschnitten, so dass nur noch zwei Schenkel übrig sind. Die Basis liegt auf den präaurikulären Lymphknoten. Die beiden Schenkelstreifen werden auf die Stirn und Jochbein geklebt (◼ Abb. 4.18b).

Teil 2: Beim zweiten Tapestreifen wird ein Schenkel des Tapes entfernt, d. h., es bleiben drei Schenkel übrig. Die Basis wird auf den submandibulären Lymphknoten geklebt. Die drei Schenkelstreifen werden auf Oberkiefer, Unterkiefer und Mundboden geklebt (◼ Abb. 4.18d,e).

Beim Anlegen des Tapes wird die Basis mit starkem Hautvorschub und mit 0 % Zug aufgeklebt. Nach der Anlage werden die Schenkelstreifen angerieben.

Sind die submandibulären Lymphknoten überlastet, so kann eine **weitere Lymphanlage in Richtung Terminus** geklebt werden.

Teil 3: Das Abmessen des dritten Tapestreifens geht vom Terminus bis zu den submandibulären Lymphknoten, der Kopf ist dabei in Extension eingestellt (◼ Abb. 4.18f).

Das Tape wird geviertelt, ein Viertel wird abgeschnitten, d. h., es verbleiben drei Schenkelstreifen. Die Basis wird auf den Terminus geklebt. Basis mit Hautvorschub fixieren, die drei Schenkelstreifen werden ohne Zug auf dem Hals bis zu den submandibulären Lymphknoten verteilt aufgeklebt (◼ Abb. 4.18g,h).

◼ Abb. 4.18i zeigt die fertige Gesichtsanlage.

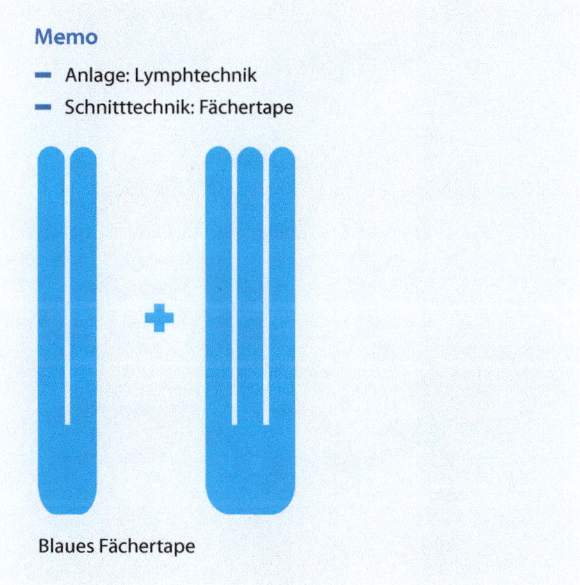

Tipp

Die Gesichtsanlagen werden ohne Zug aufgeklebt, um ein Gefühl der Symmetrie beizubehalten. Wichtig ist dabei der Hautvorschub an der Basis, der die Abflussrichtung vorgibt.

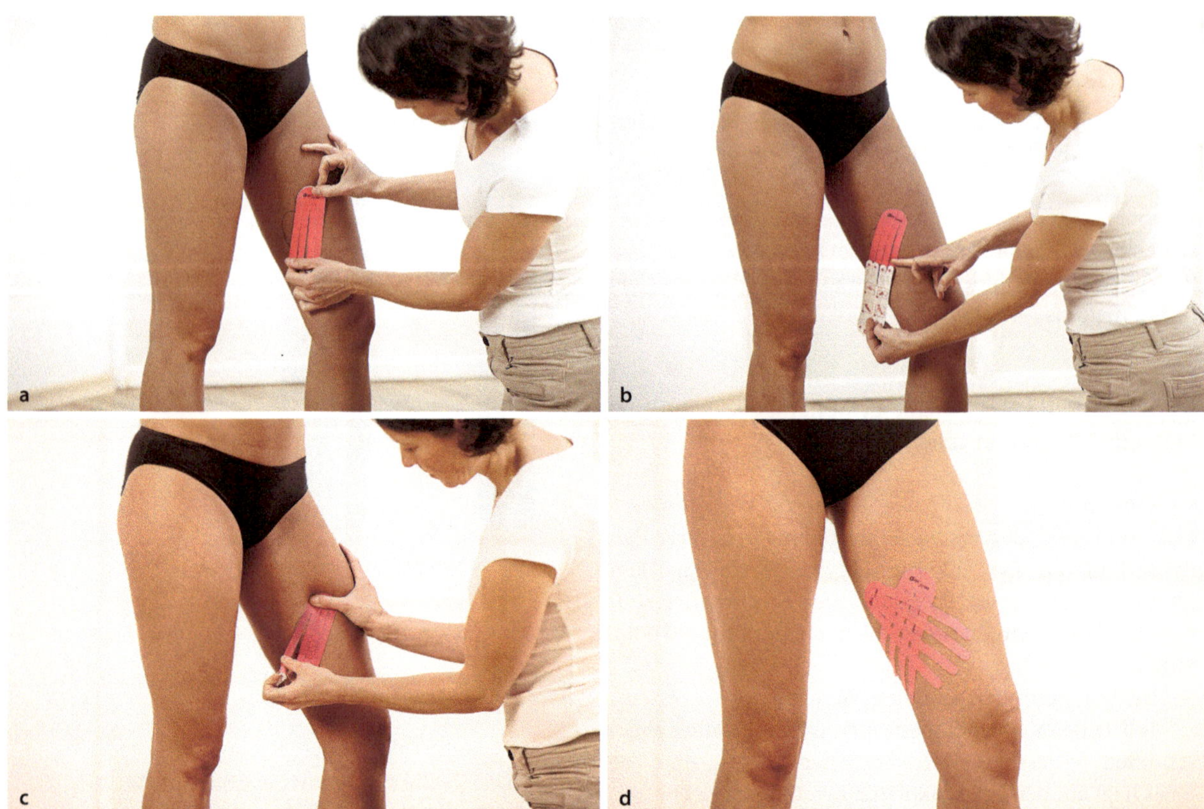

Abb. 4.19a–d Hämatomanlage am Oberschenkel. **a** Abmessen der Tapefächer über das gesamte Hämatom plus jeweils zwei Querfinger, **b** Tapefolie komplett abziehen und nur die Enden leicht fixieren, **c** einzelne Schenkelstreifen nacheinander ablösen und bei fixierter Basis mit Hautvorschub mit maximalem Zug auf dem gesamten Hämatom gleichmäßig kleben, **d** fertige Anlage

4.1.4 Allgemeine Lokalisationen

Hämatome

Mit Hilfe einer K-Taping-Anlage werden Hämatome deutlich schneller resorbiert.

▪▪ Typ

In diesem Beispiel ist eine **Anlage am Oberschenkel** gezeigt.

▪▪ Basis

Die Basen von zwei Fächertapes liegen proximal der Extremität in Richtung Abfluss.

▪▪ Anlage

Das Abmessen der Tapefächer erstreckt sich über das gesamte Hämatom plus zwei Querfinger darüber hinaus (◘ Abb. 4.19a). Die Basen liegen proximal des Hämatoms und sind 90° zueinander versetzt.

Die Tapefolie jeweils komplett abziehen und nur die Enden leicht fixieren (◘ Abb. 4.19b). Beim Anlegen der einzelnen Tapestreifen ist der Körper vorgedehnt. Die einzelnen Schenkelstreifen werden nacheinander abgelöst und bei fixierter Basis mit Hautvorschub mit maximalem Zug auf dem gesamten Hämatom gleichmäßig geklebt (◘ Abb. 4.19c).

Die Tapeenden werden dehnungsfrei angeklebt. Nach der Anlage werden die Tapestreifen angerieben.

◘ Abb. 4.19d zeigt die fertige Anlage.

Memo
- Anlage: Ligamenttechnik
- Schnitttechnik: Fächertape

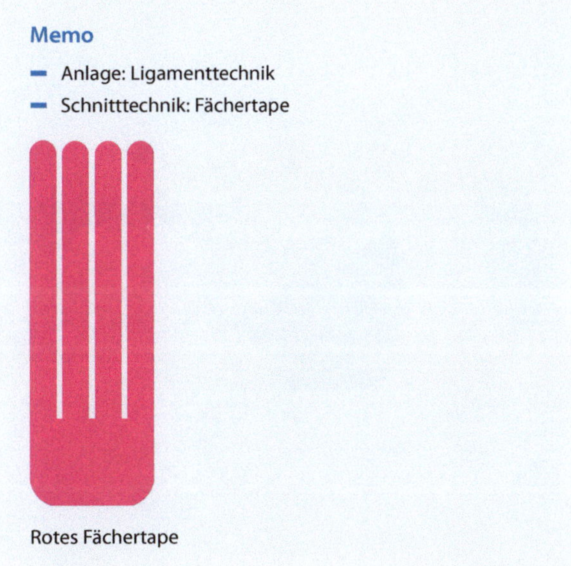

Rotes Fächertape

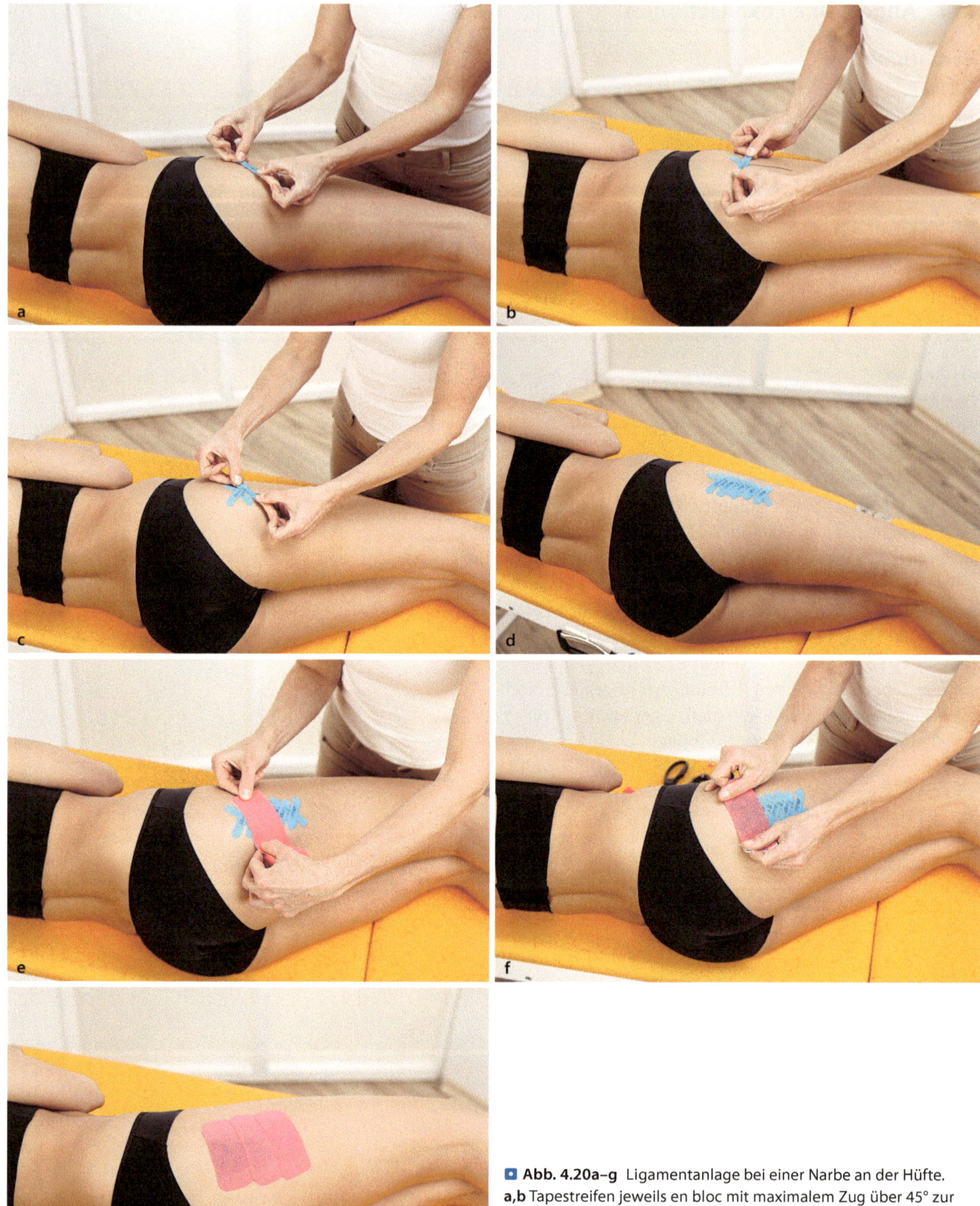

□ Abb. 4.20a–g Ligamentanlage bei einer Narbe an der Hüfte.
a,b Tapestreifen jeweils en bloc mit maximalem Zug über 45° zur
Narbe gekreuzt aufkleben, **c** Anlage mit leichten Abständen über die
gesamte Länge der Narbe wiederholen, **d** fertige gekreuzte Anlage,
e Abmessen der Abdeckung entsprechend der Breite des geklebten
Narbentapes, **f** Abdeckung quer über der Narbe mit maximalem Zug
aufkleben, **g** fertige Abdeckung

Narben

Durch schwere Verbrennungen, chirurgische Eingriffe oder Unfälle kommt es zu Narbenbildung und mitunter auch zu unerwünschten Vernarbungen. Während des Heilungsprozesses kommt zu einer übermäßigen Bildung vom fibrösen Bindegewebe.

Man unterscheidet **hypertrophe** und **keloide Narben**, die beide erhaben und rot sind und mit Juckreiz einhergehen können. Nur die keloide Narben überschreiten die ursprünglichen Wundränder und können sich immer weiter ausdehnen, unter Umständen noch jahrelang.

Einige Narben speichern emotionale Energie und Erinnerungen, anderer Narben belasten durch den Verlauf den Energiefluss der Meridiane.

▪ ▪ Ziel

Durch die Ligamenttechnik oder die CROSSTAPE-Anlage wird die Bildung veränderten Narbengewebes vermieden, und es wird eine Entstörung von Narben herbeigeführt.

Ligamentanlage

▪ ▪ Typ

In diesem Beispiel wird die Ligamentanlage bei einer **Narbe an der Hüfte** gezeigt.

▪ ▪ Anlage

Teil 1: Das Abmessen der Tapes erfolgt über die gesamte Narbe plus jeweils ein Querfinger rechts und links neben der Narbe.

Das Tape wird in der Breite geviertelt. Die schmalen Tapestreifen werden nacheinander jeweils en bloc mit maximalem Zug über 45° zur Narbe gekreuzt aufgeklebt (◘ Abb. 4.20a,b). Diese Anlage wird mit leichten Abständen über die gesamte Länge der Narbe angewendet (◘ Abb. 4.20c).

◘ Abb. 4.20d zeigt die fertige gekreuzte Anlage.

Teil 2: Die Tapelänge der Abdeckung entspricht der Breite des geklebten Narbentapes (◘ Abb. 4.20e). Die Abdeckung des Narbentapes wird quer über der Narbe mit maximalem Zug aufgeklebt (◘ Abb. 4.20f). Bis zur kompletten Abdeckung der Narbe müssen ggf. mehrere Tapestreifen nebeneinander aufgeklebt werden.

◘ Abb. 4.20g zeigt die fertige Abdeckung.

> **Tipp**
>
> Vor der Behandlung mit K-Tape sollten die Fäden gezogen sein, und die Narbe sollte abgeheilt sein. Wenn der Mobilisationsreiz der Narbe sanfter sein soll, kann die Abdeckung des Narbentapes auch ohne Zug angelegt werden.

> **Memo**
>
> — Anlage: Ligamenttechnik
> — Schnitttechnik: I-Tape geviertelt und I-Tape

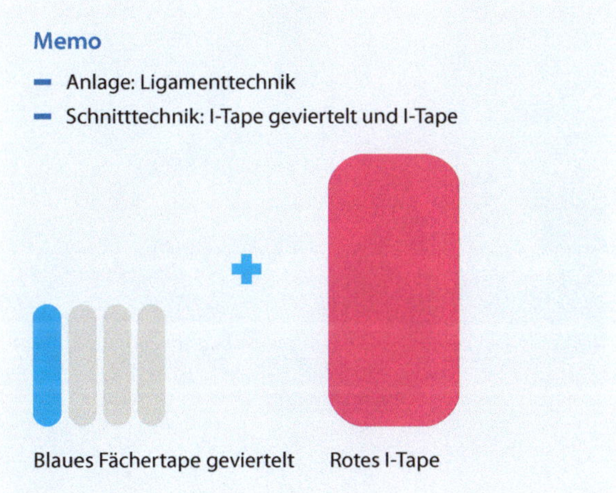

> **Tipp**
>
> Neben strukturellen Veränderungen im Gewebe werden auch emotionale Traumatisierungen in der Narbe gespeichert. Dies sollte man bei Behandlung von Narben berücksichtigen, um emotionale Reaktionen zu erkennen und zu begleiten.

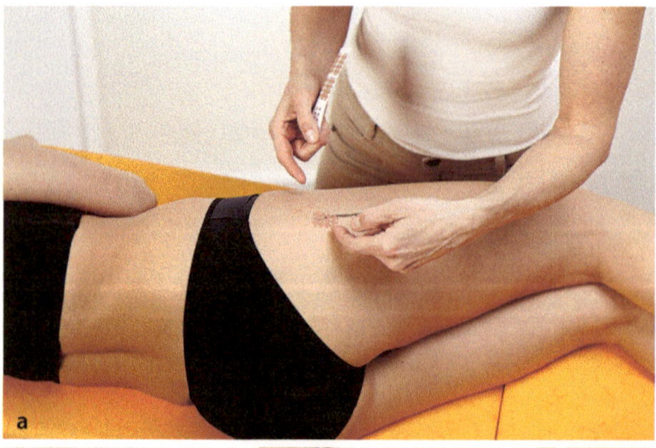

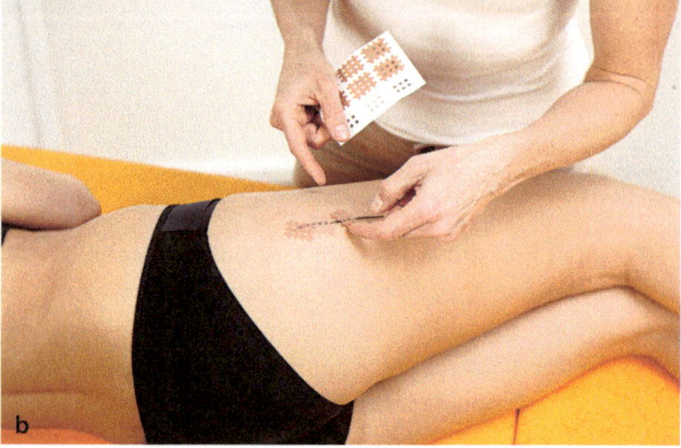

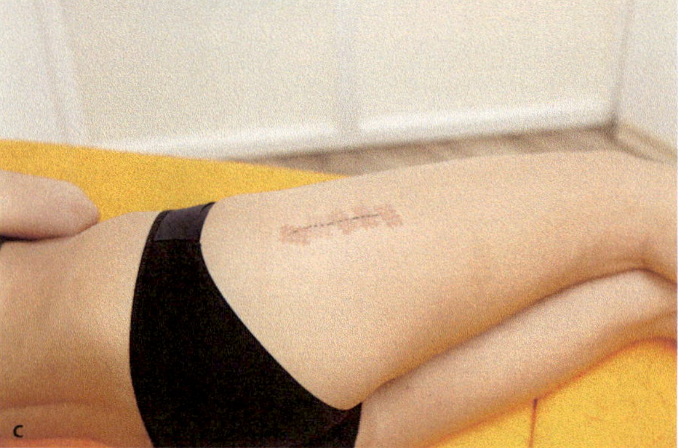

■ **Abb. 4.21a–c** CROSSTAPE bei einer Narbe an der Hüfte. **a** CROSS-TAPE von der Unterlage abziehen und mit minimalem Hautabstand über die Narbe in verschiedenen Richtungen halten, bis es sich optimal an der Haut anzieht, und dann ankleben, **b** bei größerer Narbe Anlage mit weiteren CROSSTAPES in etwas Abstand wiederholen, bis die gesamte Narbe abgedeckt ist, **c** fertige CROSSTAPE-Anlage

CROSSTAPE-Anlage

▪▪ Typ

In diesem Beispiel wird eine **Narbe an der Hüfte mit CROSSTAPE** behandelt.

▪▪ Anlage

Das CROSSTAPE wird von der Unterlage abgezogen, mit minimalem Hautabstand über die Narbe in verschiedenen Richtungen gehalten, bis es sich optimal an der Haut anzieht, und dann angeklebt (◘ Abb. 4.21a).

Ist die Narbe größer als das Tape, wird die Anlage mit weiteren CROSSTAPES in etwas Abstand wiederholt, bis die gesamte Narbe abgedeckt ist (◘ Abb. 4.21b).

◘ Abb. 4.21c zeigt die fertige CROSSTAPE-Anlage.

Tipp	

Vor der Behandlung mit CROSSTAPE sollten die Fäden gezogen sein, und die Narbe sollte abgeheilt sein.

Memo

– Anlage: CROSSTAPE
– Schnitttechnik: CROSSTAPE

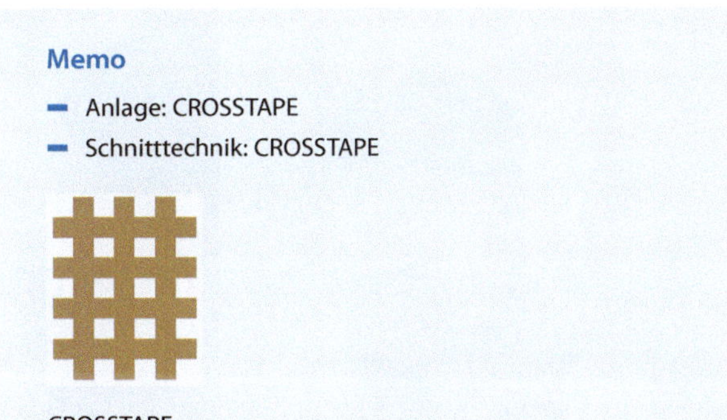

CROSSTAPE

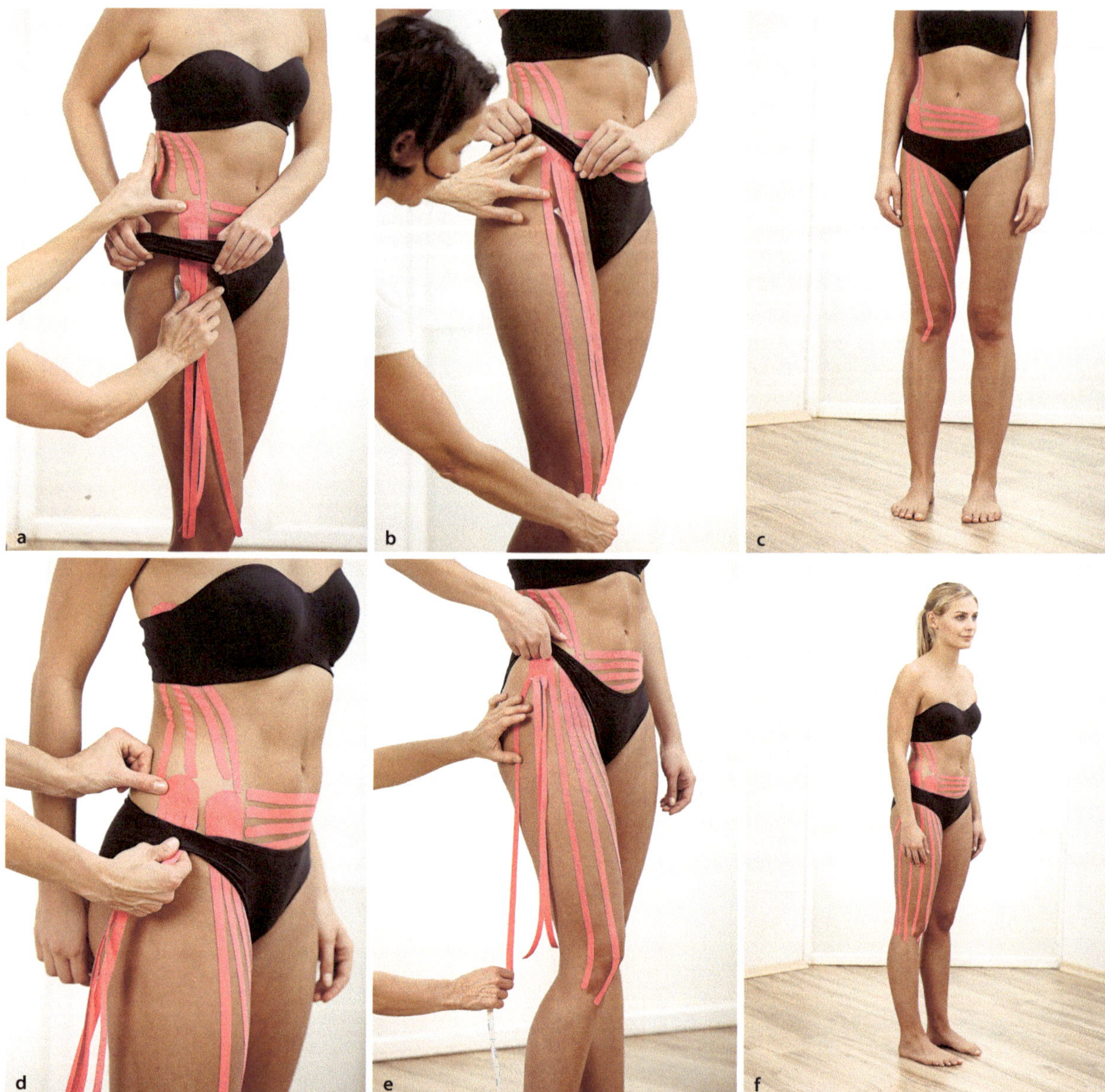

■ **Abb. 4.22a–f** Entstauung des Oberschenkels. **a–c** Ersten Schenkelstreifen bei Rumpfextension und Seitneigung zur Gegenseite sowie Hüftextension über den medialen Oberschenkel aufkleben, **d,e** zweite Schenkelstreifen bei gleicher Rumpf- und Beinstreckung über den lateralen Oberschenkel aufkleben, **f** fertige Oberschenkelanlage mit bereits angelegter Tapeanlage für die Entstauung des Rumpfquadranten

4.2   Lymphödeme

Bei einem Lymphödem liegt eine Schädigung im Lymphsystem vor.

Die Ursachen sind entweder eine Fehlanlage des Lymphgefäßsystems (**primäres Lymphödem**) oder eine eingetretene Schädigung, die das Lymphsystem dauerhaft schädigt (**sekundäres Lymphödem**).

Bei beiden Formen ist die **dauerhaft verringerte Transportkapazität des Lymphsystems** die Ursache für die Entstehung des Lymphödems. Der Verlauf ist meist chronisch und nicht vollständig reversibel. Lymphödeme sind sehr eiweißreich und neigen zu Verhärtungen (Fibrosen, s. auch ▶ Abschn. 4.2.1, »Stemmer-Zeichen Fuß« und ▶ Abschn. 4.2.2, »Proteinfibrose der Hand«).

Typische Zeichen bei Lymphödemen an den **Extremitäten** sind:

- Lymphödeme treten meist einseitig auf; wenn beide Extremitäten betroffen sind, ist meistens eine Seite stärker betroffen.
- Das primäre Lymphödem beginnt meist distal und setzt sich nach proximal fort.
- Das sekundäre Lymphödem beginnt im Bereich der Extremitätenwurzel und setzt sich dann nach distal fort.
- Die Extremitäten werden säulenförmig.
- Schon im frühen Stadium tritt das Stemmer-Zeichen auf.

4.2.1   Sekundäres Beinlymphödem

Entstauung für das gesamte Bein

■■ Typ

In diesem Beispiel wird die **Entstauung für das gesamte Bein** bei einer defekten Lymphknotenkette mit teilweise bzw. vollständig entfernten Lymphknoten in der Leiste gezeigt sowie eine Entstauung des unteren Rumpfquadranten mit Ableitung in die gesunde Leiste und in die gesunde Achsel.

Entstauung Oberschenkel

■■ Basis

Die Basen von zwei Fächertapes liegen im gesunden oberen Rumpfquadranten.

■■ Anlage

Das Abmessen des Tapes erstreckt sich vom gesunden Rumpfquadranten etwas oberhalb des Bauchnabels bis zum Kniegelenk. Der erste Schenkelstreifen wird bei Rumpfextension und Seitneigung zur Gegenseite sowie Hüftextension über den medialen Oberschenkel aufgeklebt (■ Abb. 4.22a–c). Der zweite Schenkelstreifen wird

bei gleicher Rumpf- und Beinstreckung über den lateralen Oberschenkel aufgeklebt (■ Abb. 4.22d,e).

Beide Tapestreifen werden bei fixierter Basis mit Hautvorschub mit 25 % Zug geklebt.

Die Tapeenden werden dehnungsfrei angeklebt. Nach der Anlage werden die Tapestreifen angerieben.

■ Abb. 4.22f zeigt die fertige Oberschenkelanlage mit bereits angelegter Tapeanlage für die Entstauung des Rumpfquadranten.

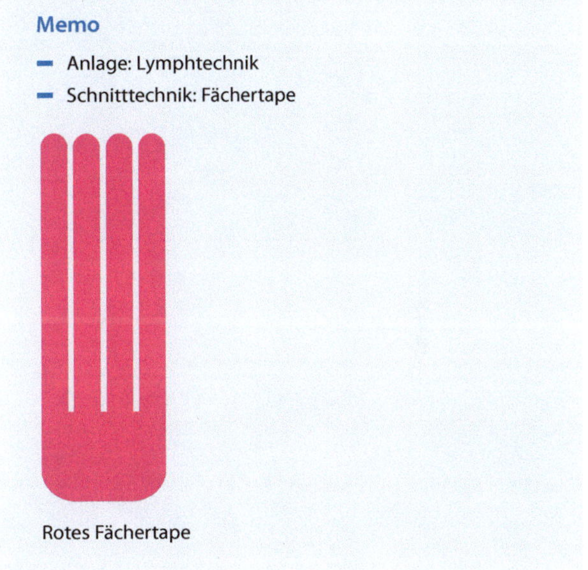

Rotes Fächertape

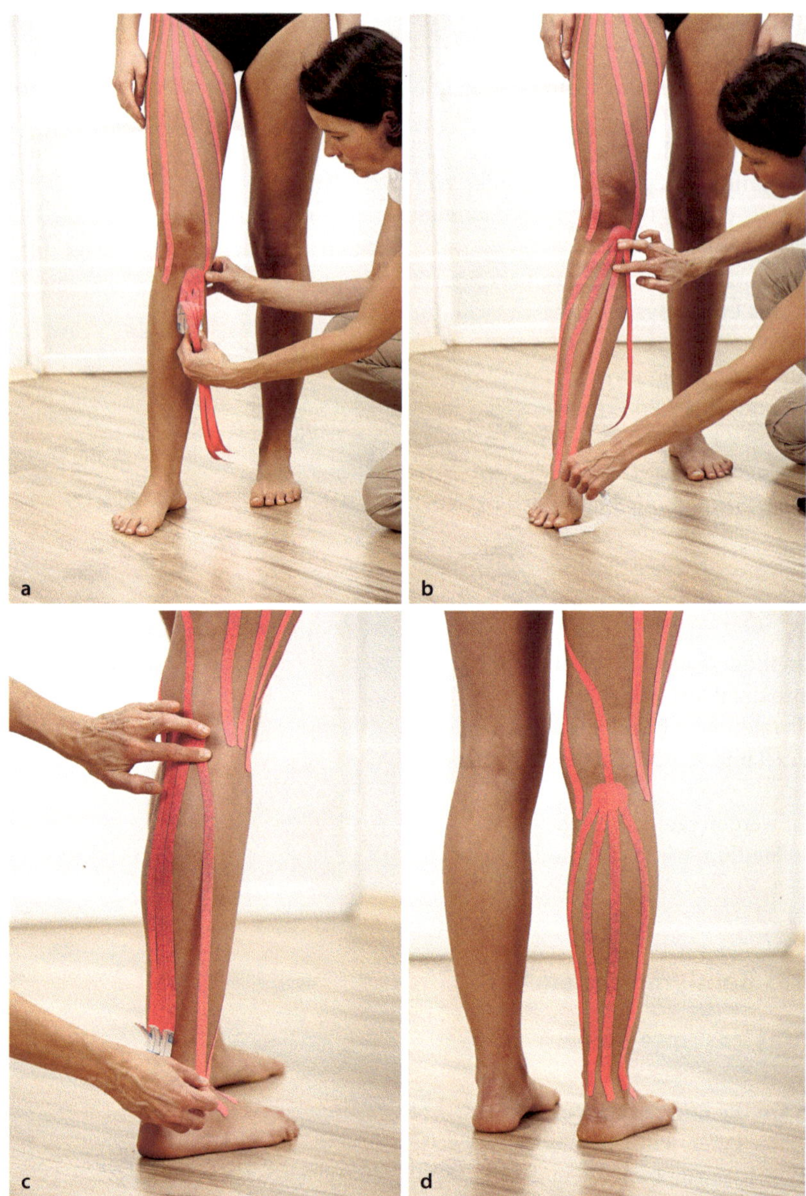

Abb. 4.23a–d Entstauung des Unterschenkels. **a** Die erste Basis liegt auf dem Flaschenhals medial am Kniegelenk, **b** die einzelnen Schenkelstreifen bei Plantarflexion über den ventralen Unterschenkel aufkleben, **c** zweite Basis in der Kniekehle, die einzelnen Schenkelstreifen bei Dorsalextension des Fußes über die ganze Wade aufkleben, **d** fertige Unterschenkelanlage

Entstauung Unterschenkel

▪ ▪ Basis

Die erste Basis liegt auf dem physiologischen Flaschenhals der superfizialen Lymphgefäße des ventromedialen Bündels an der medialen Knieseite, und die zweite Basis liegt in der Kniekehle.

▪ ▪ Anlage

Das Abmessen der Tapestreifen erfolgt von der Kniekehle bis zum Sprunggelenk. Die erste Basis liegt auf dem Flaschenhals medial am Kniegelenk (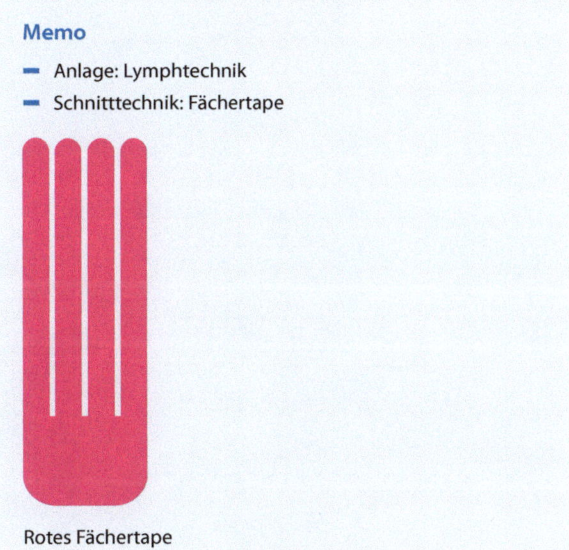 Abb. 4.23a), und die einzelnen Schenkelstreifen werden bei Plantarflexion über den ventralen Unterschenkel aufgeklebt (■ Abb. 4.23b). Die zweite Basis liegt in der Kniekehle, und die einzelnen Schenkelstreifen werden bei Dorsalextension des Fußes über die ganze Wade aufgeklebt (■ Abb. 4.23c).

Beide Tapestreifen werden bei fixierter Basis mit Hautvorschub mit 25 % Zug geklebt.

Die Tapeenden werden dehnungsfrei angeklebt. Nach der Anlage werden die Tapestreifen angerieben.

■ Abb. 4.23d zeigt die fertige Unterschenkelanlage.

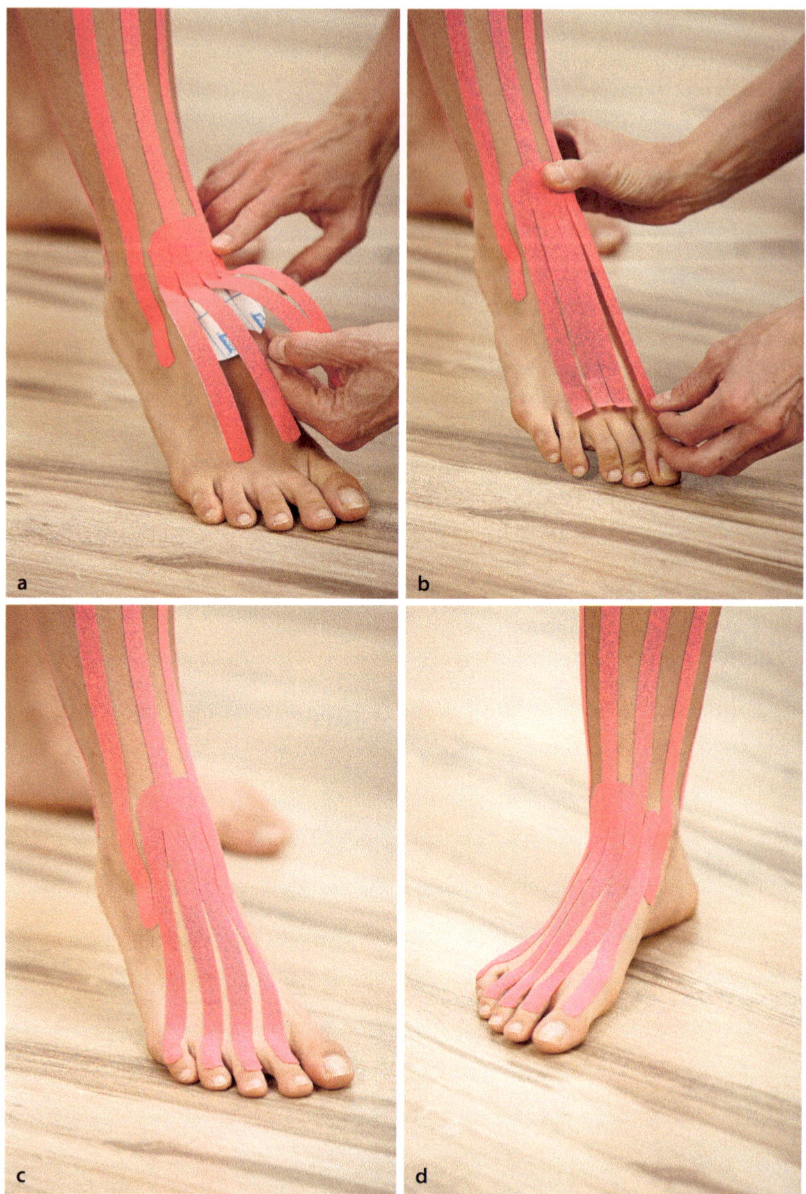

◻ Abb. 4.24a–d Entstauung für den Fuß. **a** Basis ventral auf dem Sprunggelenk ankleben, **b** einzelne Schenkelstreifen nacheinander ablösen und bei fixierter Basis mit Hautvorschub mit 25 % Zug zu den Zehen 2 bis 5 kleben, **c** fertige Anlage, **d** für die Großzehe separaten Tapestreifen zuschneiden und in gleicher Weise kleben

Entstauung Fuß

▪▪ Basis

Die Basis liegt ventral auf dem Sprunggelenk.

▪▪ Anlage

Das Abmessen des Tapestreifens erfolgt vom Sprunggelenk bis zu den Zehenendphalangen, dabei ist der Fuß in Plantarflexion und die Zehen in Flexion eingestellt. Die Basis liegt ventral auf dem Sprunggelenk (◘ Abb. 4.24a). Die Tapefolie komplett abziehen und die Enden nur leicht fixieren. Beim Anlegen der einzelnen Tapestreifen wird das Sprunggelenk in Plantarflexion und die Zehen in Flexion eingestellt.

Die einzelnen Schenkelstreifen werden nacheinander abgelöst und bei fixierter Basis mit Hautvorschub mit 25 % Zug zu den Zehen 2 bis 5 geklebt (◘ Abb. 4.24b).

◘ Abb. 4.24c zeigt die fertige Tape-Anlage.

Für die Großzehe wird ein separater Tapestreifen zugeschnitten und in der gleichen Weise geklebt (◘ Abb. 4.24d).

Die Tapeenden werden dehnungsfrei angeklebt. Nach der Anlage werden die Tapestreifen angerieben.

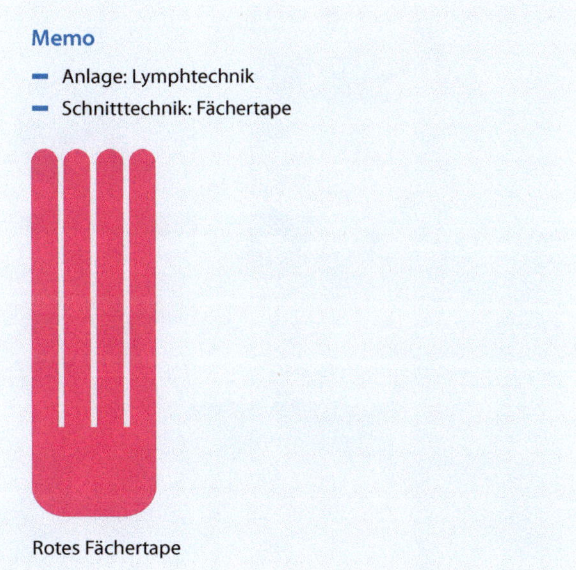

Rotes Fächertape

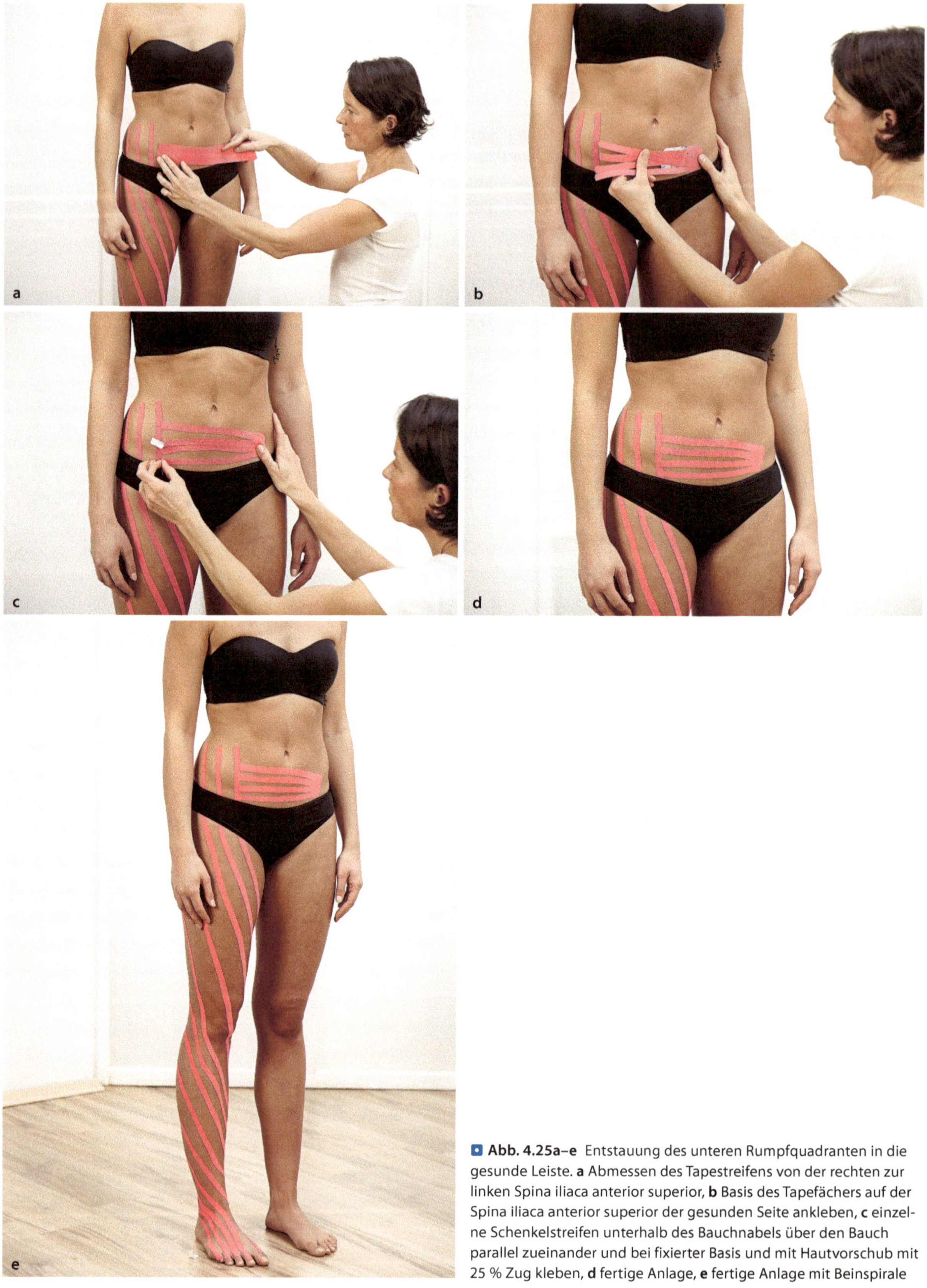

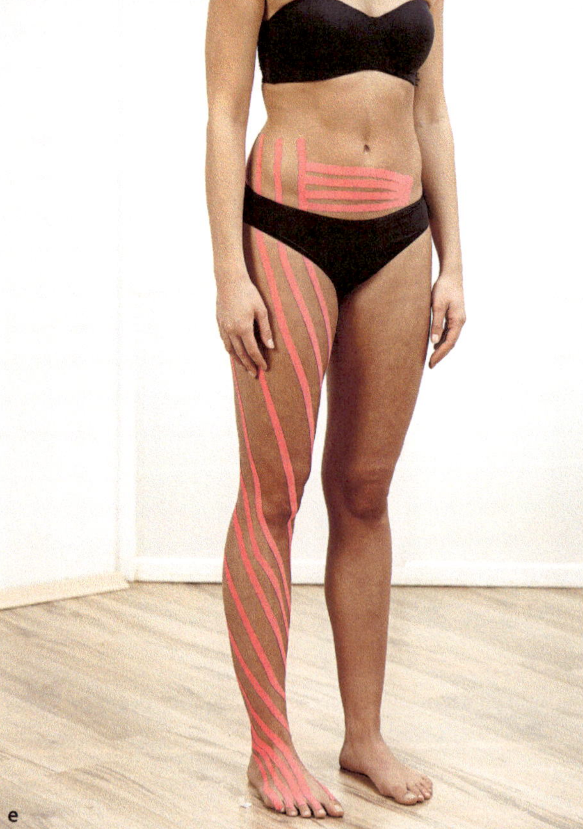

◻ Abb. 4.25a–e Entstauung des unteren Rumpfquadranten in die gesunde Leiste. **a** Abmessen des Tapestreifens von der rechten zur linken Spina iliaca anterior superior, **b** Basis des Tapefächers auf der Spina iliaca anterior superior der gesunden Seite ankleben, **c** einzelne Schenkelstreifen unterhalb des Bauchnabels über den Bauch parallel zueinander und bei fixierter Basis und mit Hautvorschub mit 25 % Zug kleben, **d** fertige Anlage, **e** fertige Anlage mit Beinspirale

Entstauung unterer Rumpfquadrant

■　1. Anlage: Entstauung in die gesunde Leiste

■ ■　Basis

Die Basis des Fächertapes liegt in diesem Beispiel oberhalb der linken Leiste auf der Spina iliaca anterior inferior.

■ ■　Anlage

Das Abmessen des Tapestreifens erfolgt von der rechten zur linken Spina iliaca anterior superior (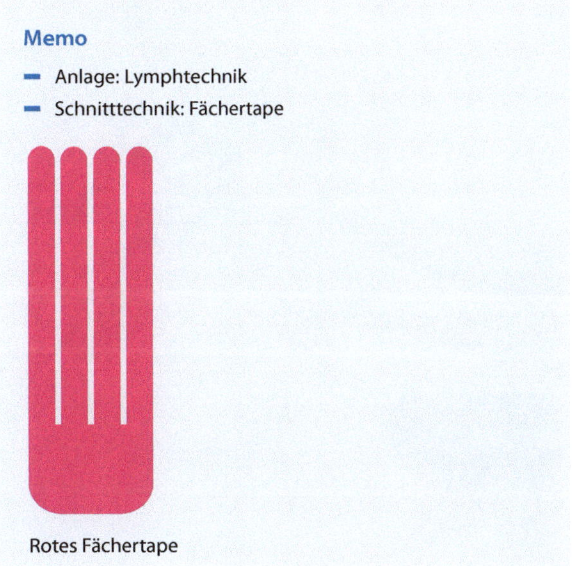 Abb. 4.25a). Die Basis des Tapefächers liegt auf der Spina iliaca anterior superior der gesunden Seite, damit ein Abfließen der Lymphflüssigkeit in den unteren gesunden Rumpfquadranten erfolgt (Abb. 4.25b).

Zur Vordehnung wird der Rumpf in Extension eingestellt. Die Tapefolie komplett abziehen und nur die Enden leicht fixieren. Die einzelnen Schenkelstreifen werden unterhalb des Bauchnabels über den Bauch parallel zueinander und bei fixierter Basis und mit Hautvorschub mit 25 % Zug geklebt (Abb. 4.25c).

Die Tapeenden werden dehnungsfrei angeklebt. Dabei sollten die Tapeenden nicht auf der erste Anlage aufliegen. Nach der Anlage werden die Tapestreifen angerieben.

 Abb. 4.25d zeigt die fertige Anlage, Abb. 4.25e zeigt die fertige Anlage mit einer bereits vorhandenen Beinspirale.

Rotes Fächertape

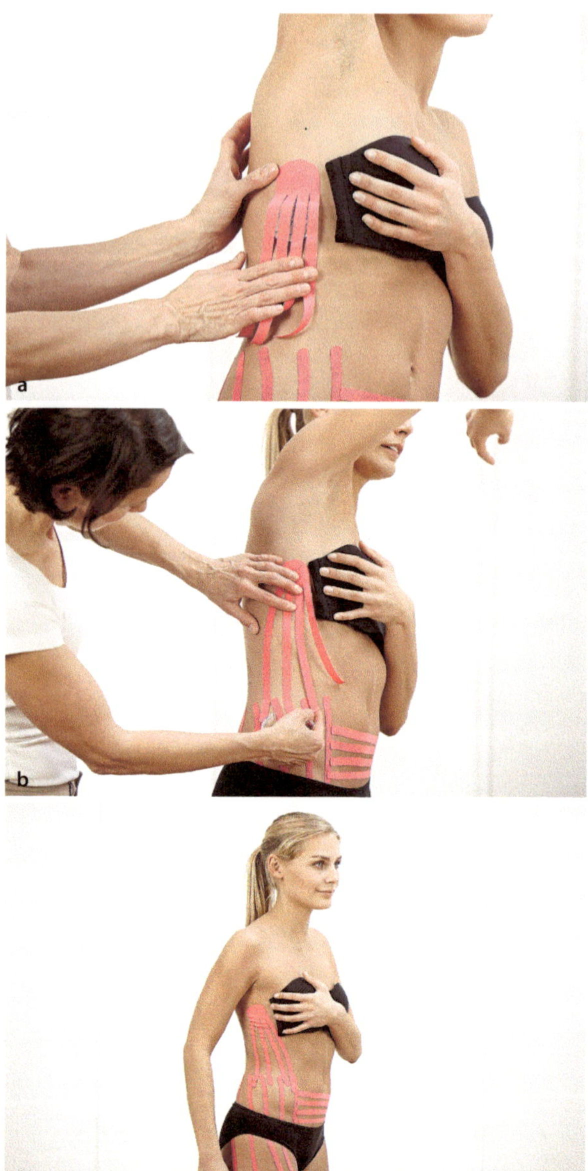

Abb. 4.26a–c Entstauung des unteren Rumpfquadranten in die gesunde Achsel. **a** Basis des Tapestreifens nah an der Achsel ankleben, **b** einzelne Schenkelstreifen nacheinander ablösen und bei fixierter Basis und mit Hautvorschub mit 25 % Zug kleben, **c** fertige Anlage mit Entstauung des gesamten Beins

■ 2. Anlage: Entstauung in die gesunde Achsel

■ ■ Basis

Die Basis des Fächertapes liegt in diesem Beispiel in der rechten Achsel.

■ ■ Anlage

Das Abmessen des Tapestreifens erfolgt von der Achsel bis zu den Basen der Beinanlage. Die Basis des Tapestreifens liegt nah an der Achsel (■ Abb. 4.26a).

Zur Vordehnung wird der Arm in Abduktion und Rumpfseitneigung eingestellt. Die Tapefolie komplett abziehen und nur die Enden leicht fixieren. Die einzelnen Schenkelstreifen werden nacheinander abgelöst und bei fixierter Basis und mit Hautvorschub mit 25 % Zug geklebt (■ Abb. 4.26b).

Die Tapeenden werden dehnungsfrei angeklebt. Nach der Anlage werden die Tapestreifen angerieben.

■ Abb. 4.26c zeigt die fertige Anlage zur Entstauung des unteren Rumpfquadranten mit Entstauung des gesamten Beins.

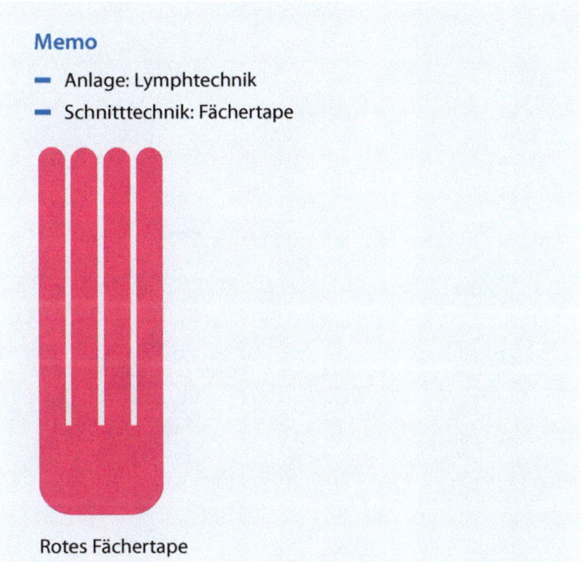

Memo

— Anlage: Lymphtechnik

— Schnitttechnik: Fächertape

Rotes Fächertape

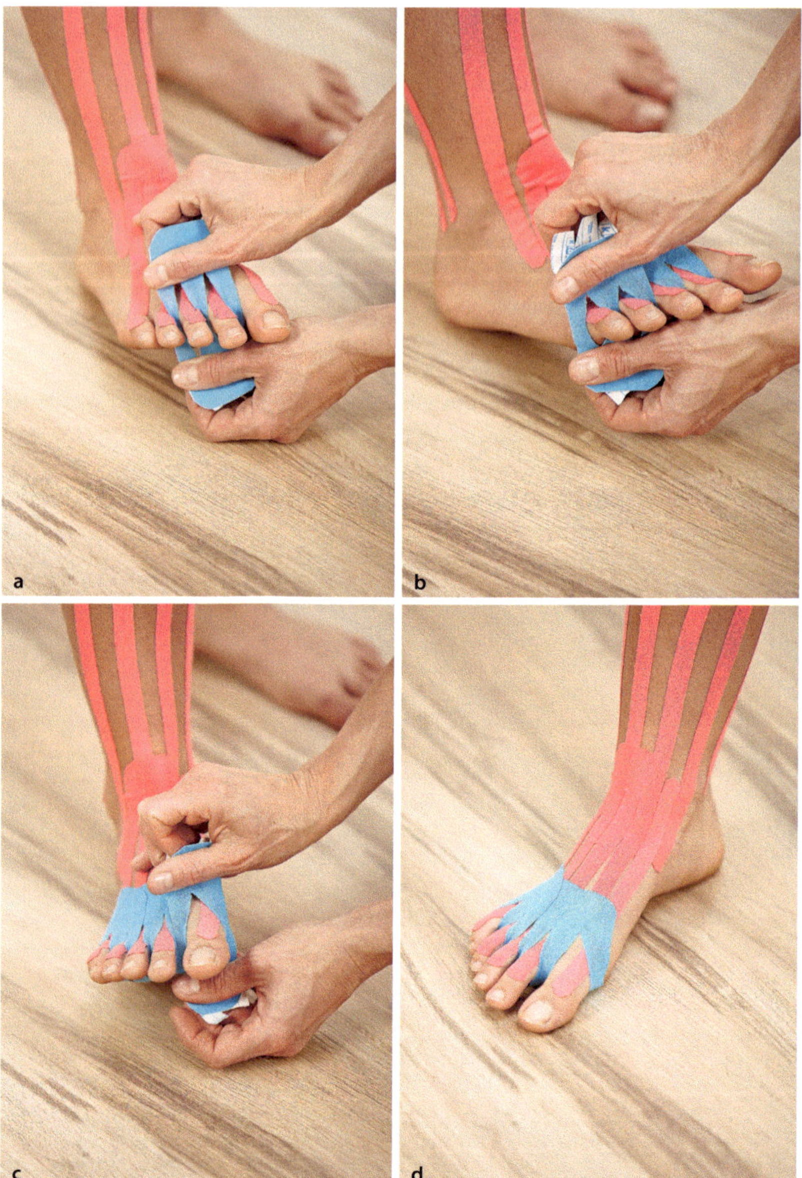

Abb. 4.27a–d Ligamentanlage bei Stemmer-Zeichen am Fuß. **a** Tape en bloc mit maximalem Zug über zwei Zehen kleben, **b** für den kompletten Fuß jeweils zwei Tapestreifen für die Zehen 2 bis 5 kleben, **c** für die Großzehe separaten Tapestreifen schneiden und kleben, **d** fertige Anlage

Stemmer-Zeichen Fuß

▪▪ Typ

In diesem Beispiel wird eine Tapeanlage für einen Fuß mit positivem Stemmer-Zeichen bei defekter Lymphknotenkette mit teilweise bzw. vollständig entfernten Lymphknoten in der Leiste gezeigt. Durch die lymphatische **Proteinfibrose** kommt es zur Verdickung der Zehenhaut.

Beim Stemmer-Zeichen testet man mit zwei Fingern die Abhebbarkeit der Haut am Rücken der 2. Zehe.

▪▪ Anlage

Für die Behandlung des Stemmer-Zeichens wird eine Ligamenttechnik angewendet. Die Tapelänge beträgt generell 10 cm. Das Tape wird einmal quer gefaltet, und an der geschlossenen Seite werden zwei Dreiecke herausgeschnitten.

Das Tape wird en bloc mit maximalem Zug über zwei Zehen geklebt (◘ Abb. 4.27a). Für den kompletten Fuß werden jeweils zwei Tapestreifen für die Zehen 2 bis 5 geklebt (◘ Abb. 4.27b).

Für die Großzehe wird mit der gleichen Vorgehensweise ein separater Tapestreifen geschnitten und geklebt (◘ Abb. 4.27c).

Die Tapeenden werden dehnungsfrei angeklebt.

◘ Abb. 4.27d zeigt die fertige Anlage.

> **Tipp**
>
> Für die Behandlung des Stemmer-Zeichens wird das gesamte Bein behandelt.

> **Tipp**
>
> Zur intensiven Behandlung der Fibrosierung auf dem Zehenrücken kann man zwei Ligamenttechniken en bloc wie einen Stern über die einzelnen Zehen kleben.

> **Memo**
>
> - Anlage: Ligamenttechnik
> - Schnitttechnik: I-Tape mit zwei Löchern in der Mitte; I-Tape mit einem Loch in der Mitte

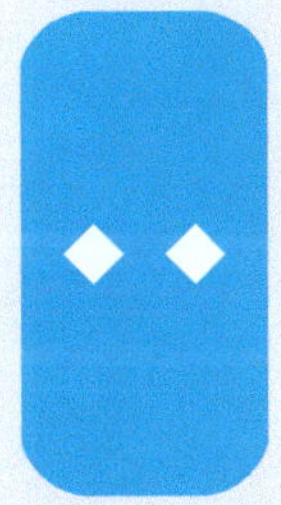

Blaues I-Tape mit zwei Löchern in der Mitte

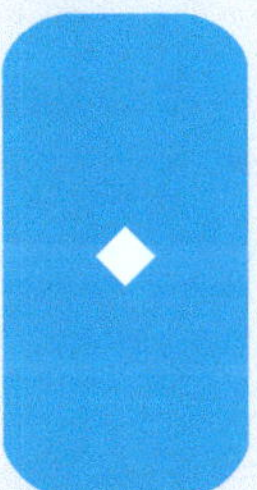

Blaues I-Tape mit einem Loch in der Mitte

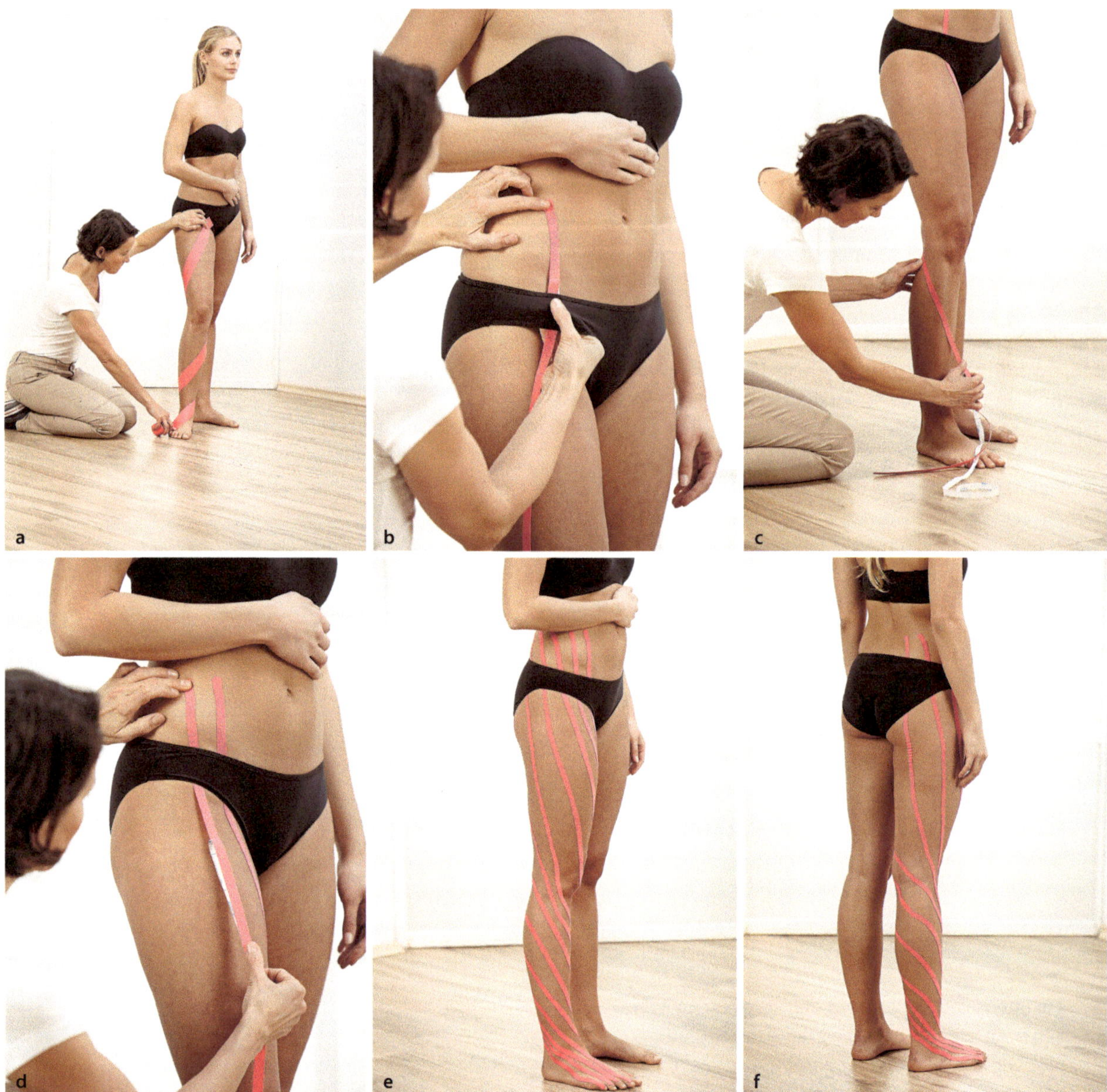

Abb. 4.28a–f Entstauung mit der Beinspirale. **a** Abmessen des Tapes vom gesunden Rumpfquadranten oberhalb des Bauchnabels spiralförmig bis zum Fuß, **b** Basen liegen oberhalb des Bauchnabels im gesunden Rumpfquadranten, **c** Tapestreifen dehnungsfrei mit fixierter Basis und mit Hautvorschub spiralförmig und mit 45° um das Bein kleben, **d** der erste Tapestreifen beginnt medial auf der Rumpfseite, die anderen Tapestreifen verlaufen nach dorsal mit Abstand parallel zum ersten Tapestreifen, **e,f** fertige Anlage der Beinspirale

Entstauung mit der Beinspirale

▪▪ Typ

In diesem Beispiel wird eine Entstauung mit der Beinspirale bei defekter Lymphknotenkette mit teilweise bzw. vollständig entfernten Lymphknoten in der Leiste gezeigt.

Durch die Anlage kommt es durch die Verschraubung des Tapes um das Bein und die Körperbewegung des Patienten zu deutlich mehr Verschiebungen in der Haut. Eine solche Anlage ist bei **Ödembeschaffenheiten von gelartig bis zäh** sinnvoll.

▪▪ Basis

Bei der Tapeanlage für die Beinspirale gibt es keine gemeinsame Basis. Die Tapeanlage wird ohne Zug angelegt. Jeder einzelne Tapestreifen hat seinen eigenen Ursprung.

▪▪ Anlage

Das Abmessen erfolgt vom gesunden Rumpfquadranten oberhalb des Bauchnabels und zieht sich spiralförmig bis zum Fuß (◪ Abb. 4.28a). In der Regel werden für eine komplette Tapeanlage 3–4 Spiralen benötigt. Das Tape wird in der Länge nach geviertelt.

Alle Basen liegen oberhalb des Bauchnabels im gesunden Rumpfquadranten (◪ Abb. 4.28b). Die Basen werden in Ruhestellung aufgeklebt. Die Tapestreifen werden dehnungsfrei mit fixierter Basis und mit Hautvorschub spiralförmig und mit 45° um das Bein geklebt (◪ Abb. 4.28c).

Der erste Tapestreifen beginnt medial auf der Rumpfseite, die anderen Tapestreifen verlaufen nach dorsal mit Abstand parallel zum ersten Tapestreifen (◪ Abb. 4.28d). Die Tapeenden können bis zu den Zehen auslaufen.

◪ Abb. 4.28e,f zeigen die fertige Anlage der Beinspirale.

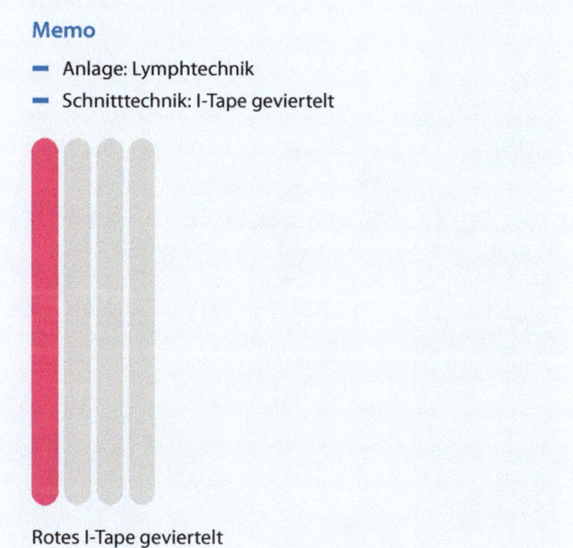

> **Tipp**
>
> Alle Tapestreifen können auch von der Achsel des gesunden Quadranten beginnen, wenn man die Entstauung des oberen Rumpfquadranten nicht separat kleben möchte.

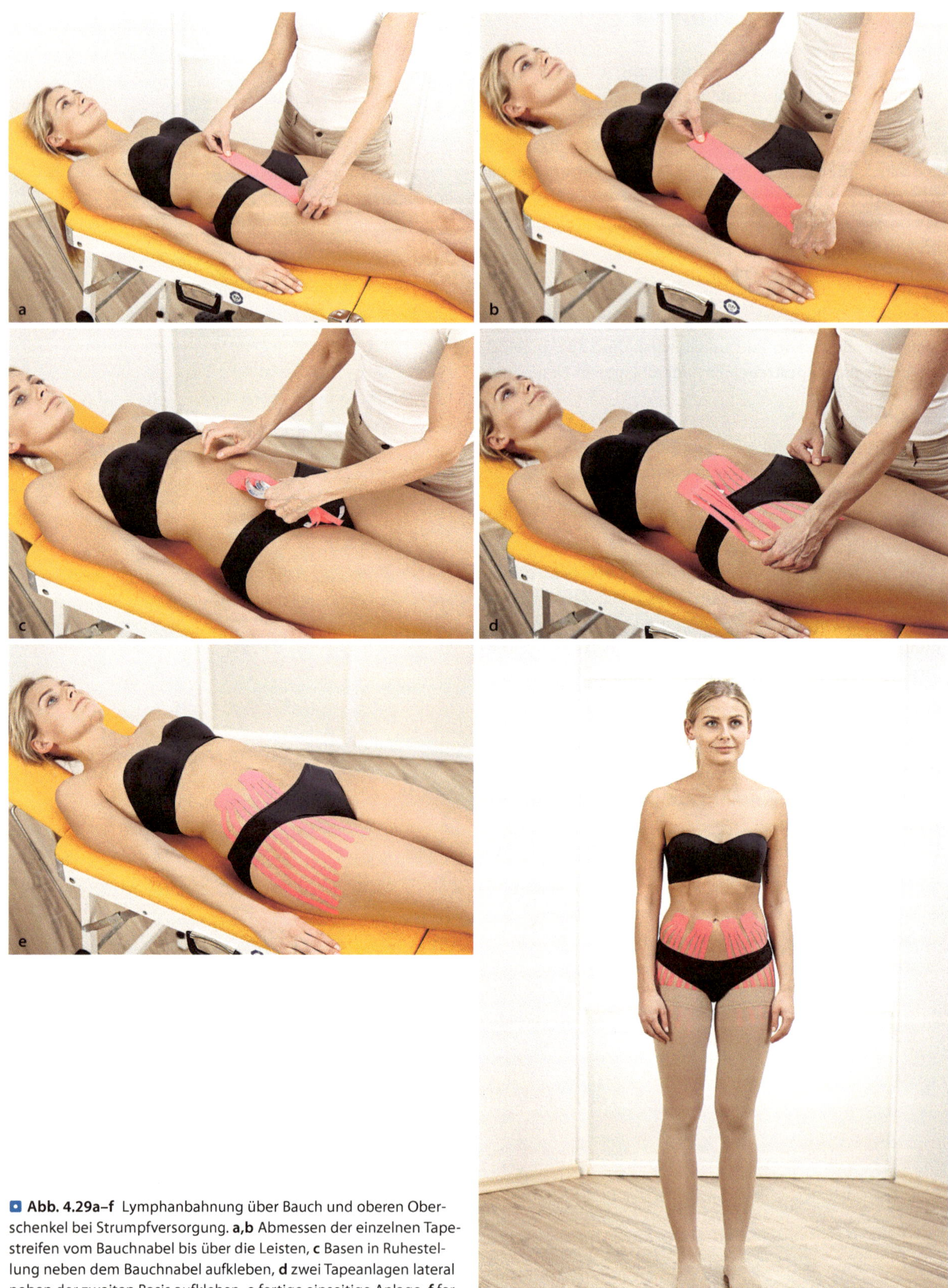

■ **Abb. 4.29a–f** Lymphanbahnung über Bauch und oberen Oberschenkel bei Strumpfversorgung. **a,b** Abmessen der einzelnen Tapestreifen vom Bauchnabel bis über die Leisten, **c** Basen in Ruhestellung neben dem Bauchnabel aufkleben, **d** zwei Tapeanlagen lateral neben der zweiten Basis aufkleben, **e** fertige einseitige Anlage, **f** fertige beidseitige Anlage

Tapeanlage über Bauch und oberen Oberschenkel bei Strumpfversorgung

Bei einem sekundären Beinlymphödem, das mit einem **Kompressionsstrumpf** versorgt wird, ist eine weitere Lymphanbahnung über den Bauch und oberen Oberschenkel mit dem Tape optimal möglich.

▪▪ Basis

Die Basen der vier Tapestreifen liegen im Bereich der Cisterna chyli.

▪▪ Anlage

Das Abmessen der einzelnen Tapestreifen erfolgt vom Bauchnabel bis über die Leisten (◘ Abb. 4.29a,b).

Die Basen in Ruhestellung neben dem Bauchnabel aufkleben (◘ Abb. 4.29c). Die zwei Tapeanlagen lateral neben der zweiten Basis aufkleben (◘ Abb. 4.29d).Die Tapefolie komplett abziehen und nur die Enden leicht fixieren. Basis mit Hautvorschub fixieren und mit 25 % Zug die einzelnen Schenkelstreifen nacheinander aufkleben. Beim Ankleben den Oberkörper in Extension bringen und den Bauch herausdrücken (tief in den Bauch einatmen).

Die Tapeenden werden dehnungsfrei angeklebt. Nach der Anlage werden die Tapestreifen angerieben.

◘ Abb. 4.29e zeigt eine fertige einseitige Anlage, ◘ Abb. 4.29b zeigt eine fertige beidseitige Anlage.

Memo

- Anlage: Lymphtechnik
- Schnitttechnik: Fächertape

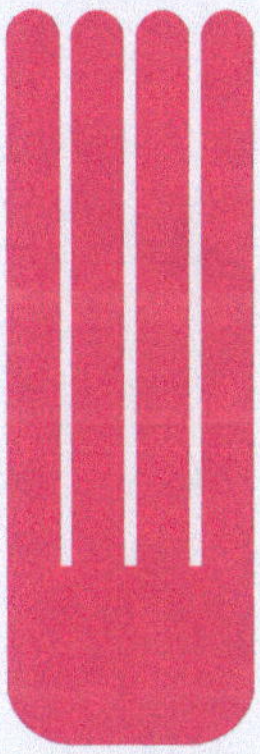

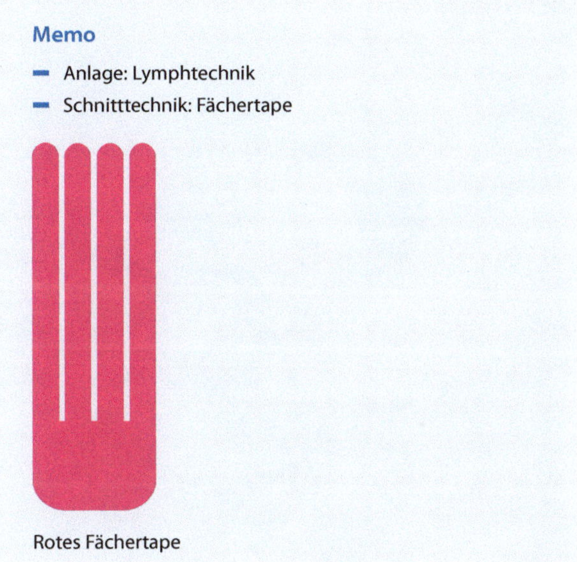

Rotes Fächertape

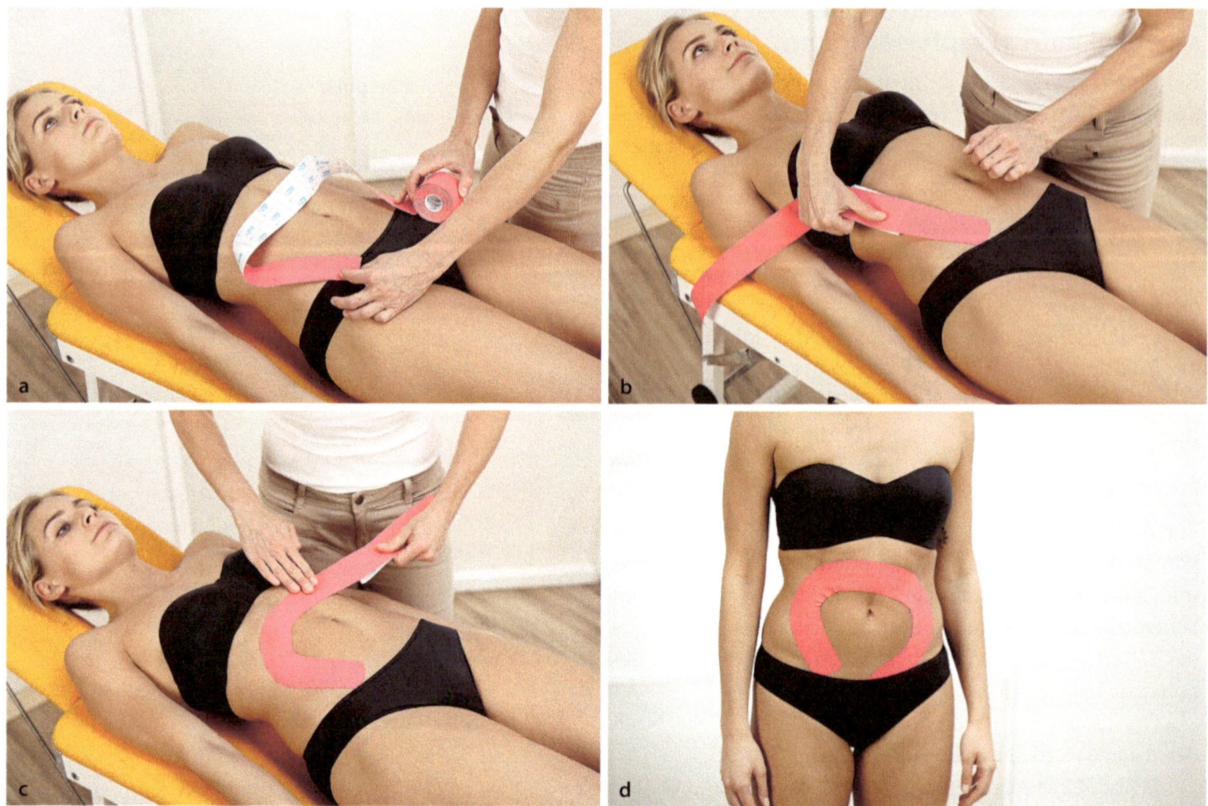

◻ **Abb. 4.30a–d** Faszientechnik zur Anregung der Dickdarmperistaltik. **a** Abmessen des Tapes von der rechten Leiste im Verlauf des Dickdarms unterhalb des Rippenbogens bis zur linken Leiste, **b** Basis in Höhe des Caecum (Blinddarm) aufkleben, **c** mit einer Faszientechnik mit 50 % Zug pulsierend im Verlauf des Dickdarms aufkleben, **d** fertige Anlage

Unterstützung Dickdarm

Für eine bessere Entstauung der unteren Extremität ist ein Dickdarmbehandlung manchmal erforderlich. Obstipationen im Bereich des Dickdarms behindern die Behandlung der Lymphdrainage.

■ ■ Ziel

Durch eine Faszientechnik im Verlauf des Dickdarms wird die Darmperistaltik angeregt.

■ ■ Anlage

Abmessen des Tapes von der rechten Leiste im Verlauf des Dickdams unterhalb des Rippenbogens bis zur linken Leiste (■ Abb. 4.30a).

Die Basis wird in Höhe des Caecum (Blinddarm) aufgeklebt (■ Abb. 4.30b). Mit einer Faszientechnik mit 50 % Zug pulsierend im Verlauf des Dickdarms (Colon ascendens, transversus, descendens) aufkleben (■ Abb. 4.30c). Das Ende ungedehnt aufkleben.

■ Abb. 4.30d zeigt die fertige Anlage.

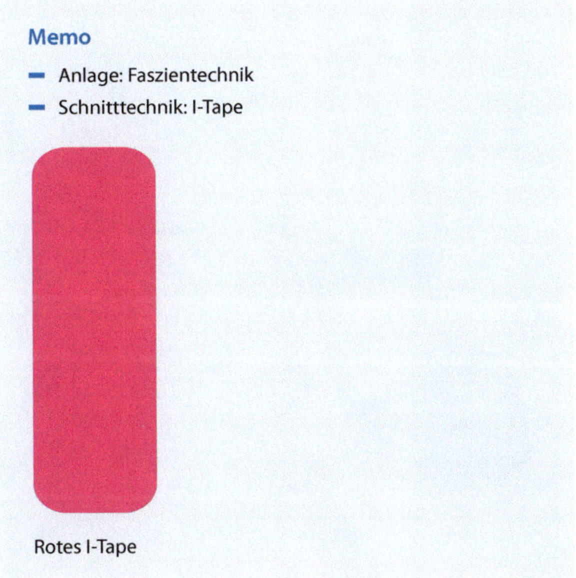

Memo
- Anlage: Faszientechnik
- Schnitttechnik: I-Tape

Rotes I-Tape

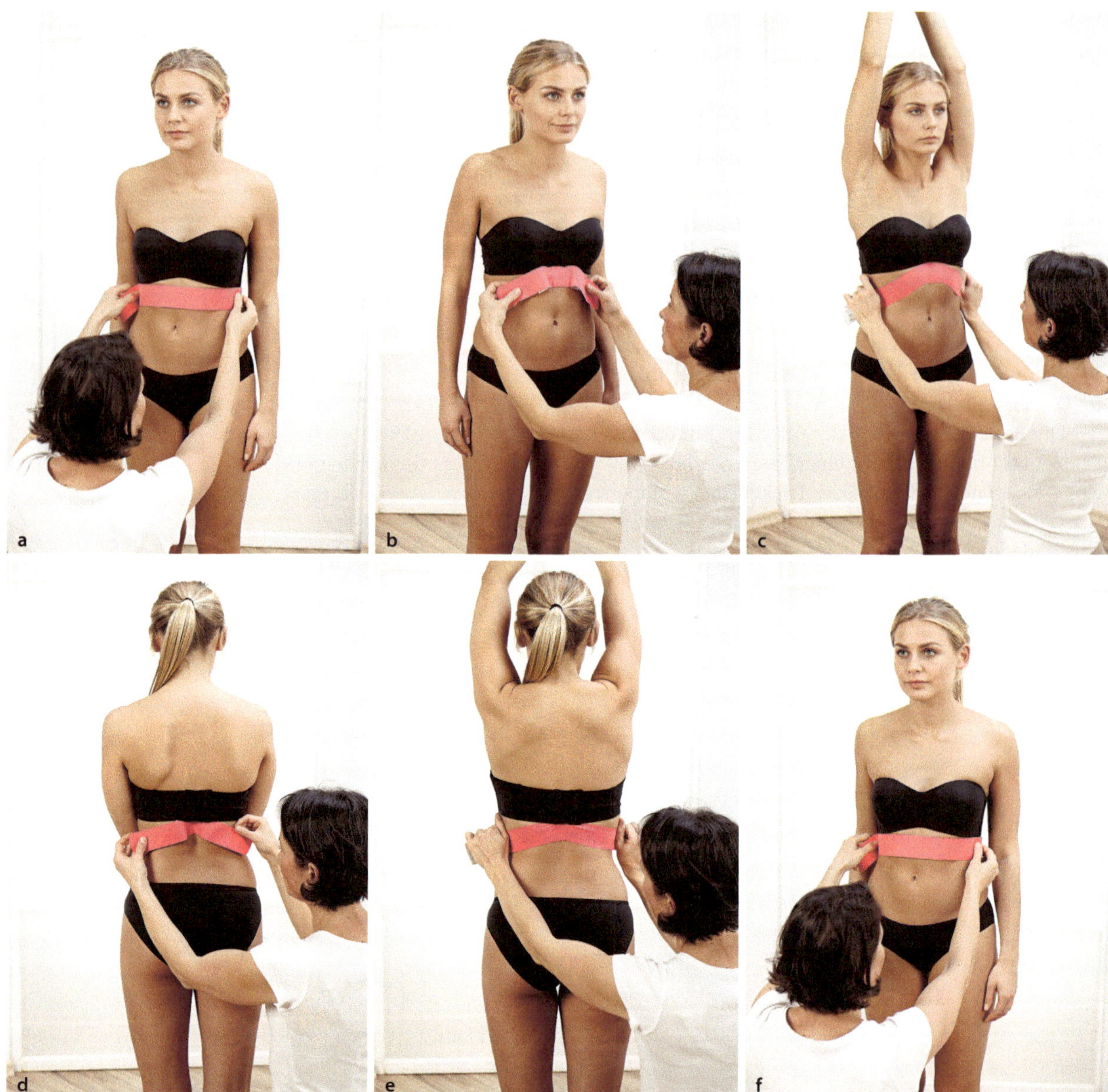

◘ Abb. 4.31a–f Ligamentanlage auf dem unteren Rippenbogen zur Atemunterstützung. **a** Abmessen der zwei Tapestreifen auf Höhe des Rippenbogens von Achsel zu Achsel, einmal von ventral und einmal von dorsal, **b** Basis ventral auf Höhe des Processus xyphoideus aufkleben, **c** Tape gleichmäßig rechts und links mit bis zu maximalem Zug auf dem Verlauf des unteren Rippenbogens anlegen, **d** Basis dorsal auf Höhe Th12 aufkleben, **e** Tape im Verlauf des unteren Rippenbogens aufkleben, **f** fertige Anlage

Atemunterstützung

Die Ein- und Ausatmung bewirkt unterschiedliche Druckverhältnisse im Thorax. Diese Druckunterschiede beeinflussen den lymphatischen und venösen Rücktransport. Mit speziellen Atemübungen und Grifftechniken in der manuellen Lymphdrainage wird gezielt diese Wirkung unterstützt. Mit einer zusätzlichen K-Taping-Anlage über den unteren Rippenbogen vertiefen wir die Ein- und Ausatmung.

▪▪ Ziel

Durch eine Ligamentanlage auf dem unteren Rippenbogen kommt es zur Annäherung des Rippenbogens. Daraus ergibt sich ein Richtungswiderstand gegen die Einatmung, und es kommt zur Einatemvertiefung und zur passiven Unterstützung bei der Ausatmung.

▪▪ Anlage

Das Abmessen von zwei Tapestreifen erfolgt auf Höhe des Rippenbogens von Achsel zu Achsel (◘ Abb. 4.31a), einmal von ventral und einmal von dorsal. Der Rumpf befindet sich in Ruheposition. Die Basis ventral wird auf Höhe des Processus xyphoideus aufgeklebt (◘ Abb. 4.31b).

Bei der Anlage sind die Arme des Patienten in Extension angehoben, und der Patient wird aufgefordert tief einzuatmen. Das Tape wird gleichmäßig rechts und links mit bis zu maximalem Zug auf dem Verlauf des unteren Rippenbogens angelegt (◘ Abb. 4.31c). Die Tapeenden werden dehnungsfrei aufgeklebt.

Die Basis dorsal wird auf Höhe Th12 aufgeklebt (◘ Abb. 4.31d). Der Patient wird gebeten, wieder in Vordehnung zu gehen. Bei gleicher Anlagetechnik wie zuvor wird das Tape im Verlauf des unteren Rippenbogens aufgeklebt (◘ Abb. 4.31e). Enden wieder dehnungsfrei ankleben.

◘ Abb. 4.31f zeigt die fertige Anlage.

Tipp	

Zum besseren Aufkleben des Tapes auf dem unteren Rippenbogen (besonders dorsal) sollte in Ruhelage der Rippenbogen eingezeichnet werden.

Memo

– Anlage: Ligamenttechnik
– Schnitttechnik: I-Tape

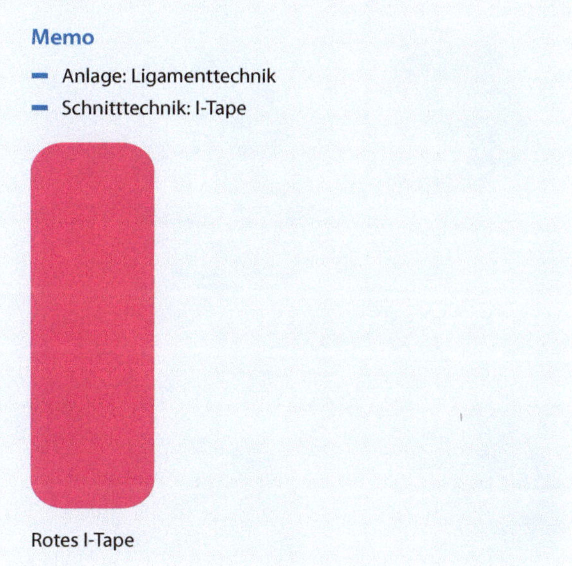

Rotes I-Tape

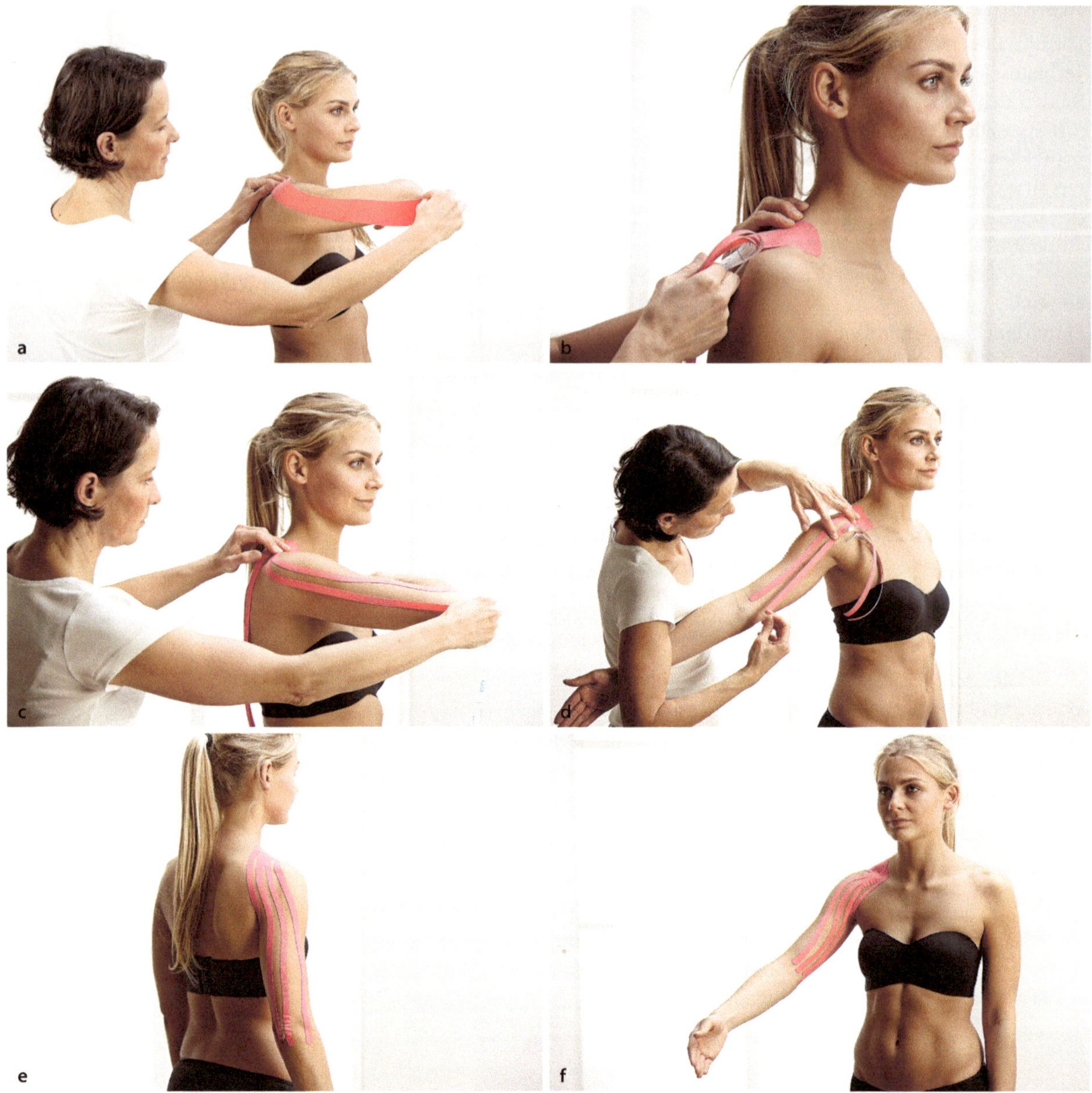

■ **Abb. 4.32a–f** Entstauung des Oberarms. **a** Abmessen des ersten Tapestreifens von der Schlüsselbeingrube bis über den Ellenbogen, Arm in Adduktion und Ellenbogenflexion, **b** der erste Tapefächer liegt lateral des Oberarms, **c** beim Anlegen der einzelnen Tapestreifen Arm jeweils in unterschiedliche Dehnpositionen einstellen, **d** einzelne Schenkelstreifen nacheinander ablösen und bei fixierter Basis mit 25 % Zug gleichmäßig auf den gesamten Oberarm kleben, **e** fertige hintere Anlage, **f** fertige ventrale Anlage

4.2.2 Sekundäres Armlymphödem

Entstauung für den gesamten Arm

▪▪ Typ

In diesem Beispiel wird die Entstauung für den gesamten Arm mit einer defekten Lymphknotenkette mit teilweise bzw. vollständig entfernten Lymphknoten in der Achsel gezeigt. Sowie eine Entstauung des oberen Rumpfquadranten mit Ableitung in die gesunde Achsel und gesunde Leiste.

Entstauung Oberarm

▪▪ Basis

Die Basen von zwei Fächertapes liegen in der Schlüsselbeingrube (Terminus).

▪▪ Anlage

Das Abmessen des ersten Tapestreifens erfolgt von der Schlüsselbeingrube bis über den Ellenbogen, dabei ist der Arm in Adduktion und Ellenbogenflexion eingestellt (◨ Abb. 4.32a) und für den zweiten Tapefächer von der Schlüsselbeingrube bis zur Ellenbeuge, dabei ist der Arm in Abduktion und Ellenbogenextension eingestellt. Die Basen liegen in der Schlüsselbeingrube. Der erste Tapefächer liegt lateral des Oberarms (◨ Abb. 4.32b), der zweite Tapefächer liegt medial des Oberarms.

Die Tapefolie jeweils komplett abziehen und nur die Enden leicht fixieren. Beim Anlegen der einzelnen Tapestreifen wird der Arm jeweils in unterschiedliche Dehnpositionen eingestellt (◨ Abb. 4.32c). Bei den ventralen Zügeln wird der Arm in Extension, bei den dorsalen Zügeln in Flexion eingestellt; bei den medialen Zügeln bleibt der Arm in Nullstellung. Die einzelnen Schenkelstreifen werden nacheinander abgelöst und bei fixierter Basis mit 25 % Zug gleichmäßig auf den gesamten Oberarm geklebt (◨ Abb. 4.32d).

Die Tapeenden werden dehnungsfrei angeklebt. Nach der Anlage werden die Tapestreifen angerieben.

◨ Abb. 4.32e zeigt die fertige hintere Anlage, ◨ Abb. 4.32f die fertige ventrale Anlage des Oberarms

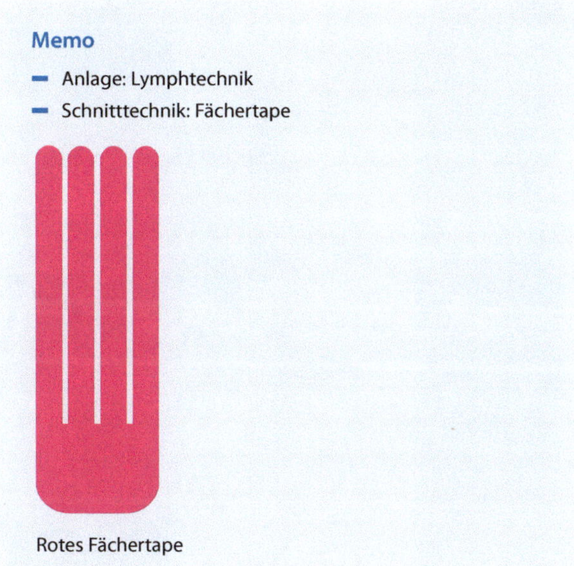

Rotes Fächertape

Tipp

Zur gleichmäßigen Verteilung der einzelnen Schenkelstreifen auf dem Oberarm ist es von Vorteil, die äußeren Streifen zuerst zu kleben.

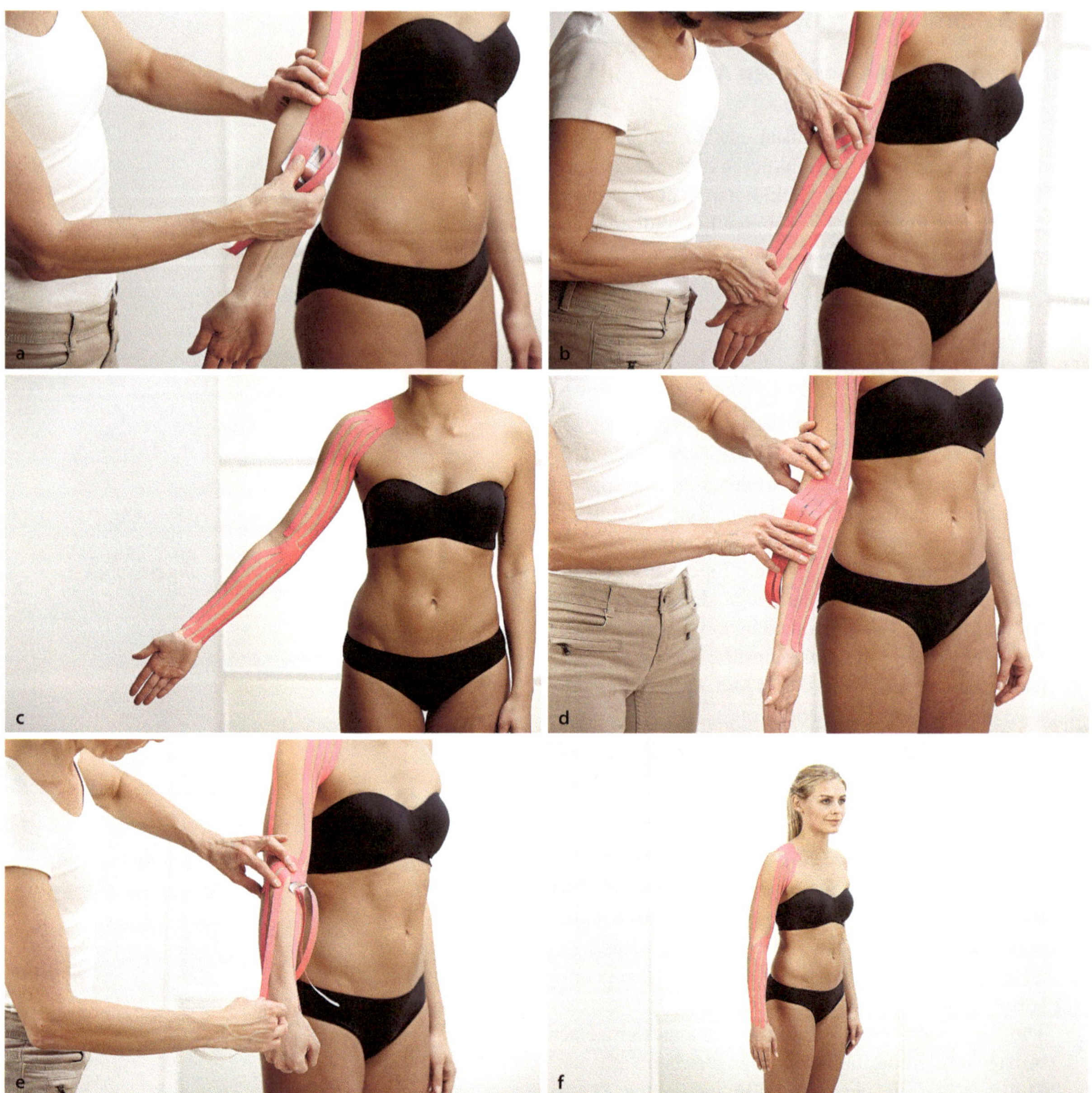

Abb. 4.33a–f Entstauung des Unterarms. **a** erste Basis in der Ellenbeuge ankleben, **b** Hand für die volare Seite in Dorsalextension einstellen, **c** einzelne Schenkelstreifen nacheinander ablösen und bei fixierter Basis mit 25 % Zug gleichmäßig auf den Unterarm kleben, **d** zweite Basis in der Ellenbeuge ankleben, **e** Hand für die ventrale Seite in Palmarflexion einstellen, **f** fertige Anlage zur Entstauung des gesamten Armes

Entstauung Unterarm

▪▪ Basis

Die Basen von zwei Fächertapes liegen auf den Lymphknoten in der Ellenbeuge.

▪▪ Anlage

Das Abmessen der Tapestreifen erfolgt von der Ellenbeuge bis zum Handgelenk. Die Basen liegen in der Ellenbeuge (◨ Abb. 4.32a,d). Die Tapefolie komplett abziehen und nur die Enden leicht fixieren. Die Hand für die volare Seite in Dorsalextension (◨ Abb. 4.32b) und für die ventrale Seite in Palmarflexion einstellen (◨ Abb. 4.33e).

Die einzelnen Schenkelstreifen werden nacheinander abgelöst und bei fixierter Basis mit 25 % Zug gleichmäßig auf den Unterarm geklebt (◨ Abb. 4.32c).

Die Tapeenden werden dehnungsfrei angeklebt. Nach der Anlage werden die Tapestreifen angerieben.

◨ Abb. 4.33f zeigt die fertige Anlage zur Entstauung des gesamten Armes.

> **Tipp**
>
> Zur gleichmäßigen Verteilung der einzelnen Schenkelstreifen auf dem Unterarm ist es von Vorteil, die äußeren Streifen zuerst zu kleben.

Memo

- Anlage: Lymphtechnik
- Schnitttechnik: Fächertape

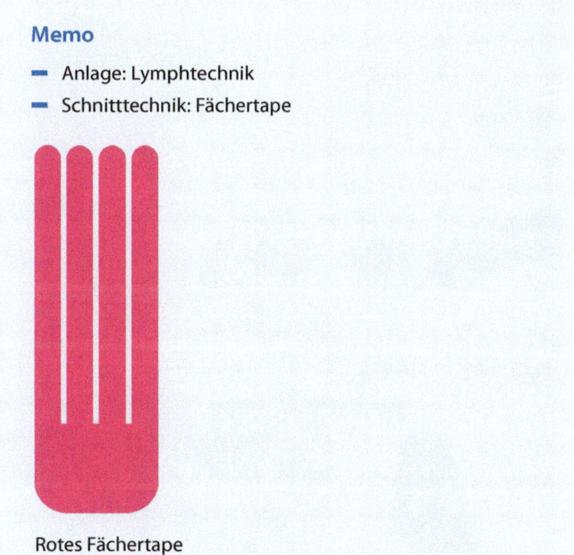

Rotes Fächertape

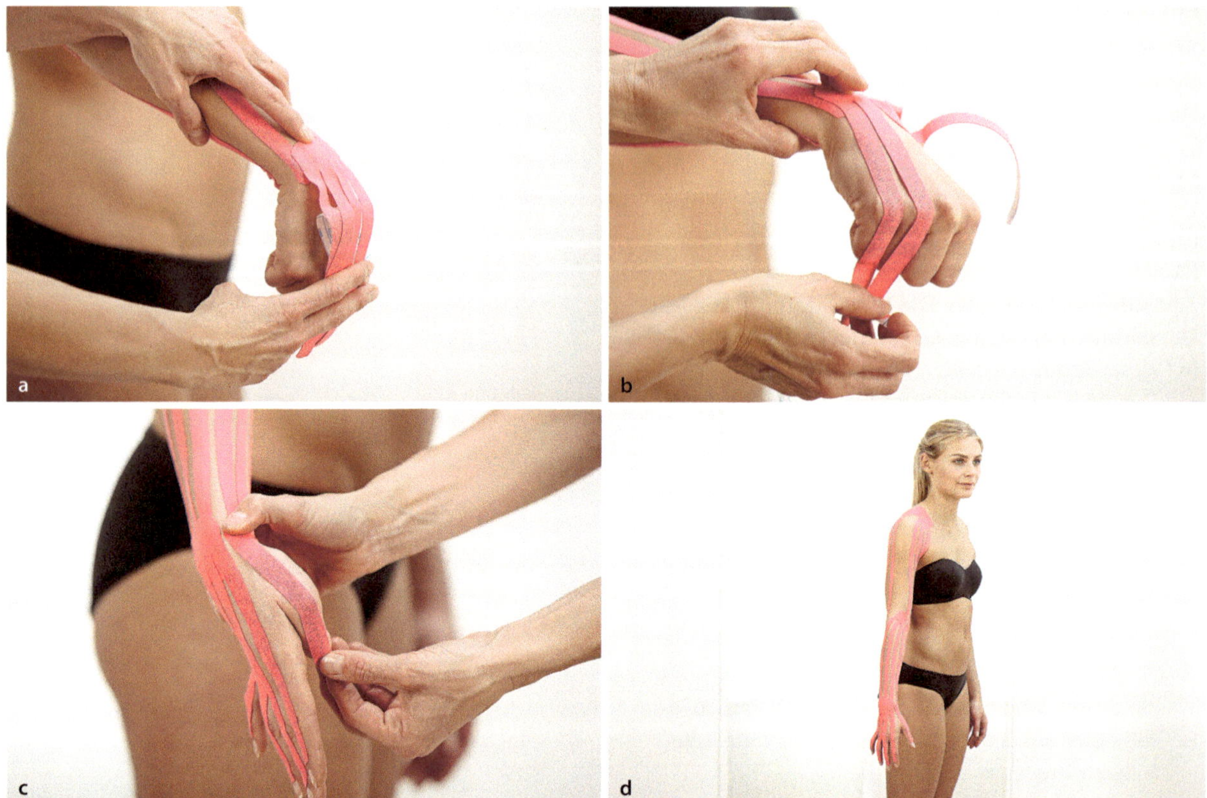

■ **Abb. 4.34a–d** Entstauung der Hand. **a** Die Basis liegt proximal der Handgelenksfalte, **b** einzelne Schenkelstreifen nacheinander ablösen und bei fixierter Basis mit 25 % Zug bis zu den Fingern 2 bis 5 kleben, **c** für den Daumen separaten Tapestreifen zuschneiden und in der gleichen Vorgehensweise kleben, **d** fertige Lymphanlage für Hand und Arm

Entstauung Hand

▪▪ Basis

Die Basis liegt proximal der Handgelenksfalte.

▪▪ Anlage

Das Abmessen des Tapefächers erfolgt vom Handgelenk bis zu den Endphalangen, die Hand und die Finger sind dabei in Flexion eingestellt. Die Basis liegt proximal der Handgelenksfalte (■ Abb. 4.34a). Die Tapefolie komplett abziehen und nur die Enden leicht fixieren. Beim Anlegen der einzelnen Schenkelstreifen werden die Hand und Finger in Flexion eingestellt.

Die einzelnen Schenkelstreifen werden nacheinander abgelöst und bei fixierter Basis mit 25% Zug bis zu den Fingern 2 bis 5 geklebt (■ Abb. 4.34b). Für den Daumen wird ein separater Tapestreifen zugeschnitten und in der gleichen Vorgehensweise geklebt (■ Abb. 4.34c).

Die Tapeenden werden dehnungsfrei angeklebt. Nach der Anlage werden die Tapestreifen angerieben.

■ Abb. 4.34d zeigt die fertige Lymphanlage für Hand und Arm.

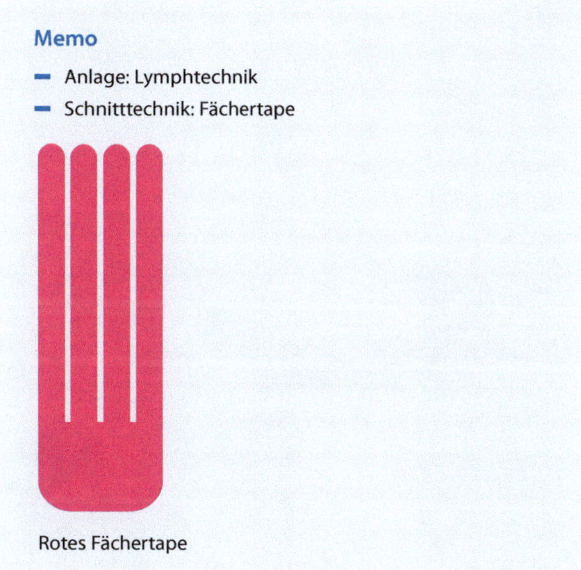

Rotes Fächertape

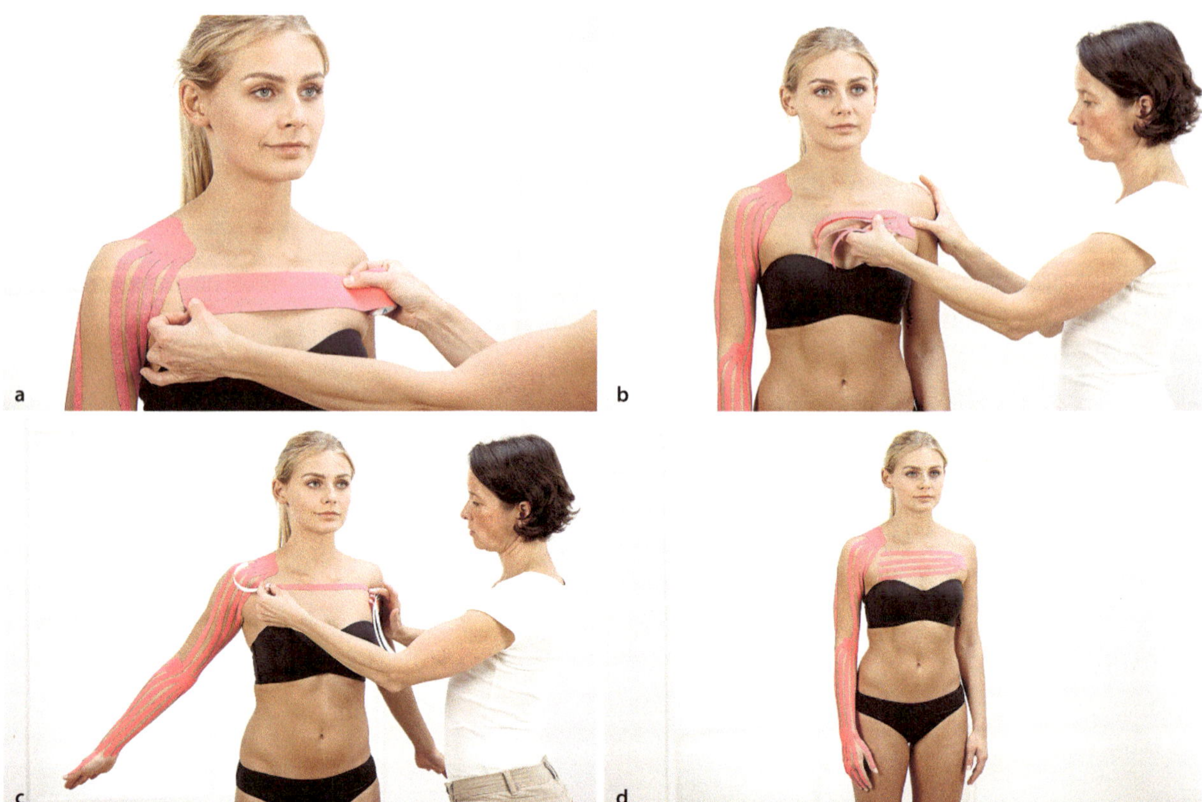

Abb. 4.35a–d Entstauung des oberen Rumpfquadranten, Anlage in die gesunde Achsel ventral. **a** Abmessen des Tapestreifens erfolgt von der rechten zur linken Achsel, **b** die Basis liegt vor der Achsel im gesunden Quadranten, **c** bei fixierter Basis und mit Hautvorschub mit 25 %Zug kleben, Tapeenden dehnungsfrei ankleben, **d** fertige Anlage des oberen Rumpfquadranten

Entstauung oberer Rumpfquadrant

1. Anlage in die gesunde Achsel ventral

Basis

Die Basis liegt vor der Achsel im gesunden Quadranten.

Anlage

Das Abmessen des Tapestreifens erfolgt von der rechten zur linken Achsel (■ Abb. 4.35a). Die Basis liegt vor der Achsel im gesunden Quadranten (■ Abb. 4.35b). Die Tapestreifen werden gleichmäßig waagerecht über der Brust verteilt. Beim Anlegen der einzelnen Schenkelstreifen wird der Oberkörper in Extension gebracht.

Die Anlage wird bei fixierter Basis und mit Hautvorschub mit 25 %Zug geklebt, die Tapeenden werden dehnungsfrei angeklebt (■ Abb. 4.35c). Nach der Anlage werden die Tapestreifen angerieben.

■ Abb. 4.35d zeigt die fertige Anlage des oberen Rumpfquadranten.

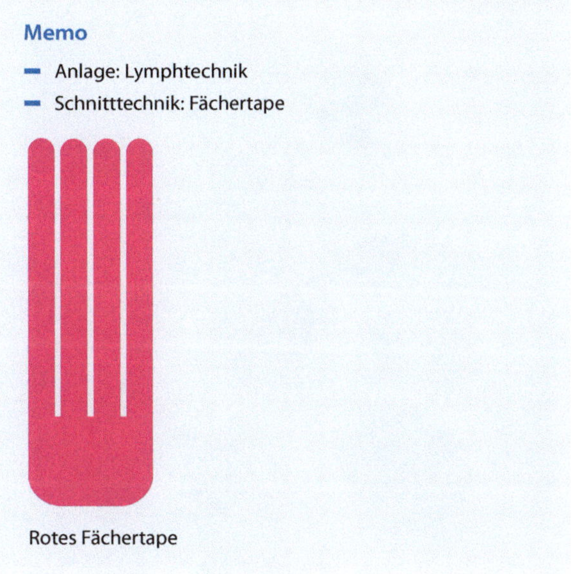

Memo

- Anlage: Lymphtechnik
- Schnitttechnik: Fächertape

Rotes Fächertape

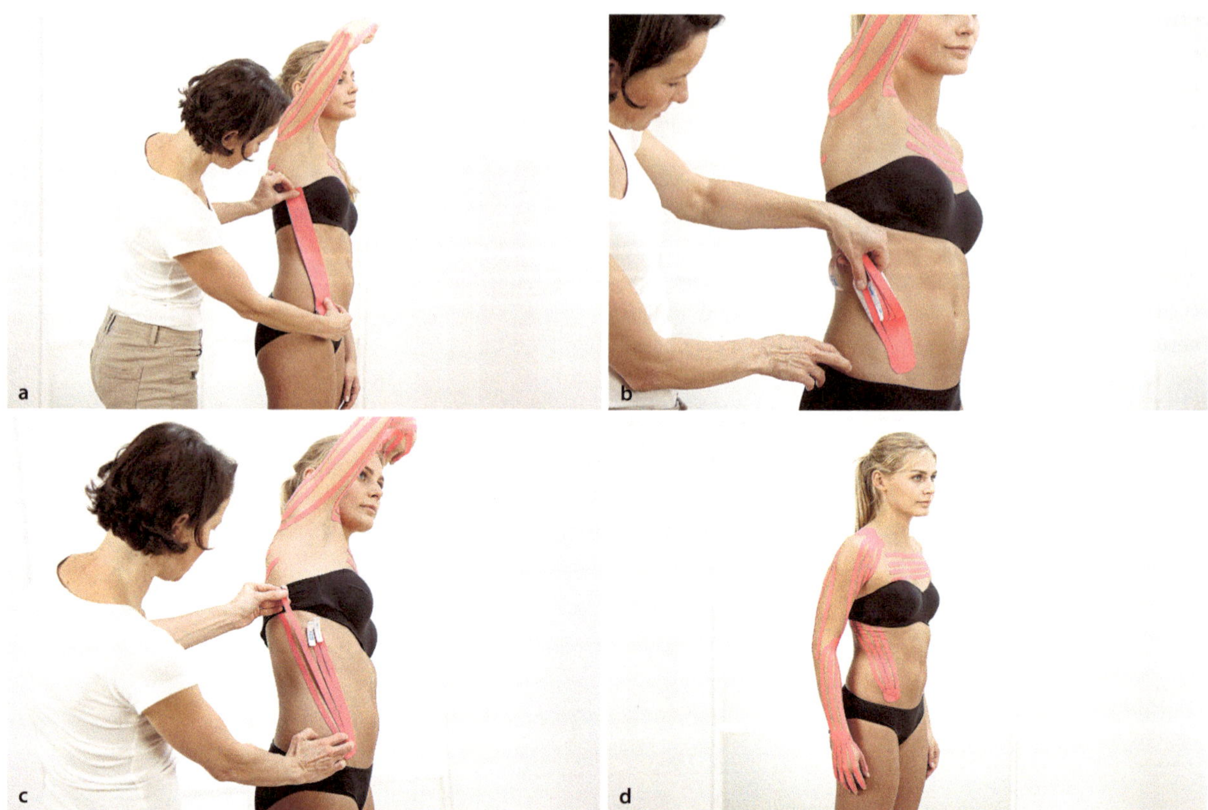

■ **Abb. 4.36a–d** Entstauung des oberen Rumpfquadranten, Anlage in die gesunde Leiste. **a** Abmessen des Tapestreifens von der Achsel bis zur Leiste, **b** Basis oberhalb des Leistenbandes ankleben, **c** einzelne Schenkelstreifen nacheinander ablösen und bei fixierter Basis mit Hautvorschub mit 25 % Zug bis nahe der Achsel aufkleben, **d** fertige Anlage

■ 2. Anlage in die gesunde Leiste

■ ■ Basis

Die Basis des Fächertapes liegt über dem Leistenband im gesunden Quadranten derselben Körperseite.

■ ■ Anlage

Das Abmessen des Tapestreifens geht von der Achsel bis zur Leiste (■ Abb. 4.36a). Der Arm ist dabei in Flexion und der Rumpf in Extension und Seitneigung vorgedehnt.

Die Basis liegt oberhalb des Leistenbandes (■ Abb. 4.36b).Die Tapefolie komplett abziehen und nur die Enden leicht fixieren. Den Körper wie beim Abmessen vordehnen, die einzelnen Schenkelstreifen nacheinander ablösen und bei fixierter Basis mit Hautvorschub mit 25 % Zug bis nahe der Achsel aufkleben (■ Abb. 4.36c).

Enden ungedehnt aufkleben. Nach der Anlage werden die Tapestreifen angerieben.

■ Abb. 4.36d zeigt die fertige Anlage.

> **Tipp**
>
> Die Tapestreifen nicht über die Achselnarbe kleben.

> **Tipp**
>
> Diese Anlage ist eine sehr gute Entstauung um den Bereich der Narbe. Die Schwellung fühlt sich an wie ein »Kissen« zwischen Oberarm und Thorax.

Memo

- Anlage: Lymphtechnik
- Schnitttechnik: Fächertape

Rotes Fächertape

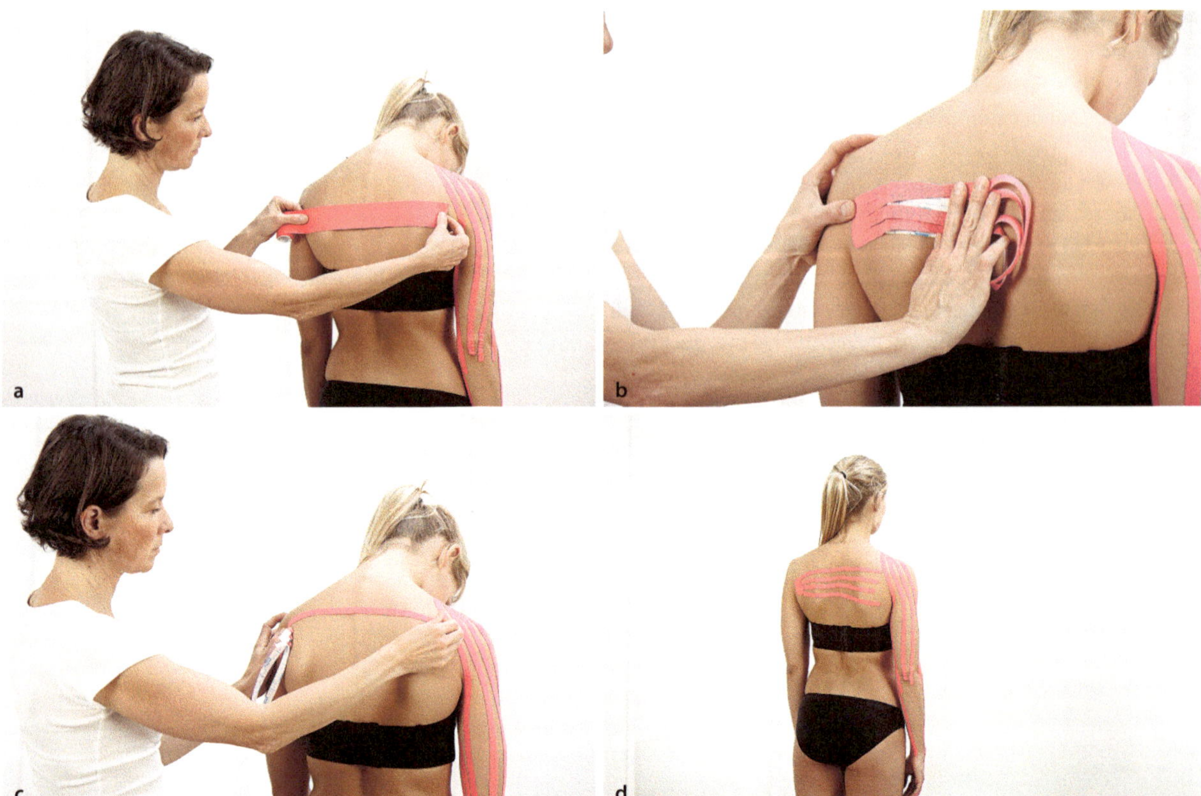

◻ Abb. 4.37a–d Entstauung des oberen Rumpfquadranten, Anlage in die gesunde Achsel dorsal. **a** Abmessen des Tapestreifens von der rechten zur linken Achsel, **b** Basis dorsal vor der Achsel im gesunden Quadranten ankleben, **c** Anlage bei fixierter Basis und mit Hautvorschub mit 25 % Zug kleben, **d** fertige Anlage des oberen Rumpfquadranten

◼ 3. Anlage in die gesunde Achsel dorsal

◼◼ Basis

Die Basis liegt dorsal vor der Achsel im gesunden Quadranten.

◼◼ Anlage

Das Abmessen des Tapestreifens erfolgt von der rechten zur linken Achsel (◻ Abb. 4.37a). Die Basis liegt dorsal vor der Achsel im gesunden Quadranten (◻ Abb. 4.37b). Die Tapestreifen werden gleichmäßig waagerecht über den Rücken verteilt. Beim Anlagen der einzelnen Schenkelstreifen wird der Oberkörper in Flexion gebracht. Die Anlage wird bei fixierter Basis und mit Hautvorschub mit 25 % Zug geklebt (◻ Abb. 4.37c).

Die Tapeenden werden dehnungsfrei angeklebt Nach der Anlage werden die Tapestreifen angerieben.

◻ Abb. 4.37d zeigt die fertige Anlage des oberen Rumpfquadranten.

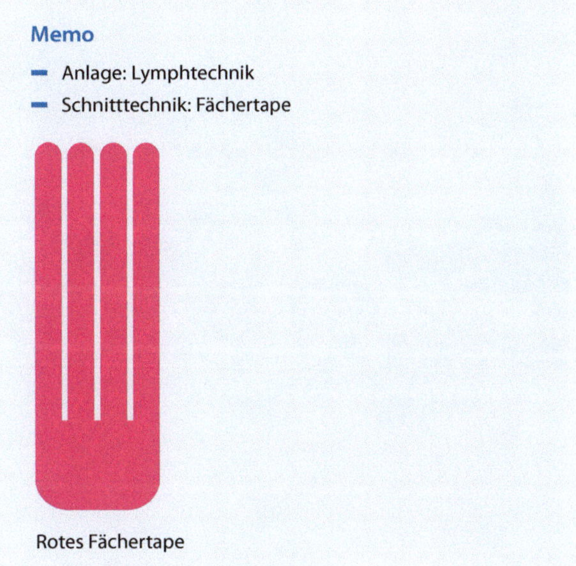

Memo
- Anlage: Lymphtechnik
- Schnitttechnik: Fächertape

Rotes Fächertape

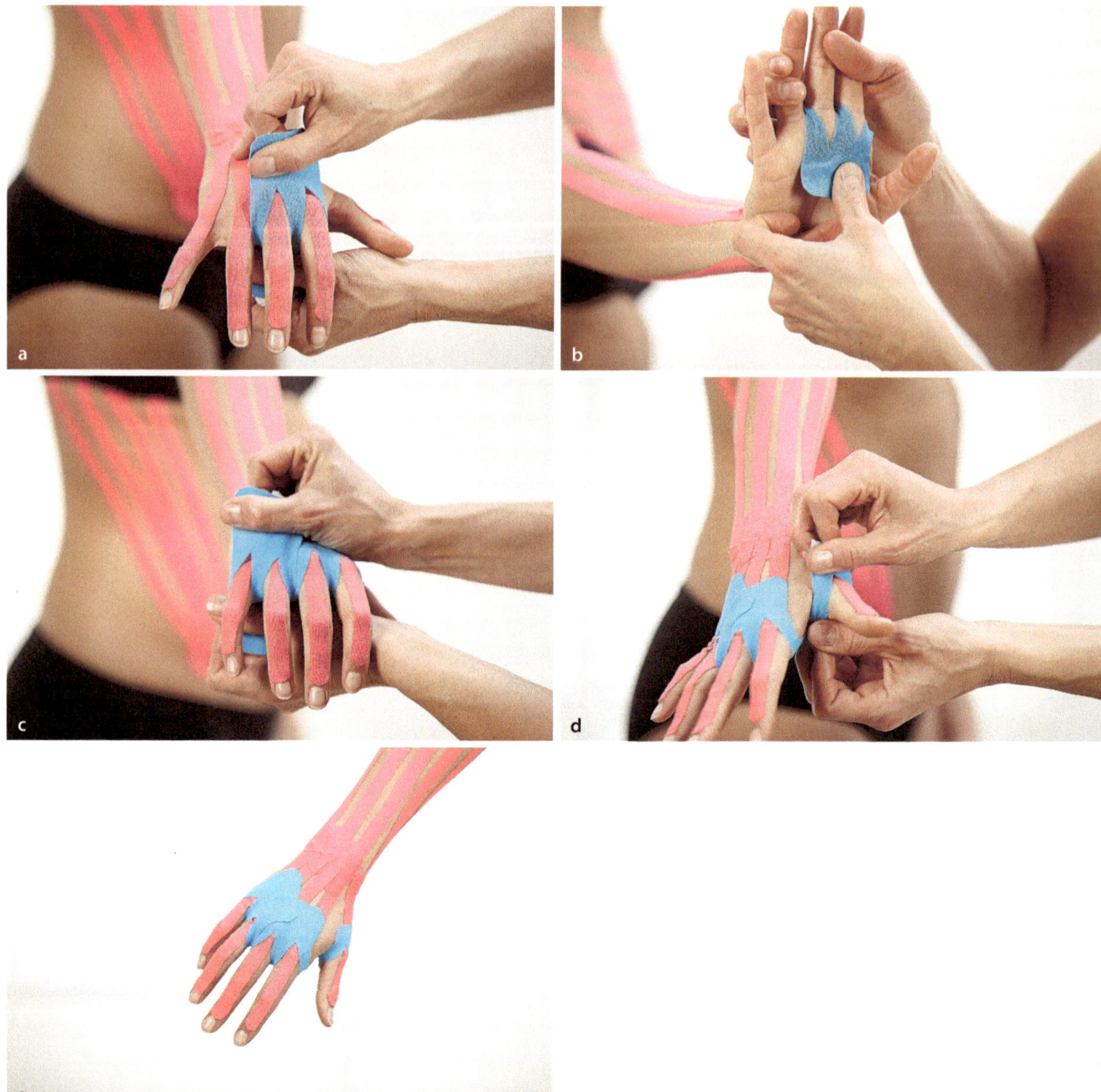

Abb. 4.38a–e Ligamentanlage bei Proteinfibrose an der Hand. **a** Tape en bloc mit maximalem Zug über zwei Finger kleben, **b** Enden jeweils ungedehnt auf Handrücken und Handinnenfläche aufkleben, **c** für die komplette Hand jeweils zwei Tapestreifen für die Finger 2 bis 5 kleben, **d** für den Daumen separaten Tapestreifen in der gleichen Vorgehensweise zuschneiden und aufkleben, **e** fertige Anlage

Proteinfibrose

Die typische Proteinfibrose bei Lymphödemen entsteht in Laufe von Monaten und Jahren durch Ansammlung von eiweißreicher Flüssigkeit im subkutanen interstitiellen Bindegewebe.

Mit Hilfe einer Fibrose-Anlage wird im Bereich der Verhärtung durch den chronischen Eiweißstau eine Lockerung im Gewebe erreicht.

Proteinfibrose der Hand

Bei einer Proteinfibrose an der Hand kommt es zu einer Verdickung an der Fingerhaut. Im Bereich der Zehen spricht man vom Stemmer-Zeichen.

▪▪ Anlage

Für die Behandlung der Proteinfibrose wird eine Ligamenttechnik angewendet. Die Tapelänge beträgt generell 10 cm. Das Tape wird in der Mitte hälftig gefaltet, und an der geschlossenen Seite werden zwei Dreiecke herausgeschnitten.

Das Tape wird en bloc mit maximalem Zug über zwei Finger geklebt (■ Abb. 4.38a). Die Enden jeweils ungedehnt auf Handrücken und Handinnenfläche aufkleben (■ Abb. 4.38b).

Für die komplette Hand werden jeweils zwei Tapestreifen für die Finger 2 bis 5 geklebt (■ Abb. 4.38c). Für den Daumen wird ein separater Tapestreifen in der gleichen Vorgehensweise zugeschnitten und aufgeklebt (■ Abb. 4.38d).

■ Abb. 4.38e zeigt die fertige Anlage.

> **Tipp**
>
> Für die Behandlung der Proteinfibrose an der Hand wird der gesamte Arm behandelt.

Memo

- Anlage: Ligamenttechnik
- Schnitttechnik: I-Tape mit zwei Löchern in der Mitte; I-Tape mit einem Loch in der Mitte

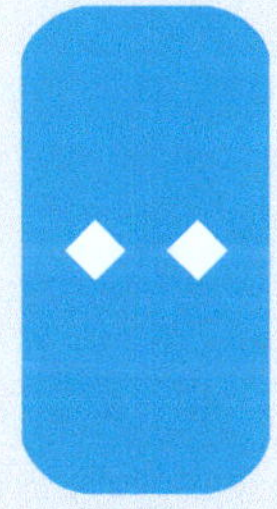

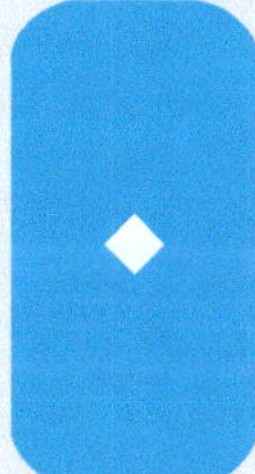

Blaues I-Tape mit zwei Löchern in der Mitte

Blaues I-Tape mit einem Loch in der Mitte

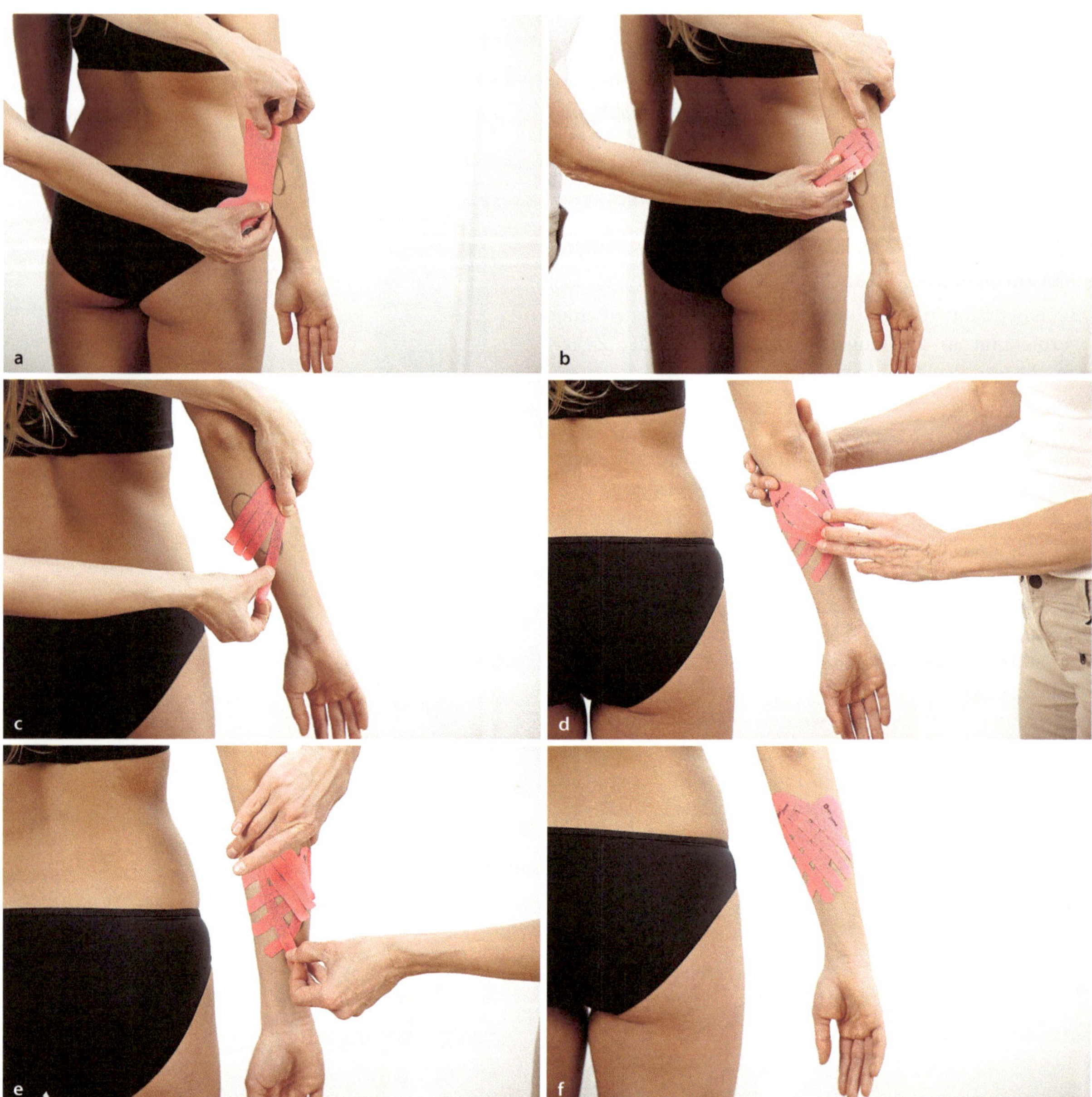

Abb. 4.39a–f Anlage bei Fibrose im Unterarm. **a** Abmessen des Tapes über die gesamte Fibrose plus zwei Querfinger darüber hinaus, **b** Basis proximal der Fibrose ankleben, **c** einzelne Schenkelstreifen nacheinander ablösen und bei fixierter Basis mit Hautvorschub mit maximalem Zug auf der gesamten Fibrose gleichmäßig kleben, **d** zweite Basis 90° versetzt zur ersten Basis ankleben, **e** Schenkelstreifen auf gleiche Weise ankleben, **f** fertige Anlage

Proteinfibrose des Unterarms

▪▪ Typ

In diesem Beispiel liegt eine **Fibrose im Unterarm** vor.

▪▪ Basis

Die Basen von zwei Fächertapes liegen proximal auf dem Unterarm.

▪▪ Anlage

Das Abmessen des Tapes erstreckt sich über das gesamte Fibrose plus zwei Querfinger darüber hinaus (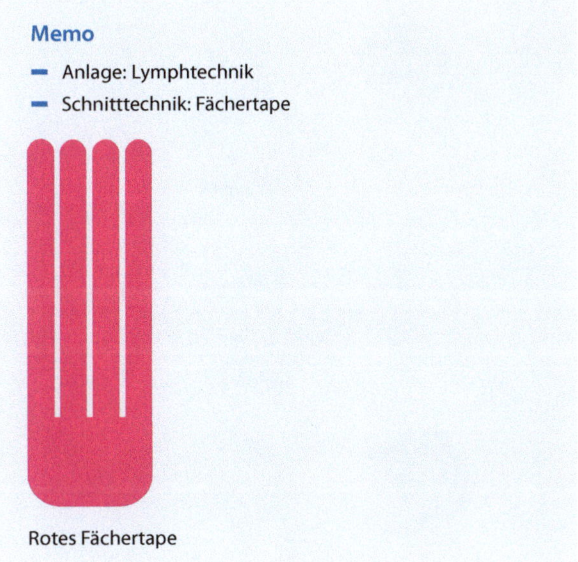 Abb. 4.39a). Das Tape als Fächer schneiden. Die Basen liegen proximal der Fibrose (■ Abb. 4.39b) und sind 90° zueinander versetzt (■ Abb. 4.39d).

Die Tapefolie jeweils komplett abziehen und nur die Enden leicht fixieren. Beim Anlegen der einzelnen Tapestreifen ist der Arm in Vordehnung. Die einzelnen Schenkelstreifen werden nacheinander abgelöst und bei fixierter Basis mit Hautvorschub mit maximalem Zug auf der gesamten Fibrose gleichmäßig geklebt (■ Abb. 4.39c,e).

Die Tapeenden werden dehnungsfrei angeklebt. Nach der Anlage werden die Tapestreifen angerieben.

■ Abb. 4.39f zeigt die fertige Anlage.

Rotes Fächertape

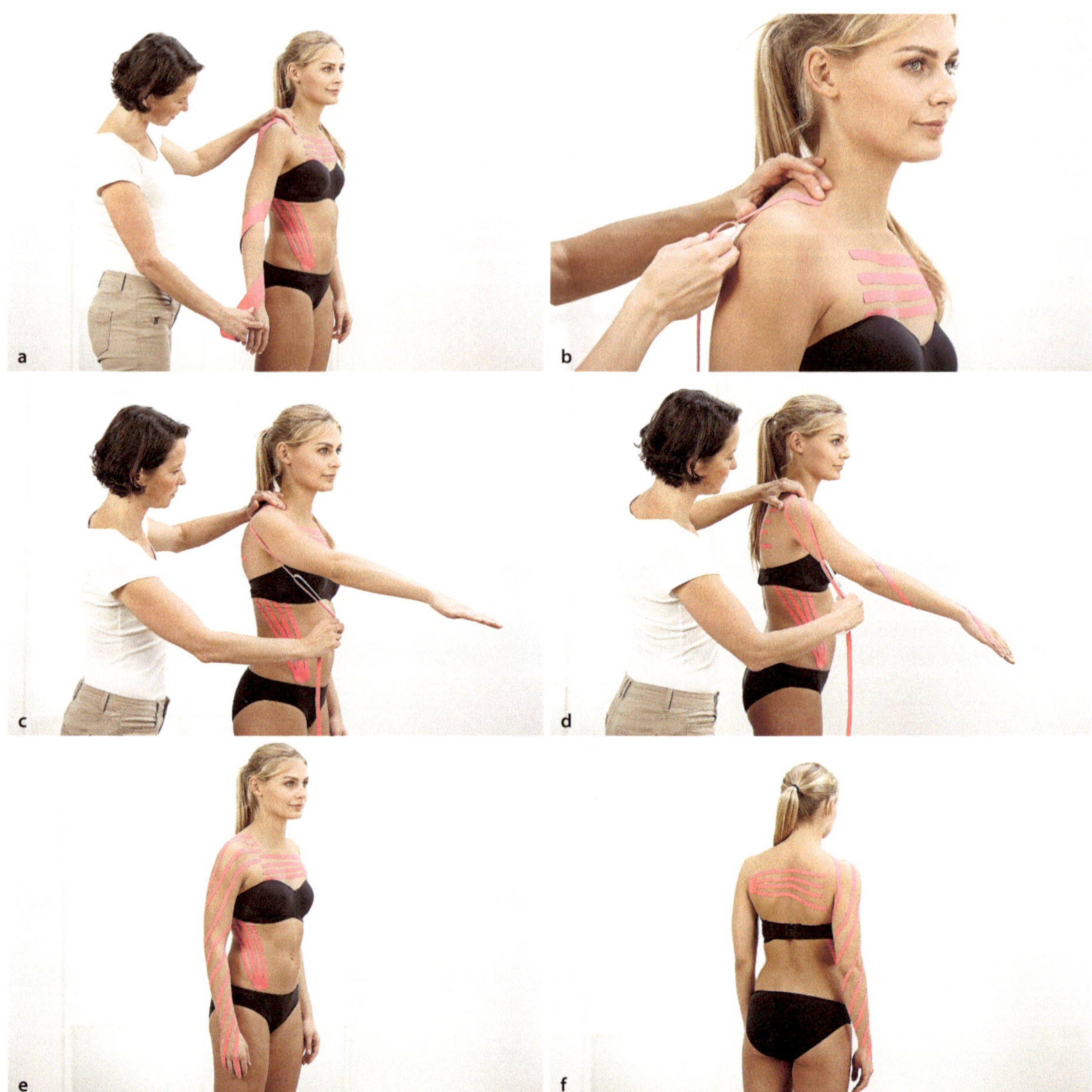

▣ Abb. 4.40a–f Entstauung mit der Armspirale. **a** Abmessen der Tapestreifen von der Schlüsselbeingrube spiralförmig 3-mal um den Arm bis zum Handgelenk, **b** erste Basis in der Schlüsselbeingrube ankleben, **c** der erste Tapestreifen beginnt dorsal, verläuft über den M. triceps und geht dann direkt über das Ellenbogengelenk zum Unterarm, **d** die übrigen Tapestreifen laufen mit Abstand parallel zum ersten Tapestreifen, **e,f** fertige Anlage der Armspirale von ventral und dorsal mit Thoraxableitung in die andere Achsel und in die gesunde Leiste

Entstauung mit der Armspirale

▪▪ Typ

In diesem Beispiel wird die Entstauung mit der Armspirale bei defekter Lymphknotenkette mit teilweise bzw. vollständig entfernten Lymphknoten in der Achsel gezeigt.

Durch die Anlage kommt es durch die Verschraubung des Tapes um den Arm und die Körperbewegung des Patienten zu deutlich mehr Verschiebungen in der Haut. Bei **Ödembeschaffenheiten von gelartig bis zäh** ist eine solche Anlage sinnvoll.

▪▪ Basis

Bei der Spirale gibt es keine gemeinsame Basis.

Jeder einzelne Tapestreifen hat seinen eigenen Ursprung, und die Tapeanlage wird ohne Zug ausgeführt. Mit dieser Anlage soll der Lymphabfluss flächiger in die gesunden Quadranten angebahnt werden. Die Spirale unterstützt den Schöpfgriff in der manuellen Lymphdrainage.

▪▪ Anlage

Das Abmessen der Tapestreifen erfolgt von der Schlüsselbeingrube spiralförmig 3-mal um den Arm bis zum Handgelenk (◧ Abb. 4.40a). Das Tape wird in der Länge geviertelt.

Die erste Basis liegt in der Schlüsselbeingrube (◧ Abb. 4.40b), die letzten beiden Basen liegen ventral auf dem oberen Thorax. Die Basen werden in Ruhestellung aufgeklebt.

Die Tapestreifen werden dehnungsfrei mit fixierter Basis und Hautvorschub, spiralförmig und mit einem Winkel von 45° um den Arm geklebt. Der erste Tapestreifen beginnt dorsal, verläuft über den M. triceps und geht dann direkt über das Ellenbogengelenk zum Unterarm (◧ Abb. 4.40c). Die anderen Tapestreifen laufen mit Abstand parallel zum ersten Tapestreifen (◧ Abb. 4.40d). Die Tapeenden können bis zu den Fingern auslaufen.

◧ Abb. 4.40e,f zeigen die fertige Anlage der Armspirale von ventral und dorsal mit Thoraxableitung in die andere Achsel und gesunde Leiste.

> **Tipp**
>
> Wird keine zusätzliche ventrale Entstauung des oberen Rumpfquadranten geklebt, können der 3. und 4. Tapestreifen im gesunden Rumpfquadranten begonnen werden.

> **Tipp**
>
> Bei einer starken Schwellung der Hand kann auch eine zusätzliche separate Handanlage mit gemeinsamer Basis geklebt werden. Dafür wird die Armspirale nur bis zum Handgelenk aufgeklebt (Anlage s. ▶ Abschn. 4.2.2, »Entstauung Hand«).

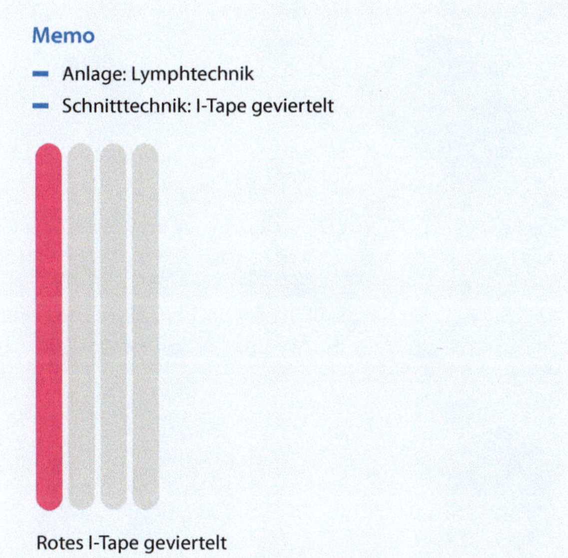

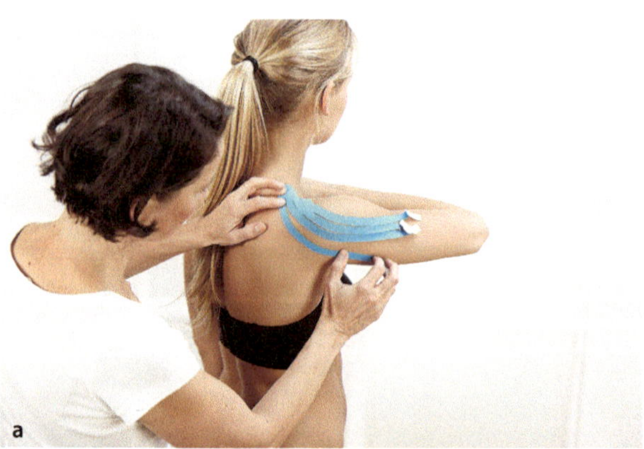

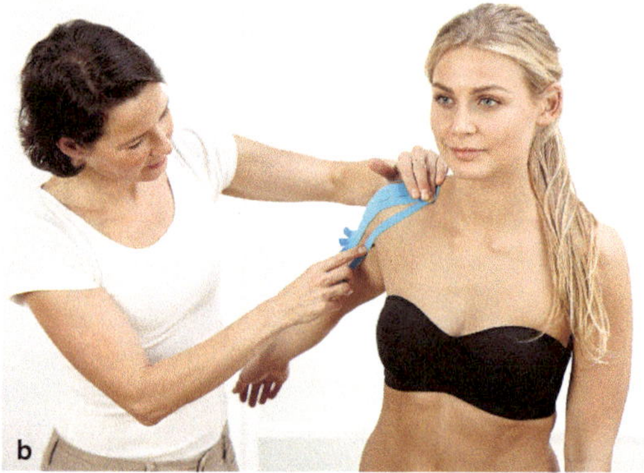

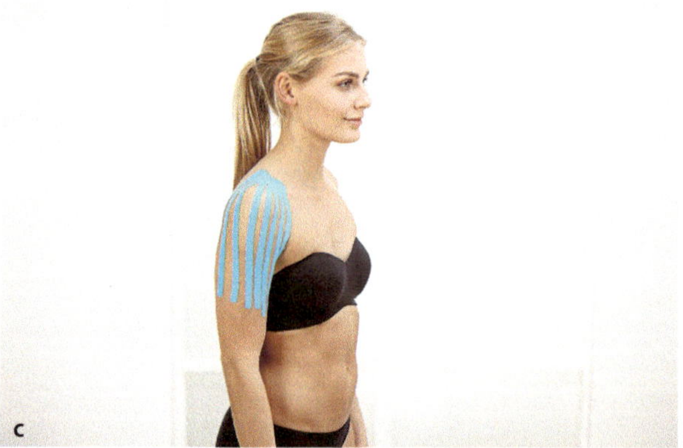

Abb. 4.41a–c Lymphanbahnung über den Oberarm bei Strumpfversorgung. **a** Das erste Fächertape überdeckt den hinteren Anteil
des M. deltoideus, **b** das zweite Fächertape überdeckt den vorderen
Anteil des M. deltoideus, **c** fertige Anlage

Tapeanlage über den oberen Oberarm bei Strumpfversorgung des Armes

Bei einem sekundären Armlymphödem, das mit einem **Kompressionsstrumpf** versorgt wird, ist eine weitere Lymphanbahnung über den Oberarm mit dem Tape möglich.

▪▪ Basis

Die Basen von zwei Tapestreifen liegen im Bereich der Schlüsselbeingrube.

▪▪ Anlage

Das Abmessen beider Fächertapes erfolgt von der Schlüsselbeingrube bis zur Tuberositas deltoidea. Das erste Fächertape überdeckt den hinteren Anteil (◼ Abb. 4.41a), das zweite Fächertape überdeckt den vorderen Anteil des M. deltoideus (◼ Abb. 4.41b). Die Tapefolie jeweils komplett abziehen und nur die Enden leicht fixieren.

Beim Anlegen der einzelnen Tapestreifen wird der Arm jeweils in unterschiedliche Dehnpositionen entsprechend der zu beklebenden Anteile des Muskels eingestellt. Die einzelnen Schenkelstreifen werden nacheinander abgelöst und bei fixierter Basis und mit Hautvorschub mit 25 % Zug auf den gesamten Delta gleichmäßig geklebt.

Die Tapeenden werden dehnungsfrei angeklebt. Nach der Anlage werden die Tapestreifen angerieben.

◼ Abb. 4.41c zeigt die fertige Anlage.

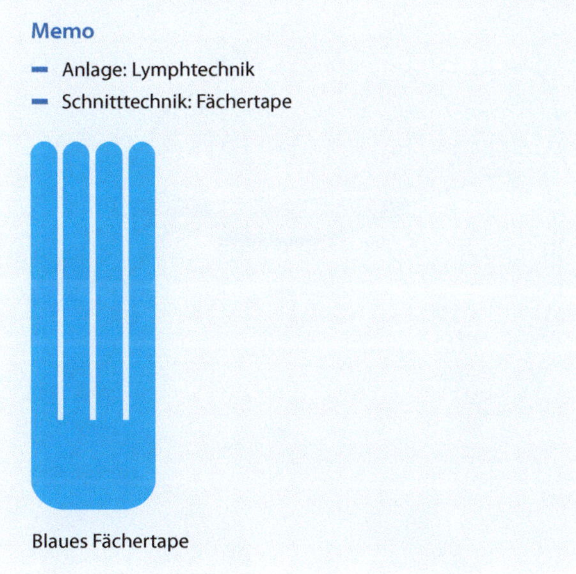

Memo

— Anlage: Lymphtechnik

— Schnitttechnik: Fächertape

Blaues Fächertape

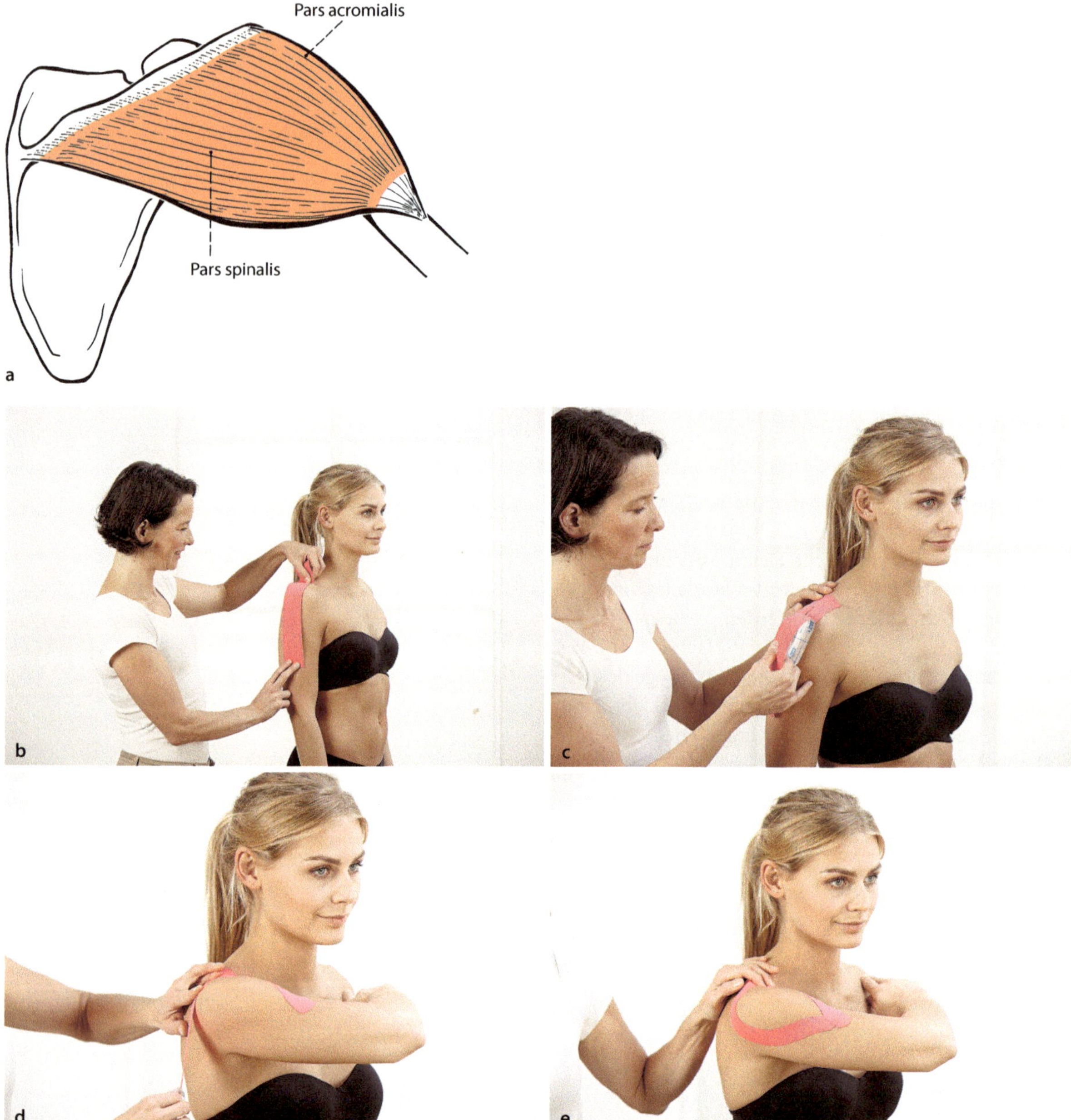

■ **Abb. 4.42a–e** Tonisierende Anlage des M. deltoideus. **a** M. deltoideus, **b** Abmessen des Tapestreifens von der Mitte des Akromions bis 3 bis 4 Querfinger unter der Tuberositas deltoidea, **c** Basis in Ruheposition auf das Akromion auf den Ursprung kleben, **d** für den hinteren Anteil des M. deltoideus Arm in Flexion einstellen, **e** fertige Anlage

Muskelanlagen zur Entlastung des Lympharmes

Durch verschiedene Muskelanlagen kommt es zur Entlastung der Schulter-Arm-Region.

Muskelanlagen
- Tonisierende Anlage des M. deltoideus
- Detonisierende Anlage des M. deltoideus
- Detonisierende Anlage des M. trapezius descendens bds.
- Tonisierende Anlage des M. erector spinae
- Schulterblattumrandung

Tonisierende Anlage des M. deltoideus

▪▪ Ziel

Durch eine **tonisierende Anlage des M. deltoideus** (◨ Abb. 4.42a) kommt es zum besseren Tragen des Armes.

Ursprung
- Pars clavicularis: am lateralen Drittel der Klavikula
- Pars arcomialis: am Akromion
- Pars spinalis: am Unterrand der Spina scapulae

Ansatz
- Tuberositas deltoidea

Funktion
- Abduktion, Adduktion, Anteversion und Retroversion des Schultergelenks

Innervation
- N. axillaris

▪▪ Anlage

Das Abmessen des Tapestreifens erfolgt von der Mitte des Akromions bis 3 bis 4 Querfinger unter der Tuberositas deltoidea (◨ Abb. 4.42b). Durch die Zugabe der 3 bis 4 Querfinger ist kein Abmessen in Muskelvordehnung notwendig.

Die Basis wird in Ruheposition auf das Akromion auf dem Ursprung geklebt (◨ Abb. 4.42c). Der Muskel wird vorgedehnt und die Basis mit Hautvorschub fixiert. Für den hinteren Anteil des M. deltoideus wird der Arm in Flexion (◨ Abb. 4.42d) und für den vorderen Anteil in Extension eingestellt.

Das Tape jeweils am Muskelrand mit 10 % Zug bis zum Ansatz des Muskels aufkleben. Das Tape wird in Vordehnung angerieben.

◨ Abb. 4.42e zeigt die fertige tonisierende Muskelanlage für den M. deltoideus.

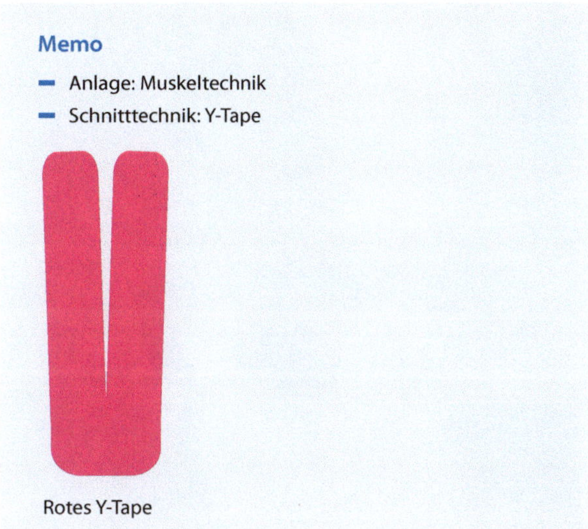

Memo
- Anlage: Muskeltechnik
- Schnitttechnik: Y-Tape

Rotes Y-Tape

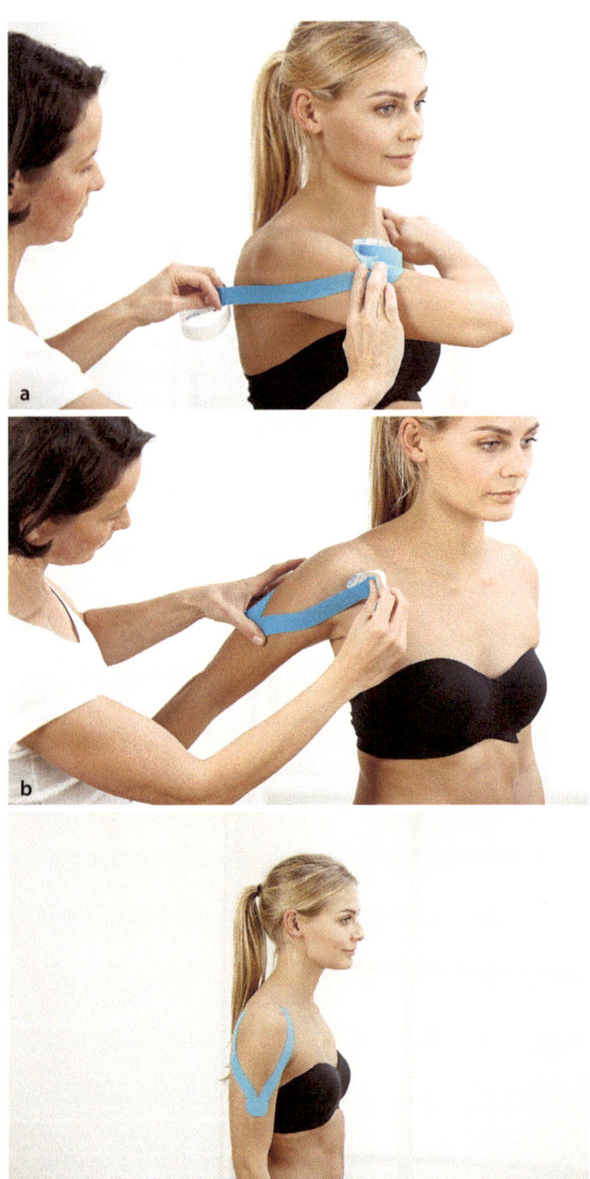

Abb. 4.43a–c Detonisierende Anlage des M. deltoideus. **a** Für den hinteren Anteil Arm in Flexion einstellen, **b** für den vorderen Anteil Arm in Extension einstellen, **c** fertige Anlage

Detonisierende Anlage des M. deltoideus

▪▪ Ziel

Durch eine **detonisierende Anlage des M. deltoideus** kommt es bei einem bereits vorhanden Impingement in der Schulter zu einer besseren Entlastung des Armes.

▪▪ Anlage

Das Abmessen des Tapestreifens erfolgt von der Mitte des Akromions bis 3 bis 4 Querfinger unter der Tuberositas deltoidea. Durch die Zugabe der 3 bis 4 Querfinger ist kein Abmessen in Muskelvordehnung notwendig.

Die Basis wird in Ruheposition unter den Ansatz der Tuberositas deltoidea geklebt. Der Muskel wird vorgedehnt, und die Basis wird mit Hautvorschub fixiert. Für den hinteren Anteil wird der Arm in Flexion eingestellt (◘ Abb. 4.43a), für den vorderen in Extension eingestellt (◘ Abb. 4.43b). Das Tape wird jeweils am Muskelrand mit 10 % Zug bis zum Ursprung des Muskels aufgeklebt.

Das Tape wird in Vordehnung angerieben.

◘ Abb. 4.43c zeigt die fertige detonisierende Muskelanlage für den M. deltoideus.

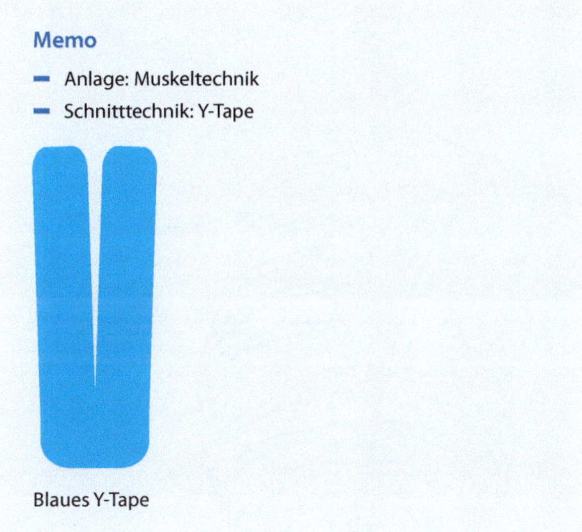

Blaues Y-Tape

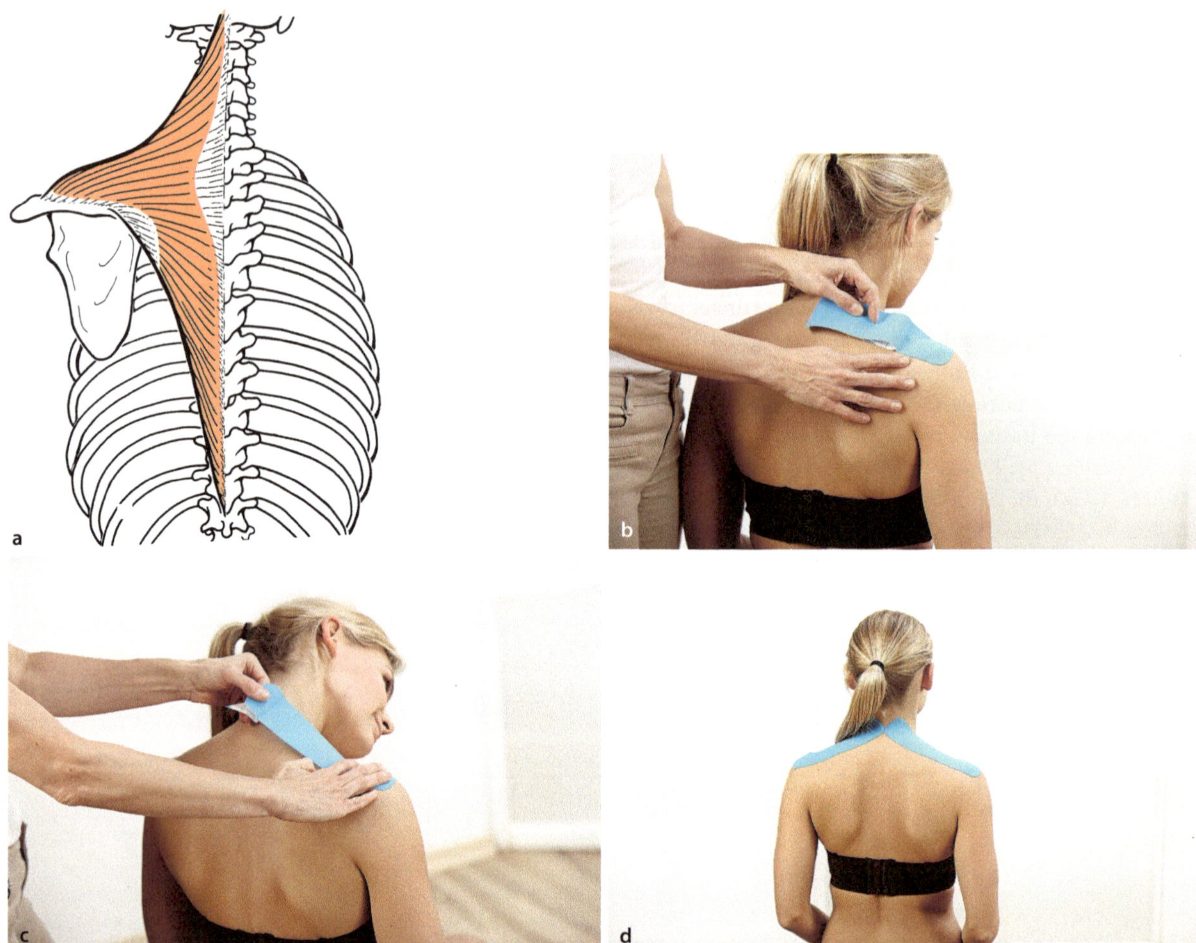

■ **Abb. 4.44a–d** Detonisierende Anlage des M. trapezius decendens. **a** M. trapezius, **b** Basis in Ruheposition auf dem Ansatz am Akromion aufkleben, **c** Tape mit 0 % Zug über den Muskelbauch bis zum Ursprung am Haaransatz aufkleben, **d** fertige beidseitige Anlage

Detonisierende Anlage des M. trapezius decendens

■ ■ Ziel

Durch eine detonisierende Anlage des **M. trapezius decendens** (■ Abb. 4.44a) kommt es zur Entlastung und Schmerzlinderung der Schulterregion.

Ursprung

- Pars dencendens: Linea nuchae superior, Protuberantia occipitalis externa, Ligamentum nuchae
- Pars transversus: 7.HWK-3.HWK
- Pars ascendens: 2./3.BWK-12.BWK

Ansatz

- Pars dencendens: laterales Drittel der Klavikula
- Pars transversus: Ende Klavikula, Akromion, Spina scapulae
- Pars ascendens: Trigonum spinae

Funktion

- Fixierung des Schultergürtels, der Muskel zieht die Skapula und die Klavikula aktiv zur Wirbelsäule. Die oberen Fasern heben und drehen die Skapula nach außen.

Innervation

- N. accessorius

■ ■ Anlage

Das Abmessen des Tapes erfolgt von der Mitte des Akromions bis zum Haaransatz am Nacken. Der M. trapezius descendens ist dabei in Vordehnung, d. h., die HWS befindet sich in Seitneigung zur Gegenseite, Flexion und Rotation zur gleichen Seite.

Die Basis wird in Ruheposition auf dem Ansatz am Akromion aufgeklebt (■ Abb. 4.44b). Der Muskel wird vorgedehnt und die Basis mit Hautvorschub fixiert. Dann das Tape mit 0 % Zug über den Muskelbauch bis zum Ursprung am Haaransatz aufkleben (■ Abb. 4.44c).

Das Tape wird in Vordehnung angerieben.

■ Abb. 4.44d zeigt die fertige beidseitige detonisierende Anlage des M. trapezius dencendens.

> **Tipp**
>
> Durch zu viel Zug am Tape kann es durch die so verursachten Bewegungseinschränkungen zu Nackenverspannungen kommen. Um dies zu verhindert, sollte eine 0 %-Zug-Anlage angelegt werden.

Memo

- Anlage: Muskeltechnik
- Schnitttechnik: I-Tape

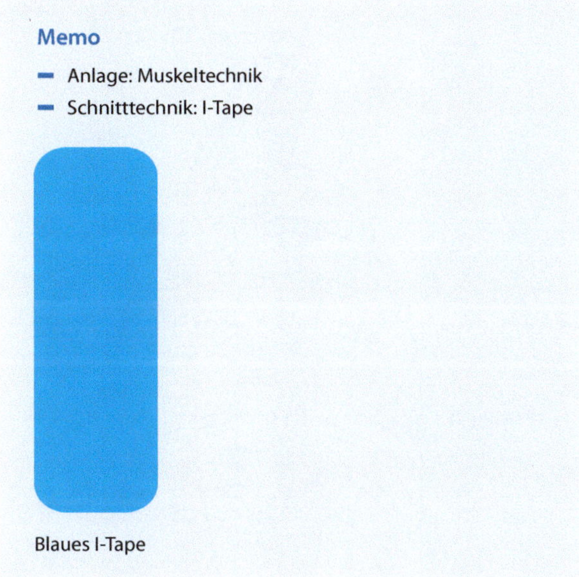

Blaues I-Tape

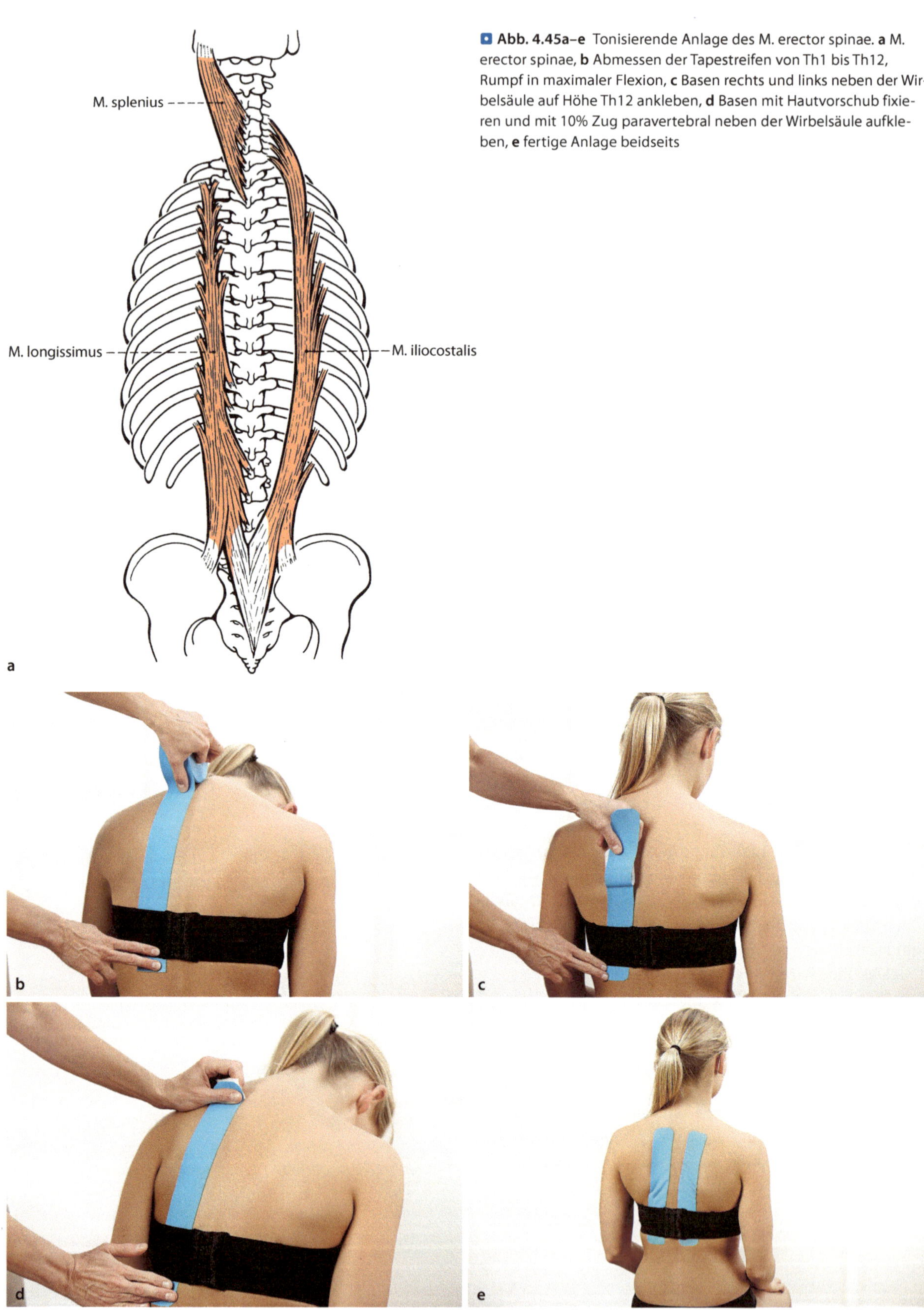

Abb. 4.45a–e Tonisierende Anlage des M. erector spinae. **a** M. erector spinae, **b** Abmessen der Tapestreifen von Th1 bis Th12, Rumpf in maximaler Flexion, **c** Basen rechts und links neben der Wirbelsäule auf Höhe Th12 ankleben, **d** Basen mit Hautvorschub fixieren und mit 10% Zug paravertebral neben der Wirbelsäule aufkleben, **e** fertige Anlage beidseits

Tonisierende Anlage des M. erector spinae

▪▪ Ziel

Durch eine tonisierende Anlage des **M. erector spinae** (◼ Abb. 4.45a) kommt es zur Entlastung und besseren Aufrichtung der BWS.

Ursprung

- Lateraler oberflächlicher Trakt:
  zieht vom Becken zum Schädel, lange Muskelelemente, gegliedert in intertransversale und spinotransversale Muskeln
- Medialer tiefer Trakt:
  - Geradsystem: interspinal und intertransversal
  - Schrägsystem: transversospinal

Funktion

- Extension Rumpf

Innervation

- Rr. dorsales der Spinalnerven

▪▪ Anlage

Das Abmessen der Tapestreifen erfolgt von Th1 bis Th12. Der Rumpf ist dabei maximal in Flexion eingestellt (◼ Abb. 4.45b).

Zwei Tapestreifen werden dieser Länge zugeschnitten. Die Basen liegen rechts und links neben der Wirbelsäule auf Höhe Th12 (◼ Abb. 4.45c). Dabei ist der Körper in leichter Rumpfflexion schon eingestellt. Danach maximale Rumpfflexion, Basen mit Hautvorschub fixieren und mit 10% Zug paravertebral neben der Wirbelsäule aufkleben (◼ Abb. 4.45d).

Tapes in Vordehnung anreiben.

◼ Abb. 4.45e zeigt die fertige Anlage beidseits.

Tipp	

Jeder einzelne Rückenabschnitt der HWS ,BWS und LWS kann separat oder in Kombination mit den anderen Wirbelsäulenabschnitten detonisiert und tonisiert geklebt werden.

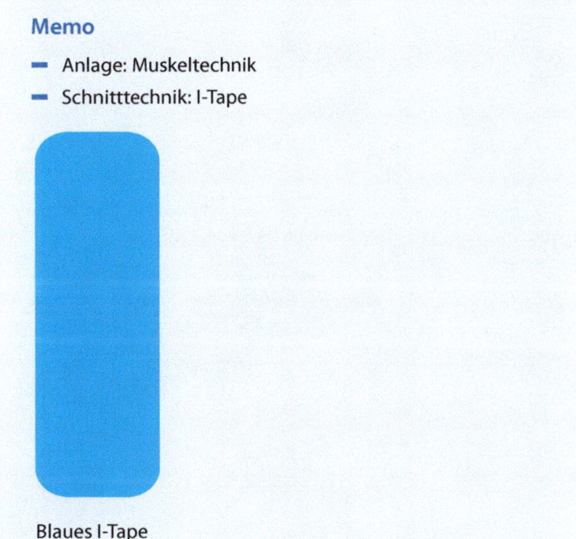

Memo

- Anlage: Muskeltechnik
- Schnitttechnik: I-Tape

Blaues I-Tape

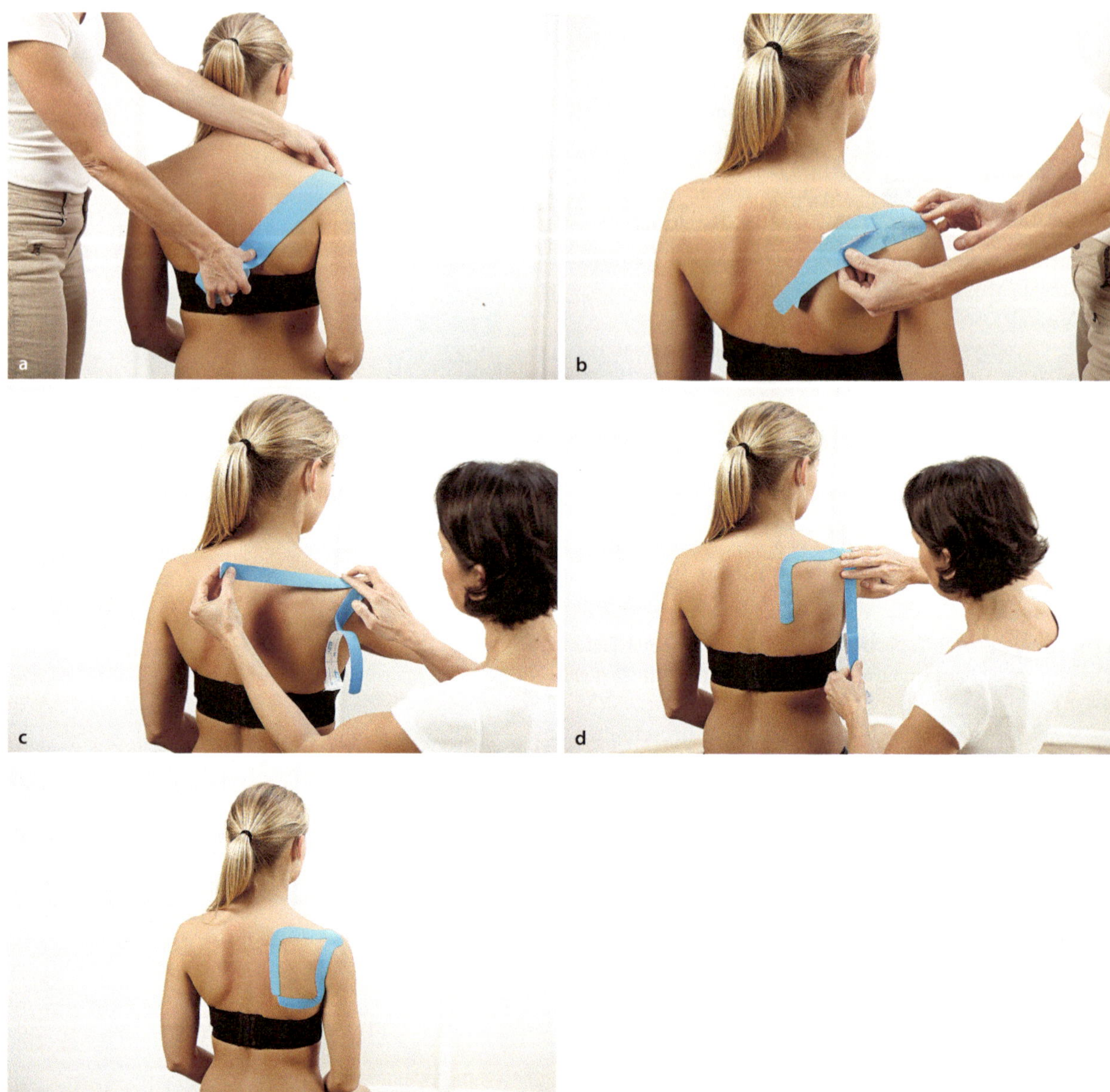

Abb. 4.46a–e Schulterblattumrandung. **a** Abmessen des Tapestreifens vom Akromion bis zur Schulterblattspitze plus 2 Querfinger, **b** Basis ohne Vordehnung auf dem Akromion ankleben, **c,d** Basis mit Hautvorschub fixieren und die einzelnen Schenkelstreifen mit 25 % Zug um das Schulterblatt aufkleben, **e** fertige Schulterblattumrandung

Schulterblattumrandung

▪▪ Ziel

Mit einer Schulterblattumrandung kommt es zur Entlastung aller am Schulterblatt angrenzenden Muskeln. Die Umrandung bewirkt eine leichte Traktion des Schulterblattes und somit einen besseren Lymphabfluss unter dem Schulterblatt.

▪▪ Basis

Die Basis liegt auf dem Akromion.

▪▪ Anlage

Das Abmessen des Tapestreifens erfolgt vom Akromion bis zur Schulterblattspitze plus 2 Querfinger (◧ Abb. 4.46a).

Das Tape wird als Y-Tape zugeschnitten. Die Basis liegt ohne Vordehnung auf dem Akromion (◧ Abb. 4.46b). Zur Vordehnung wird der Arm in 90° Flexion eingestellt. Die Tapefolie komplett abziehen und nur die Enden leicht fixieren. Die Basis mit Hautvorschub fixieren und die einzelnen Schenkelstreifen mit 25 % Zug um das Schulterblatt aufkleben (◧ Abb. 4.46c,d).

Die Tapeenden werden dehnungsfrei angeklebt. Nach der Anlage werden die Tapestreifen angerieben.

◧ Abb. 4.46e zeigt die fertige Schulterblattumrandung.

Tipp

Zum besseren Anlegen der Tapestreifen um das Schulterblatt ist eine Markierung des Schulterblattes in Ruhelage sinnvoll.

Memo

- Anlage: Ligamenttechnik mit 25 % Zug
- Schnitttechnik: Y-Tape

Blaues Y-Tape

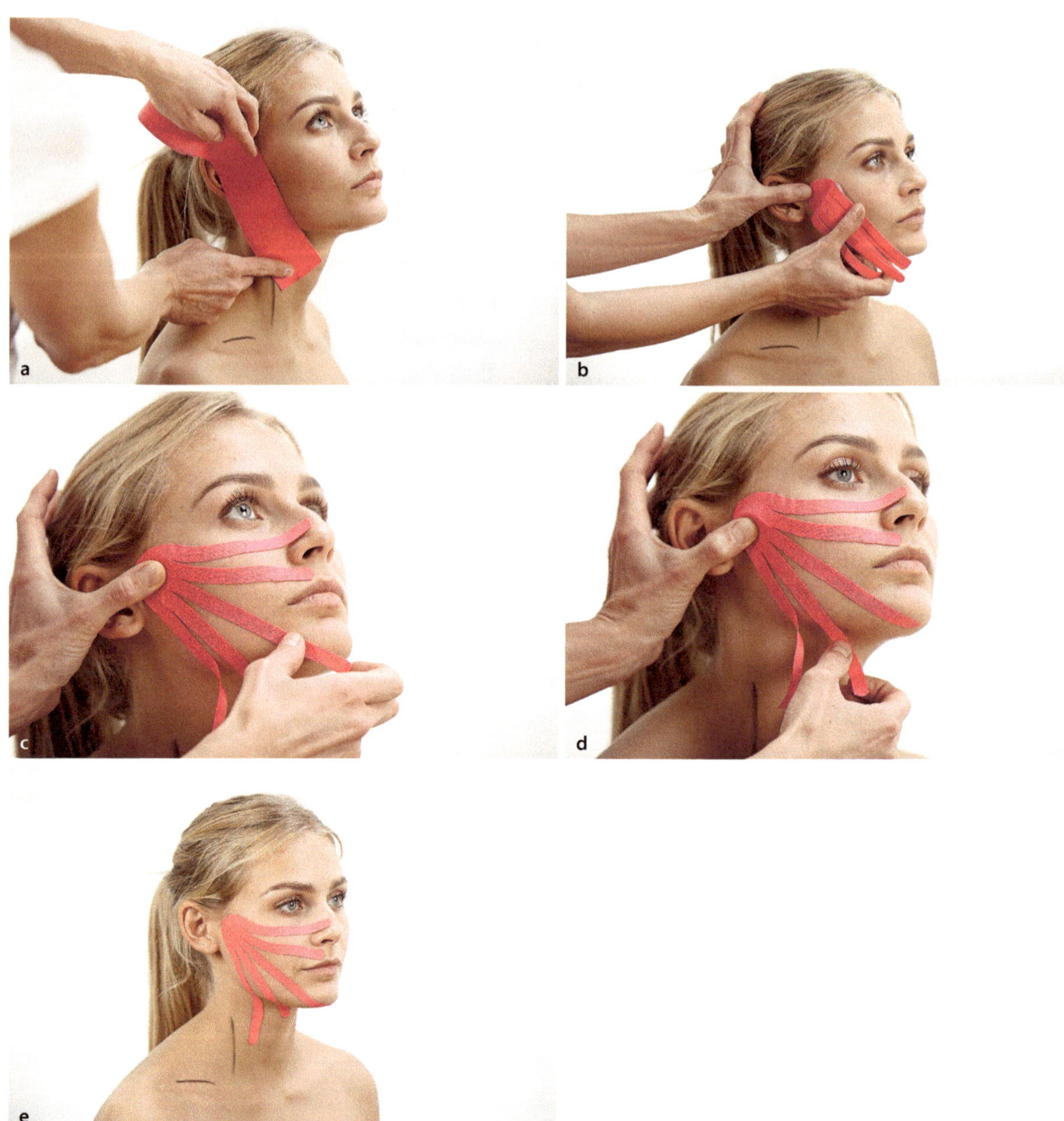

Abb. 4.47a–e Lymphanlage für eine Gesichtshälfte bei beidseitiger Neck-Dissection. **a** Abmessen des Tapestreifens von der Schläfe bis über Kinn und Mundboden bis zum Hals; Kopf dabei in größtmöglicher Extension vordehnen, **b** Basis auf der Schläfe anlegen, **c,d** Basis mit Hautvorschub fixieren und Tape mit 0 % Zug über das Gesicht aufkleben, **e** fertige einseitige Anlage

4.2.3 Sekundäres Lymphödem des Kopfes

Tumorerkrankungen in der Halsregion mit Lymphknotenbefall werden mit einer radikalen Ausräumung (Neck-Dissection) der Halslymphknoten und des umgebenen Gewebes zwischen Mandibula und Klavikula operiert.

Je nach Schwere der Erkrankung wird unterschiedlich radikal entfernt:

1. **Radikale Neck-Dissection:** Entfernung von allen Halslymphknoten, Venen, Nerven und Muskeln.
2. **Modifizierte Neck-Dissection:** Entfernung aller Halslymphknoten, jedoch Erhalt von ein oder zwei nicht-lymphatischen Strukturen.
3. **Selektive Neck-Dissection:** Nur bestimmte Lymphknotengruppen werden entfernt, nicht-lymphatische Strukturen werden bei der Operation erhalten.
4. **Erweiterte radikale Neck-Dissection:** Zusätzliche Lmphknotengruppen oder andere Gewebe werden entfernt.

Die Schwere des sekundären Lymphödems des Kopfes hängt von der Anzahl der entnommenen Lymphknoten sowie von der Häufigkeit der Bestrahlung ab. Entscheidend ist für den Therapieverlauf außerdem, ob eine ein- oder beidseitige Neck-Dissection mit oder ohne Bestrahlungen durchgeführt wurde.

Meist wird eine Kompression im Gesichtsbereich aus psychischen Gründen nicht getragen. Daher ist eine zusätzliche Behandlung mit einer K-Taping-Lymphanlage sinnvoll.

▪▪ Typ

In diesem Beispiel wurde eine **beidseitige Neck-Dissection** durchgeführt. Die Narben befinden sich oberhalb der Klavikula und im Verlauf des M. sternocleidomastoideus. Der Abtransport der Lymphe erfolgt über Kopf, Hals und Rücken in die Achsellymphknoten.

▪ Anlage für das Gesicht
▪▪ Basis

Die Basis liegt im Bereich der Schläfe.

▪▪ Anlage

Das Abmessen des Tapestreifens erfolgt von der Schläfe bis über das Kinn und den Mundboden bis zum Hals. Den Kopf dabei in größtmöglicher Extension vordehnen (◨ Abb. 4.47a).

Das Tape wird als Fächer gefünftelt.

Basis auf der Schläfe anlegen (◨ Abb. 4.47b). Der erste Tapestreifen verläuft zum Nasenrücken, der zweite über die Oberlippe. Die anderen drei Tapestreifen verlaufen Richtung Kinn, Mundboden und Hals.

Basis mit Hautvorschub fixieren und Tape mit 0 % Zug über das Gesicht aufkleben (◨ Abb. 4.47c,d). Tapeanlage in Vordehnung anreiben.

◨ Abb. 4.47e zeigt die fertige einseitige Anlage.

> **Tipp**
>
> Bei der Gesichtsanlage wird keine Dehnung auf das Tape gebracht, um eine symmetrische Anlage rechts und links zu gewährleisten.

Memo
- Anlage: Lymphtechnik
- Schnitttechnik: Fächertape

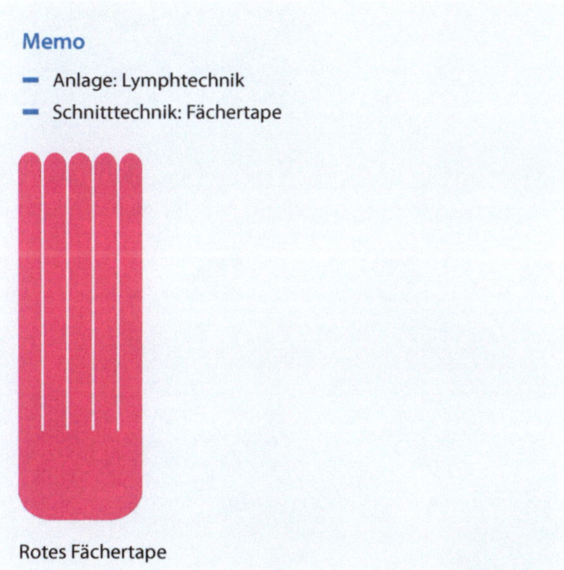

Rotes Fächertape

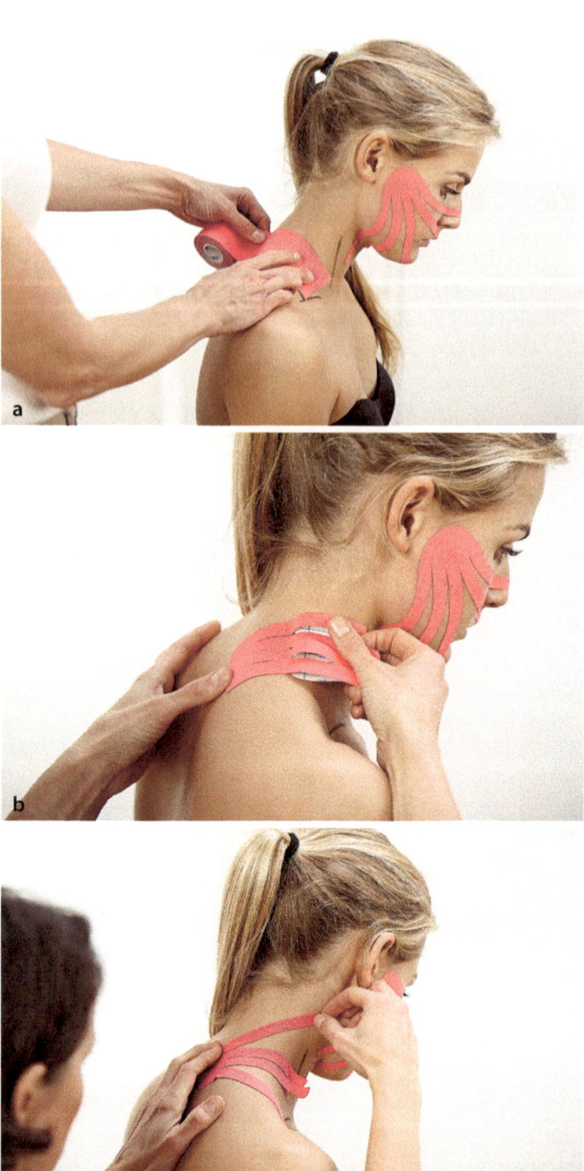

■ Abb. 4.48a–c Lymphanlage für eine Halsregion bei beidseitiger Neck-Dissection. **a** Abmessen des Tapestreifens von C7 bis Terminus; Kopf in Seitneigung und Flexion so weit wie möglich vordehnen, **b** Basis neben C7 aufkleben, **c** vier Tapestreifen mit fixierter Basis und Hautvorschub mit 0 % Zug über M. trapezius descendens bis in den Terminus aufkleben

■ Anlage für eine Halsregion

■ ■ Basis

Die Basis liegt auf Höhe C7.

■ ■ Anlage

Das Abmessen des Tapestreifens erfolgt von C7 bis zum Terminus, dabei Kopf in Seitneigung und Flexion so weit wie möglich vordehnen (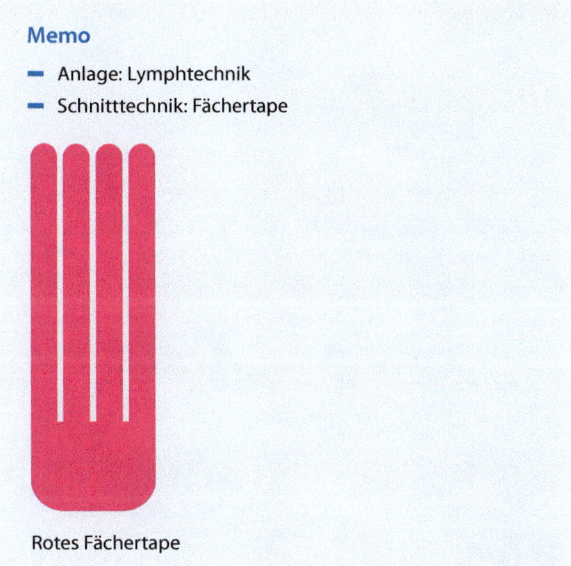 Abb. 4.48a).

Das Tape als Fächer zuschneiden.

Basis neben C7 aufkleben (Abb. 4.48b). Die vier Tapestreifen werden mit fixierter Basis und Hautvorschub mit 0 % Zug über den M. trapezius descendens bis in den Terminus aufgeklebt (Abb. 4.48c). Der Körper ist soweit wie möglich vorgedehnt.

Memo

- Anlage: Lymphtechnik
- Schnitttechnik: Fächertape

Rotes Fächertape

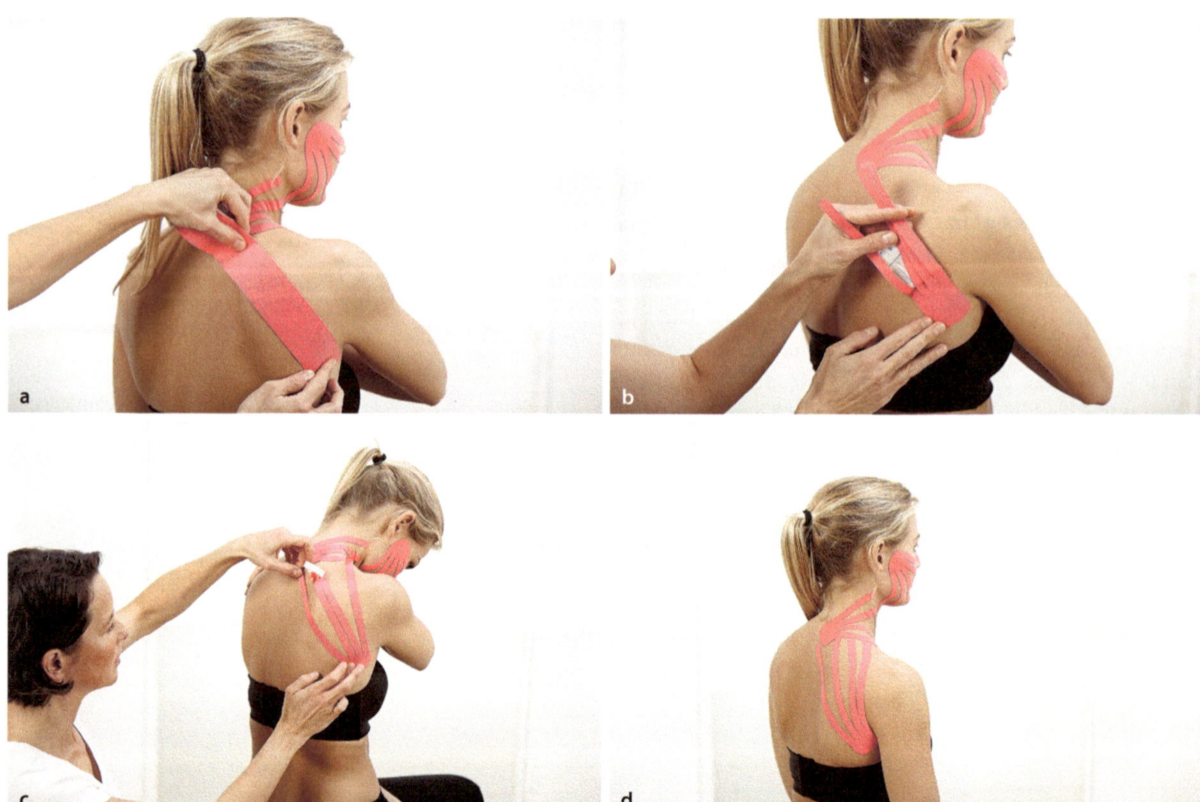

Abb. 4.49a–d Lymphanlage für eine Körperseite bei beidseitiger Neck-Dissection. **a** Abmessen des Tapestreifens von der dorsalen Achsel bis zum Angulus superior der Scapula; Vordehnung in Rumpfflexion, **b** Basis nah an der dorsalen Achsel aufkleben, **c** einzelne Tapestreifen mit fixierter Basis und Hautvorschub mit 0 % Zug über das Schulterblatt bis zur Spina scapulae aufkleben; Körper ist dabei in Vordehnung, **d** fertige einseitige Anlage

▪ Anlage für den oberen Rücken

▪▪ Basis

Die Basis liegt an den Achsellymphknoten von dorsal.

▪▪ Anlage

Das Abmessen des Tapestreifens erfolgt von der dorsalen Achsel bis zum Angulus superior der Scapula bei Vordehnung in Rumpfflexion (◘ Abb. 4.49a).

Das Tape als Fächertape zuschneiden.

Die Basis liegt nah an der dorsalen Achsel (◘ Abb. 4.49b). Die einzelnen Tapestreifen werden mit fixierter Basis und mit Hautvorschub mit 0 % Zug über das Schulterblatt aufgeklebt. Der Körper ist dabei in Vordehnung (◘ Abb. 4.49c).

◘ Abb. 4.49d zeigt die fertige einseitige Anlage.

Memo

- Anlage: Lymphtechnik
- Schnitttechnik: Fächertape

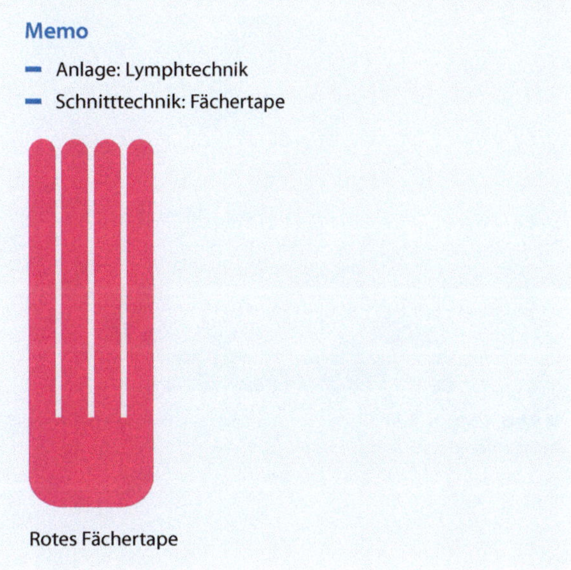

Rotes Fächertape

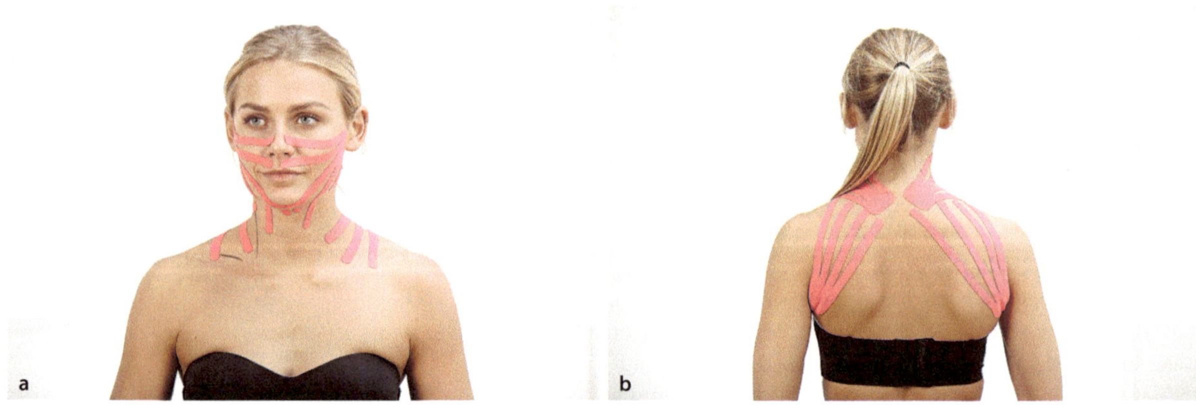

Abb. 4.50a,b Komplette Lymphanlage bei beidseitiger Neck-Dissection. **a** Fertige beidseitige Anlage von ventral, **b** fertige beidseitige Anlage von dorsal

◾ Komplette Anlage

Bei beidseitiger Neck-Dissection sind alle drei Anlagen auf der jeweils anderen Körperseite zu wiederholen.

◼ Abb. 4.50a zeigt die fertige beidseitige Anlage von ventral, ◼ Abb. 4.50b zeigt die fertige beidseitige Anlage von dorsal.

Memo

- Anlage: Lymphtechnik
- Schnitttechnik: Fächertape

Rotes Fächertape

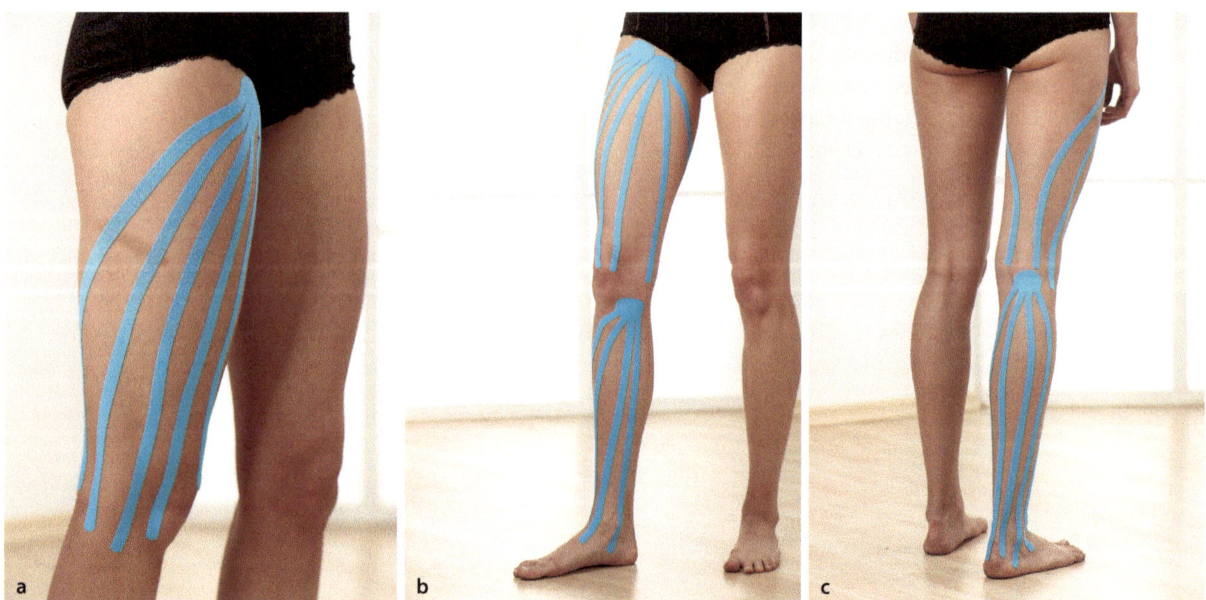

Abb. 4.51a–c Lymphanlage des gesamten Beins bei CVI Stadium 2. **a** Oberschenkelanlage lateral, **b** gesamtes Bein ventral; **c** gesamtes Bein dorsal

4.3 Venös bedingte Schwellungen: Die chronisch venöse Insuffizienz (CVI)

Die chronisch venöse Insuffizienz (CVI) ist eine Erkrankung der Beinvenen, die auf Dauer zu einer chronischen Rückflussstörung in der Extremität führt. Ein dauerhaft hoher Druck in den Venen führt im umgebenden Gewebe zu Stoffwechselstörungen. Hautschäden bis hin zum offenen Beingeschwür können die Folge sein.

Die **Ursachen** sind:

- Lumenerweiterung,
  Varikose oder Phlebektasie (krankhafte Gefäßerweiterung/Krampfader)
- Lumenverlegung,
  eine Obstriktion durch Thrombosierung oder andere Ursachen.

Die CVI wird in **drei Stadien** eingeteilt:

- Stadium 1: reversibles Ödem, dunkelblaue Hautveränderungen am medialen und lateralen Fußrand,
- Stadium 2: persistierendes Ödem,
- Stadium 3: Ulcus cruris.

Bei einer **Phlebothrombose** ist das tiefe Venensystem durch ein Thrombus verlegt. Dadurch tritt schon früh eine Überlastung des Venen- und Lymphsystems auf (postthrombotisches Syndrom). Durch die Insuffizienz des Lymphsystem und durch entzündliche Prozesse kommt es zu einem eiweißreichen Ödem, was rasch zu Fibrosierung und Sklerose führt.

Durch die Zunahme der Eiweiße im Stadium 2 ist eine Lymphdrainage in diesem Stadium unbedingt indiziert. Ein zusätzliche K-Taping Anlage ist anzulegen.

■ ■ Typ

In diesem Beispiel wird eine **Lymphanlage des ganzen Beins bei CVI in Stadium 2** gezeigt.

■ Entstauung Oberschenkel
■ ■ Basis

Die zwei Basen liegen in der Leiste.

■ ■ Anlage

Das Abmessen der zwei Tapestreifen erfolgt von der Leiste einmal bis zum medialen und einmal bis zum lateralen Kniegelenkspalt. Die beide Basen der geviertelten Tapestreifen werden in die Leiste aufgeklebt. Die vier medialen Tapestreifen werden über den medialen Oberschenkel (■ Abb. 4.51a), die vier lateralen Tapestreifen über den lateralen Oberschenkel geführt (■ Abb. 4.51b).

Die Hosenbodenwasserscheide wird mit den Tapestreifen nicht überquert.

■ Entstauung Unterschenkel
■ ■ Basis

Eine Basis liegt auf dem physiologischen Flaschenhals, eine Basis in der Kniekehle.

■ ■ Anlage

Eine Basis liegt auf den physiologischen Flaschenhals. Die Tapelänge kann bis zum Fußrücken oder bis zu den Zehen abgemessen werden, je nach Schwellung (■ Abb. 4.51b).

Eine zusätzliche Fußtapeanlage ist bei starker Schwellung des Fußes ebenfalls möglich.

Die zweite Basis liegt in der Kniekehle. Alle vier Tapestreifen werden gleichmäßig über der Wade verteilt (■ Abb. 4.51c).

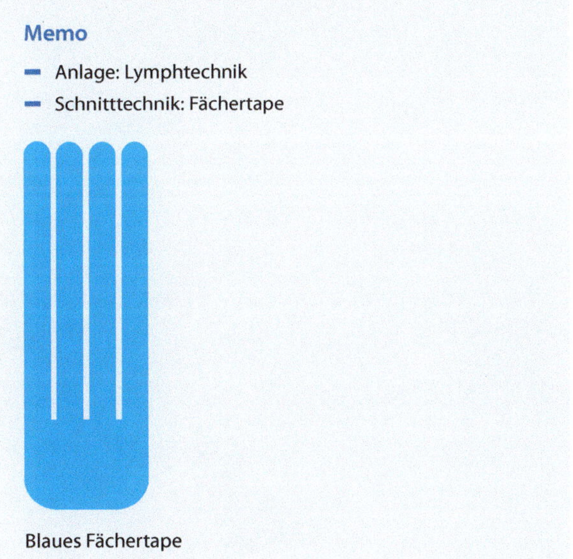

Blaues Fächertape

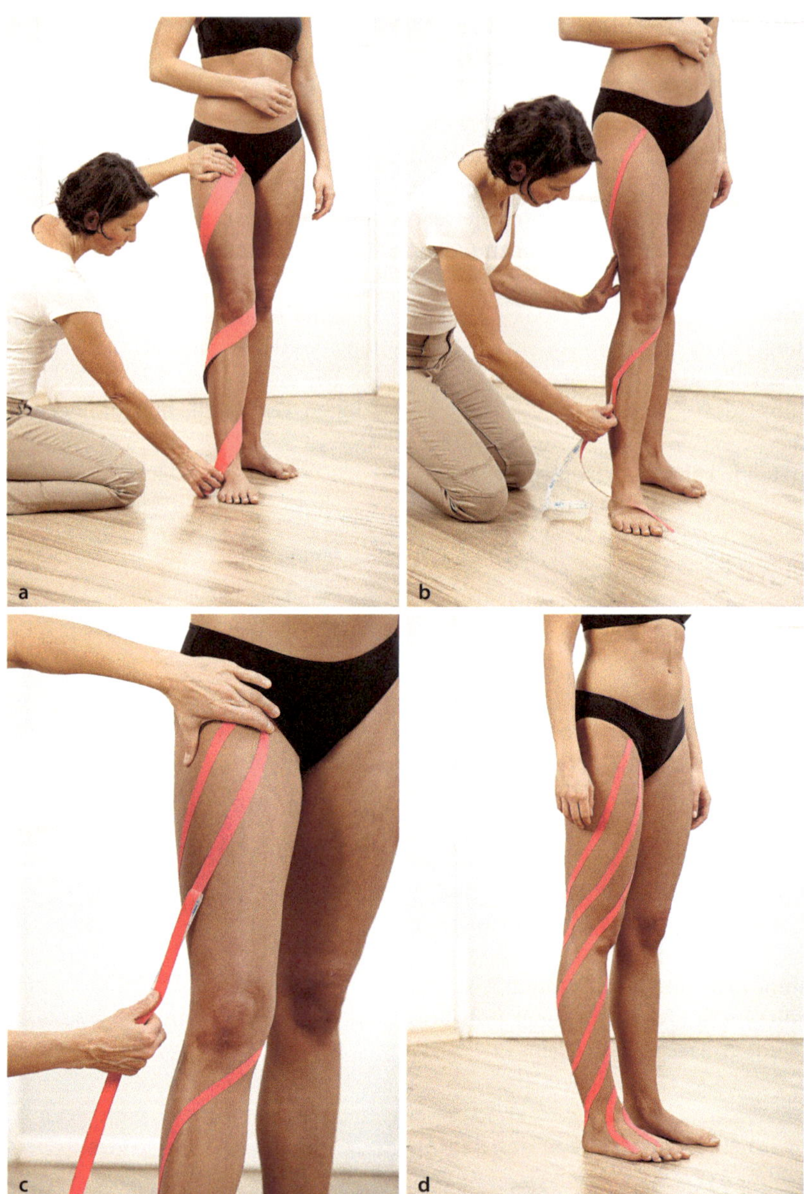

Abb. 4.52a–d Regenerationsanlage für das Bein. **a** Abmessen des Tapestreifens von der Leiste aus spiralförmig 3-mal bis zum Fuß, **b** ersten Streifen dehnungsfrei mit fixierter Basis und mit Hautvorschub medial beginnend spiralförmig mit 45° um das Bein kleben, **c** zweite und dritte Basis parallel zum ersten Tape aufkleben, **d** fertige Anlage

4.4 Schwellungen anderer Ursachen

4.4.1 Regenerations-/Entmüdungsanlagen

Nach sportlichen Dauerbelastungen wie z. B. Fahrradfahren, Laufen, Rudern und Schwimmen wird durch eine Lymphanlage eine schnellere Regeneration im Gewebe erreicht.

Die Extremitäten werden mit einer Tapespirale umwickelt.

Regeneration Bein

■ ■ Typ

In diesem Beispiel wird eine **Entstauung des gesamten Beins** mit drei Tapespiralen zur Entmüdung gezeigt.

■ ■ Basis

Beide Basen befinden sich in der Leiste.

■ ■ Anlage

Das Abmessen des Tapestreifens erfolgt von der Leiste und zieht sich spiralförmig 3-mal bis zum Fuß (◘ Abb. 4.52a). Die Tapebreite wird gedrittelt.

Die erste Basis liegt medial in der Leiste. Der Tapestreifen wird dehnungsfrei mit fixierter Basis und mit Hautvorschub medial beginnend spiralförmig mit 45° um das Bein geklebt (◘ Abb. 4.52b).

Die zweite und dritte Basis liegen lateral neben der ersten Basis in der Leiste und werden parallel zum ersten Tape aufgeklebt (◘ Abb. 4.52c).

Die Tapeenden laufen auf dem Fußrücken aus.

◘ Abb. 4.52d zeigt die fertige Anlage.

> **Tipp**
>
> Bei sehr muskulösen Beinen ist auch eine Beinspirale von zwei normalen, 5 cm breiten I-Tapes möglich.

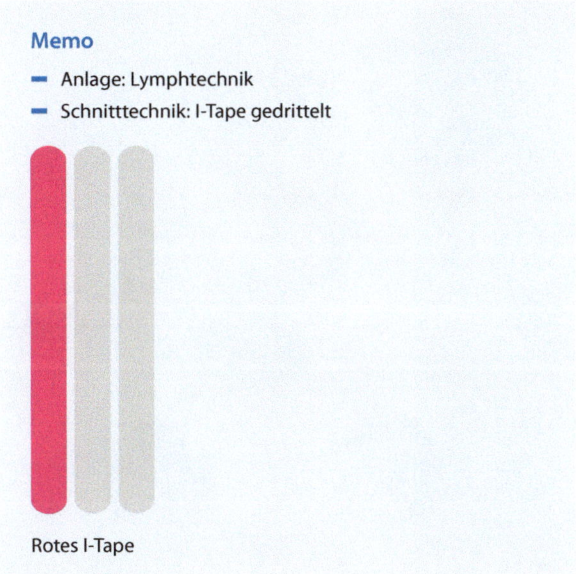

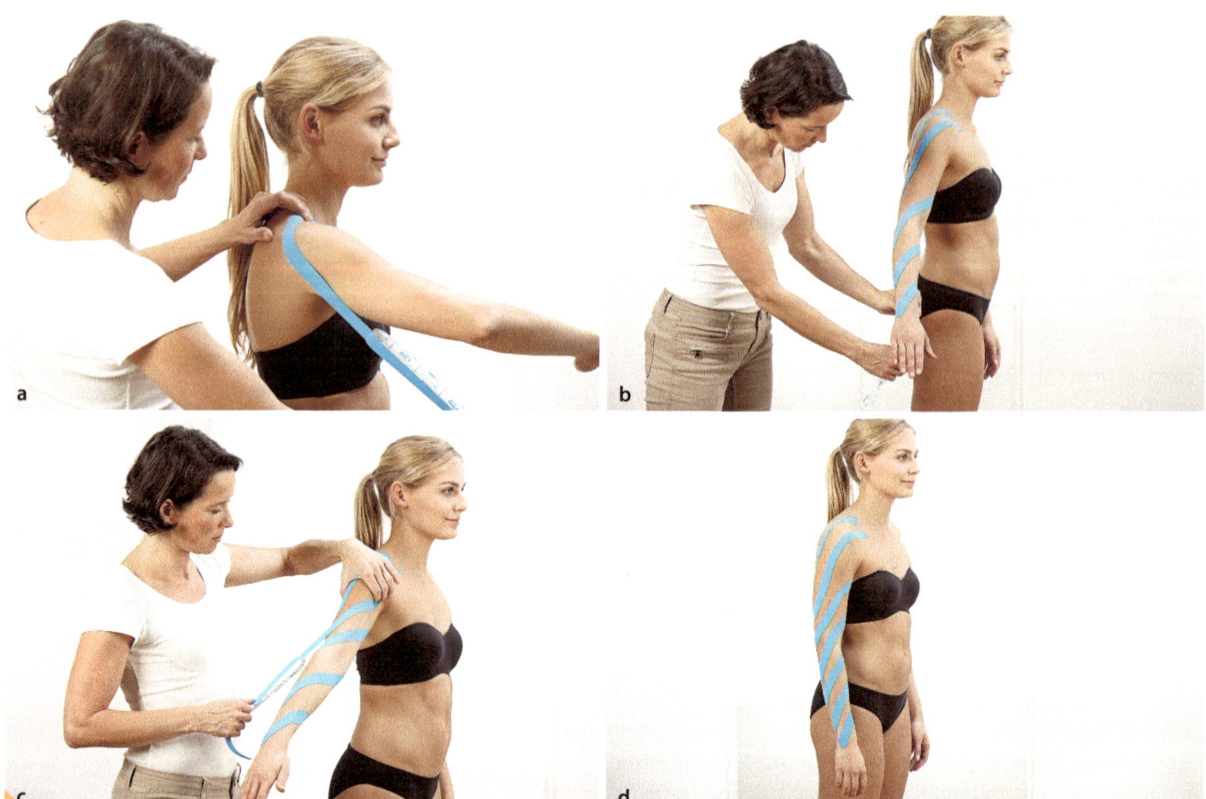

■ **Abb. 4.53a–d** Regenerationsanlage für den Arm. **a** Basis des ersten Streifens im Terminus ankleben, **b** Tapestreifen dehnungsfrei und in voller Breite mit Hautvorschub spiralförmig lateral beginnend mit 45° um den Arm aufkleben, **c** Basis des dritten Tapestreifens nahe der Achsel aufkleben, **d** fertige Anlage

Regeneration Arm

■ ■ Typ

In diesem Beispiel wird eine **Entstauung des gesamten Arms** mit drei Tapespiralen zur Entmüdung gezeigt.

■ ■ Basis

Die ersten beiden Basen liegen im Terminus, die dritte Basis liegt nah an der Achsel.

■ ■ Anlage

Das Abmessen des ersten Tapestreifens erfolgt vom Terminus mit drei Spiralen um den Arm bis zum Handgelenk. Das Tape wird halbiert.

Das Abmessen des zweiten Tapestreifens erfolgt von der Achsel mit drei Spiralen um den Arm bis zum Handgelenk. Das Tape wird ebenfalls halbiert, ein Tapestreifen wird beiseitegelegt.

Die erste Anlage beginnt mit der Basis im Terminus (◘ Abb. 4.53a). Der Tapestreifen wird dehnungsfrei und in voller Breite mit einer fixierten Basis und mit Hautvorschub spiralförmig lateral beginnend mit 45° um den Arm aufgeklebt (◘ Abb. 4.53b).

Der zweite Tapestreifen liegt etwas mehr medial neben dem ersten Tapestreifen im Terminus (◘ Abb. 4.53c).

Die dritte Anlage beginnt in der Achsel und wird mit gleicher Vorgehensweise wie die beiden vorigen Anlagen parallel dazu aufgeklebt.

◘ Abb. 4.53d zeigt die fertige Anlage.

> **Tipp**
>
> Die Anlage kann auch für mehrere Tage und im Training getragen werden.

> **Tipp**
>
> Bei muskulösen Armen kann auch mit zwei 5 cm breiten Tapespiralen geklebt werden. Die beiden Basen liegen dann im Terminus.

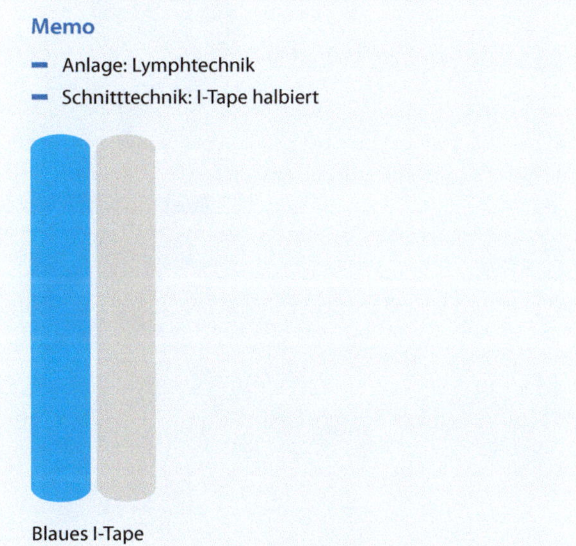

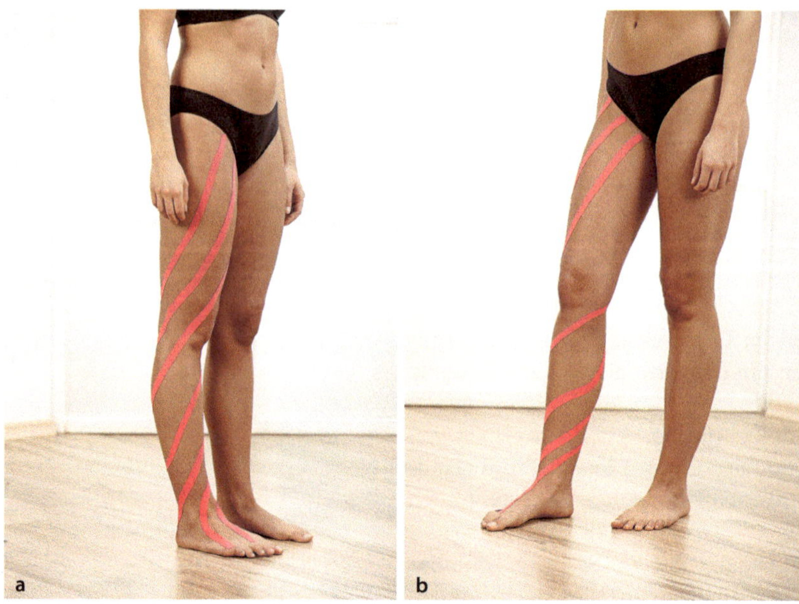

Abb. 4.54a,b Lymphanlage mit der Beinspirale bei Lipödem. **a** fertige Beinspirale von lateral, **b** fertige Beinspirale von medial

4.4.2 Lipödem

Bei Lipödemen handelt es sich um Fettverteilungsstörungen, die überwiegend im Oberschenkel-, Gesäß- und Hüftbereich sowie an der Innenseite von Knien und Unterschenkeln auftreten (bekannt auch als Reiterhosenphänomen). Auffallend ist dabei, dass die Füße (und Hände) ausgespart bleiben und das Fettgewebe somit diese Strukturen überlappt.

Die Krankheit ist progredient und schmerzhaft. Die Arme sind meist erst mit Fortschreiten der Erkrankung betroffen.

Das Lipödem tritt symmetrisch auf. Die **Symptome** sind:

- Schweregefühl der Extremität,
- Druck- und Berührungsschmerz,
- Neigung zu blauen Flecken,
- Verhärtungen im Unterhautfettgewebe,
- orthostatische Wassereinlagerung.

Eine medikamentöse Therapie oder diätetische Maßnahmen bringen keinen Erfolg.

Bei einer konservativen Behandlung liegt die **Therapie** in einer Kombination von Kompression, manueller Lymphdrainage und sportlicher Betätigung.

Eine andere Möglichkeit bietet die Chirurgie, die durch eine Liposuktion Fettansammlungen chirurgisch entfernt.

Durch die Druckschmerzhaftigkeit des Ödems ist eine Kompressionsanlage nicht immer möglich. Eine K-Taping-Lymphanlage fördert den Lymphabtransport und lindert über den mechanischen Reiz die Schmerzen.

▪▪ Typ

Im folgenden Beispiel wird die **Entstauung des gesamte Beins** anhand zweier Möglichkeiten gezeigt: entweder mit der Beinspirale oder mit vier Fächertapes.

▪ Beinspirale
▪▪ Basis

Die Basen liegen in der Leiste.

▪▪ Anlage

Das Abmessen des Tapestreifens erfolgt von der Leiste und zieht sich spiralförmig 3-mal bis zum Fuß. Das Tape wird gedrittelt. Die erste Basis liegt medial in der Leiste, die beiden anderen Basen liegen lateral neben der ersten Basis ebenfalls in der Leiste. Die Tapestreifen werden dehnungsfrei mit fixierter Basis und mit Hautvorschub spiralförmig medial beginnend und mit 45° um das Bein geklebt.

▪ Abb. 4.54a zeigt die fertige Beinspirale von lateral, ▪ Abb. 4.54b von medial.

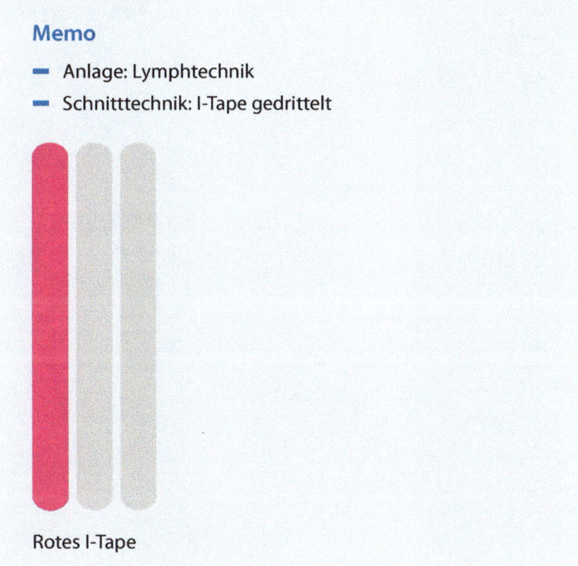

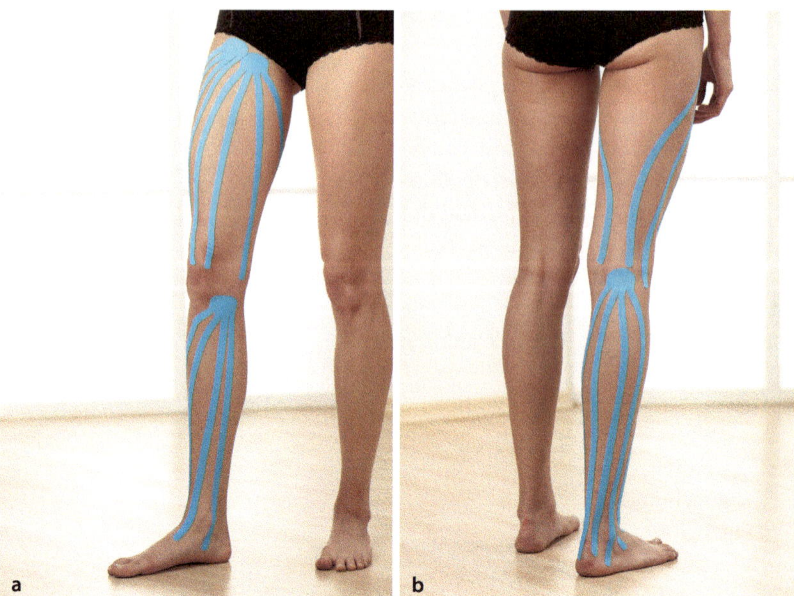

Abb. 4.55a,b Lymphanlage mit vier Fächertapes bei Lipödem. **a** fertige Anlage von ventral, **b** fertige Anlage von dorsal

- **Fächertapes mit gemeinsamer Basis**

Basis

Die Basen liegen jeweils auf den Lymphknotenstationen.

Anlage

Für die Entstauung des Oberschenkels werden beide Basen in der Leiste aufgeklebt. Die vier medialen Tapestreifen sind für den medialen Oberschenkel, die vier lateralen Tapestreifen für den lateralen Oberschenkel.

Die Hosenbodenwasserscheide wird mit dem Tapestreifen nicht überquert.

Für die Entstauung des Unterschenkels wird eine Basis auf den physiologischen Flaschenhals geklebt. Die Tapelänge kann bis zum Fußrücken oder bis zu den Zehen abgemessen werden, je nach Schwellung. Die zweite Basis liegt in der Kniekehle. Alle Tapestreifen werden mit fixierter Basis und mit Hautvorschub mit 25 % Zug auf den Unterschenkel aufgeklebt.

◘ Abb. 4.55a zeigt die fertige Anlage von ventral, ◘ Abb. 4.55b von dorsal.

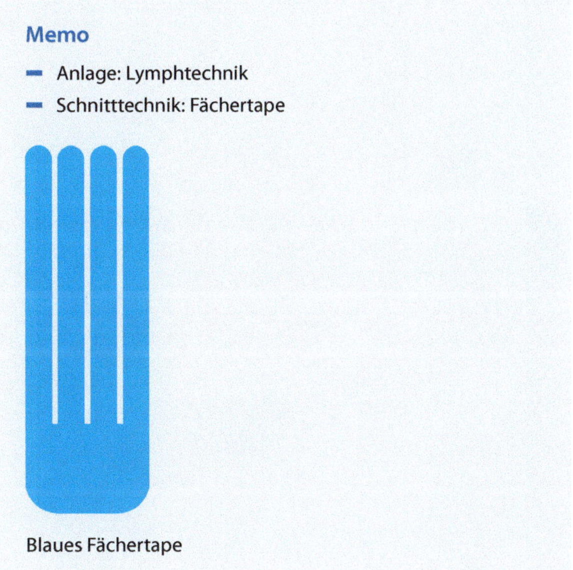

Blaues Fächertape

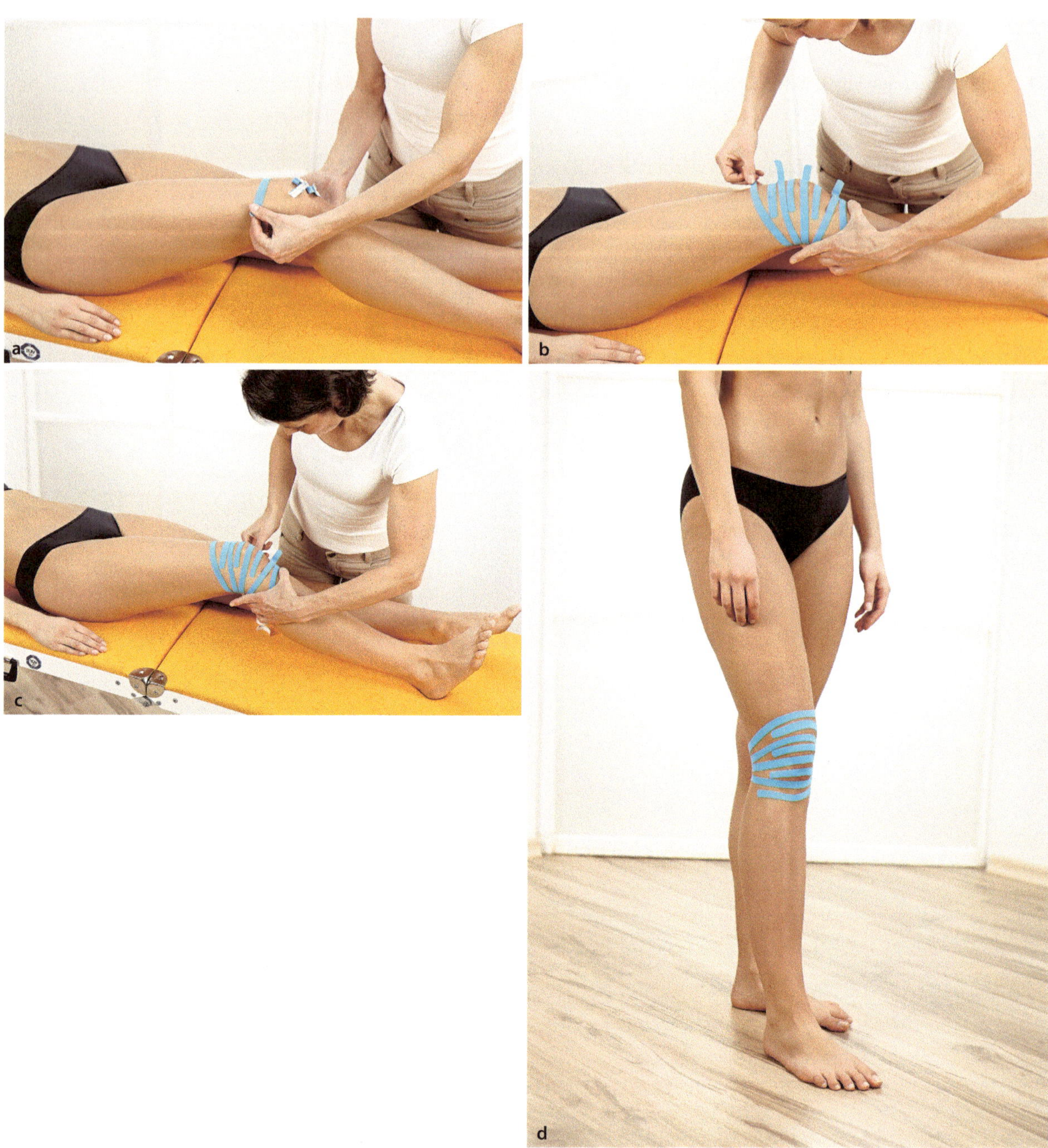

Abb. 4.56a–d Gelenkdrainage des Knies bei rheumatoider Arthritis. **a** Der erste Tapefächer verläuft medial fächerförmig zur Patella, **b** der zweite Tapefächer verläuft entsprechend lateral zur Patella, **c** die beiden Fächer greifen ineinander, **d** fertige Anlage

4.4.3 Rheumatoide Arthritis

Die rheumatoide Arthritis ist eine entzündliche Systemerkrankung des Bindegewebes mit Befall der Gelenke und Organe. Die Gelenkinnenhaut (Synovia) entzündet sich, verdickt sich geschwulstartig (sog. Pannusbildung), überwuchert Knorpel und Knochen und führt zu deren Zerstörung.

Der Verlauf der Erkrankung ist schubweise und progredient. Zu Beginn sind meist die Fingergrund- und Mittelgelenke betroffen, im weiteren Verlauf auch Hand-, Knie-, Schulter-, Fuß- oder Hüftgelenke.

Im Krankheitsverlauf gibt es immer wieder akute, subakute und chronische Phasen. In der **akuten Phase** steht die Lymphdrainage im Vordergrund, um die Schwellung zu vermindern und eine Funktionsverbesserung zu erreichen. Eine K-Taping-Lymphanlage wirkt in der akuten Phase unterstützend zur manuellen Lymphdrainage. Durch die zusätzliche Aktivierung der Mechanorezeptoren mit der K-Taping-Anlage kommt es zur Schmerzlinderung.

Gelenkdrainage des Knies

■ ■ Typ

In diesem Beispiel wird eine **Gelenkdrainage des Knies** gezeigt.

■ ■ Basis

Die Basen von zwei Fächertapes liegen in der Kniekehle.

■ ■ Anlage

Das Abmessen der zwei Tapefächer erfolgt von der Kniekehle bis zur Patellamitte.

Die Basen liegen in der Kniekehle. Der erste Tapefächer verläuft medial fächerförmig zur Patella (◘ Abb. 4.56a), der zweite Tapefächer entsprechend lateral zur Patella (◘ Abb. 4.56b). Dabei greifen beide Fächer ineinander (◘ Abb. 4.56c).

Beim Anlegen der einzelnen Tapestreifen wird das Knie in leichter Flexion eingestellt. Die einzelnen Schenkelstreifen werden nacheinander abgelöst und bei fixierter Basis mit Hautvorschub mit 25 % Zug aufgeklebt.

Die Tapeenden werden dehnungsfrei angeklebt. Nach der Anlage werden die Tapestreifen angerieben.

◘ Abb. 4.56d zeigt die fertige Anlage von ventral.

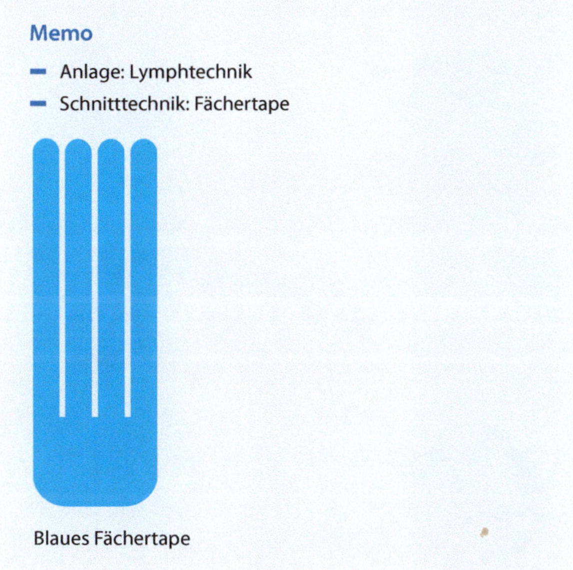

Blaues Fächertape

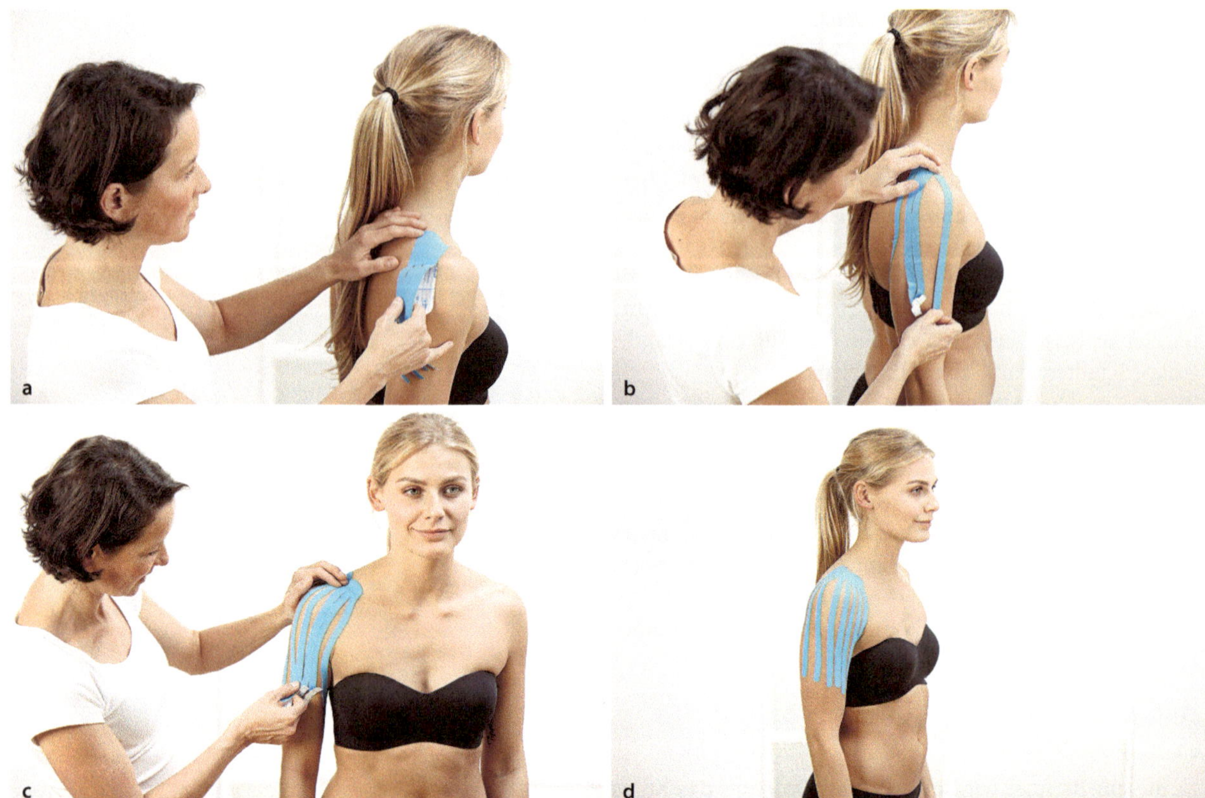

◘ Abb. 4.57a–d Gelenkdrainage der Schulter bei rheumatoider Arthritis. **a** Erste Basis in der Schlüsselbeingrube ankleben, **b,c** einzelne Schenkelstreifen nacheinander ablösen und bei fixierter Basis mit Hautvorschub mit 25 % Zug auf den gesamten Oberarm gleichmäßig kleben, **d** fertige Anlage

Gelenkdrainage der Schulter

▪▪ Typ

In diesem Beispiel wird eine **Gelenkdrainage der Schulter** gezeigt.

▪▪ Basis

Die beiden Basen der beiden Fächertapes liegen in der Schlüsselbeingrube.

▪▪ Anlage

Das Abmessen beider Fächertapes erfolgt von der Schlüsselbeingrube bis zur Tuberositas deltoidea.

Das erste Fächertape überdeckt den hinteren Anteil des M. deltoideus, das zweite den vorderen Anteil des M. deltoideus.

Erste Basis in der Schlüsselbeingrube ankleben (■ Abb. 4.57a). Die Folie bis kurz vor dem Ende abziehen und das Ende leicht fixieren.

Beim Anlegen der einzelnen Tapestreifen wird der Arm jeweils in unterschiedliche Dehnpositionen entsprechend der zu beklebenden Anteile des Muskels eingestellt. Die einzelnen Schenkelstreifen werden nacheinander abgelöst und bei fixierter Basis mit Hautvorschub mit 25 % Zug auf den gesamten Oberarm gleichmäßig geklebt (■ Abb. 4.57b,c). Nach der Anlage werden die Tapestreifen angerieben.

■ Abb. 4.57d zeigt die fertige Anlage zur Gelenkdrainage der Schulter.

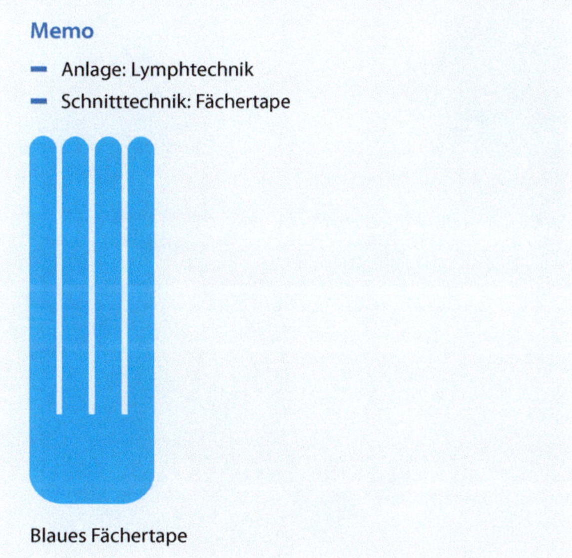

Blaues Fächertape

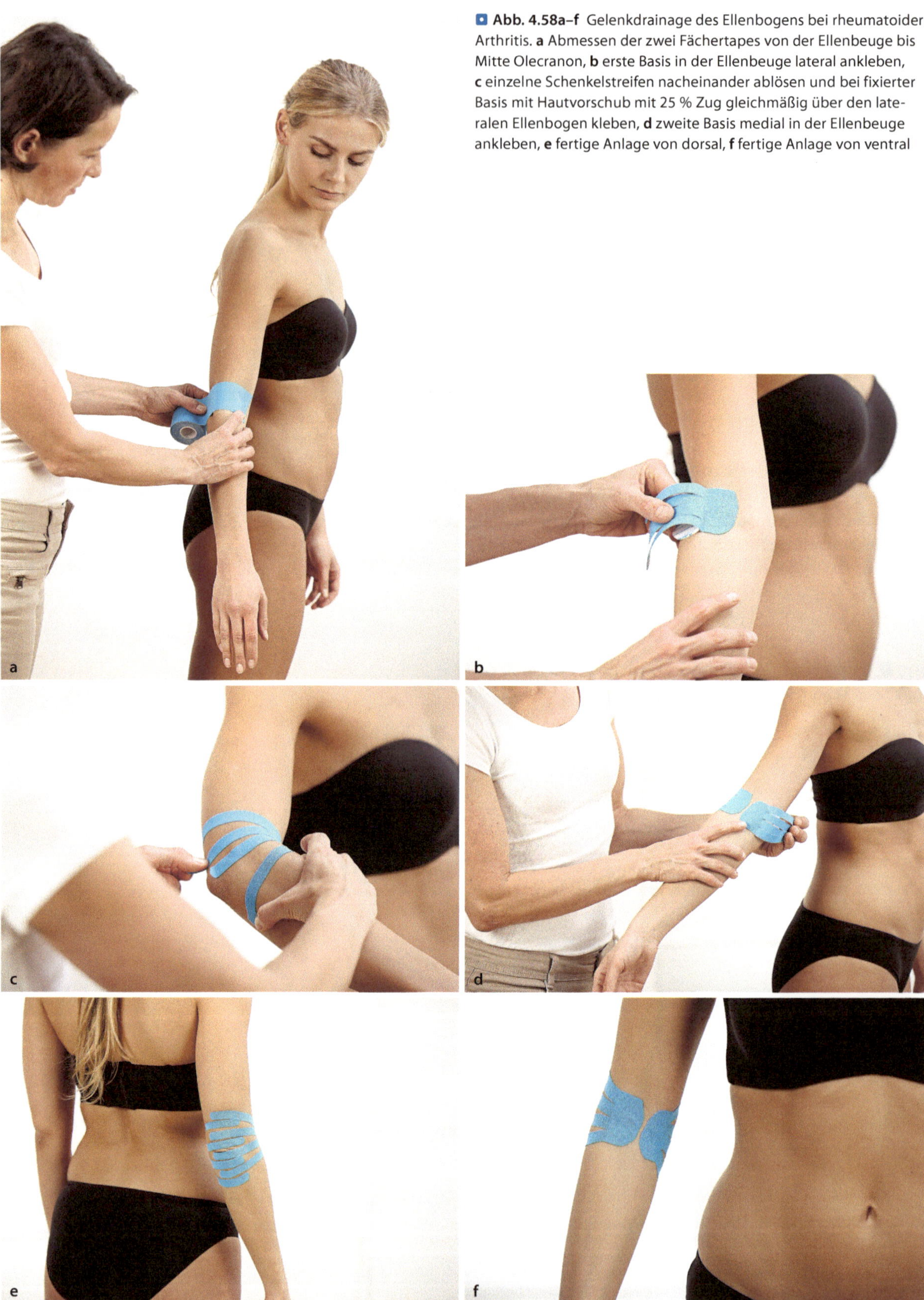

◨ **Abb. 4.58a–f** Gelenkdrainage des Ellenbogens bei rheumatoider Arthritis. **a** Abmessen der zwei Fächertapes von der Ellenbeuge bis Mitte Olecranon, **b** erste Basis in der Ellenbeuge lateral ankleben, **c** einzelne Schenkelstreifen nacheinander ablösen und bei fixierter Basis mit Hautvorschub mit 25 % Zug gleichmäßig über den lateralen Ellenbogen kleben, **d** zweite Basis medial in der Ellenbeuge ankleben, **e** fertige Anlage von dorsal, **f** fertige Anlage von ventral

Gelenkdrainage des Ellenbogens

▪▪ Typ

In diesem Beispiel wird eine **Gelenkdrainage des Ellenbogens** gezeigt.

▪▪ Basis

Die beiden Basen liegen in der Ellenbeuge.

▪▪ Anlage

Das Abmessen der zwei Fächertapes erfolgt von der Ellenbeuge bis Mitte Olecranon (◨ Abb. 4.58a).

Die erste Basis liegt in der Ellenbeuge lateral (◨ Abb. 4.58b).

Die einzelnen Schenkelstreifen werden nacheinander abgelöst und bei fixierter Basis mit Hautvorschub mit 25 % Zug gleichmäßig über den lateralen Ellenbogen geklebt (◨ Abb. 4.58).

Die zweite Basis liegt medial in der Ellenbeuge (◨ Abb. 4.58d). Mit der gleichen Vorgehensweise werden die einzelnen Schenkel auf den medialen Ellenbogen aufgeklebt.

◨ Abb. 4.58e zeigt die fertige Anlage von dorsal, ◨ Abb. 4.58f zeigt die fertige Anlage von ventral.

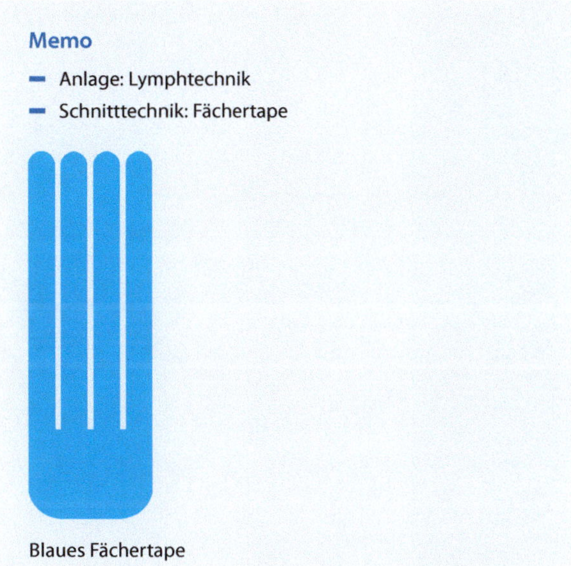

Memo

— Anlage: Lymphtechnik
— Schnitttechnik: Fächertape

Blaues Fächertape

Serviceteil

B. Kumbrink, *K-Taping in der Lymphologie*,
DOI 10.1007/978-3-662-49453-0, © Springer-Verlag Berlin Heidelberg 2016

Stichwortverzeichnis

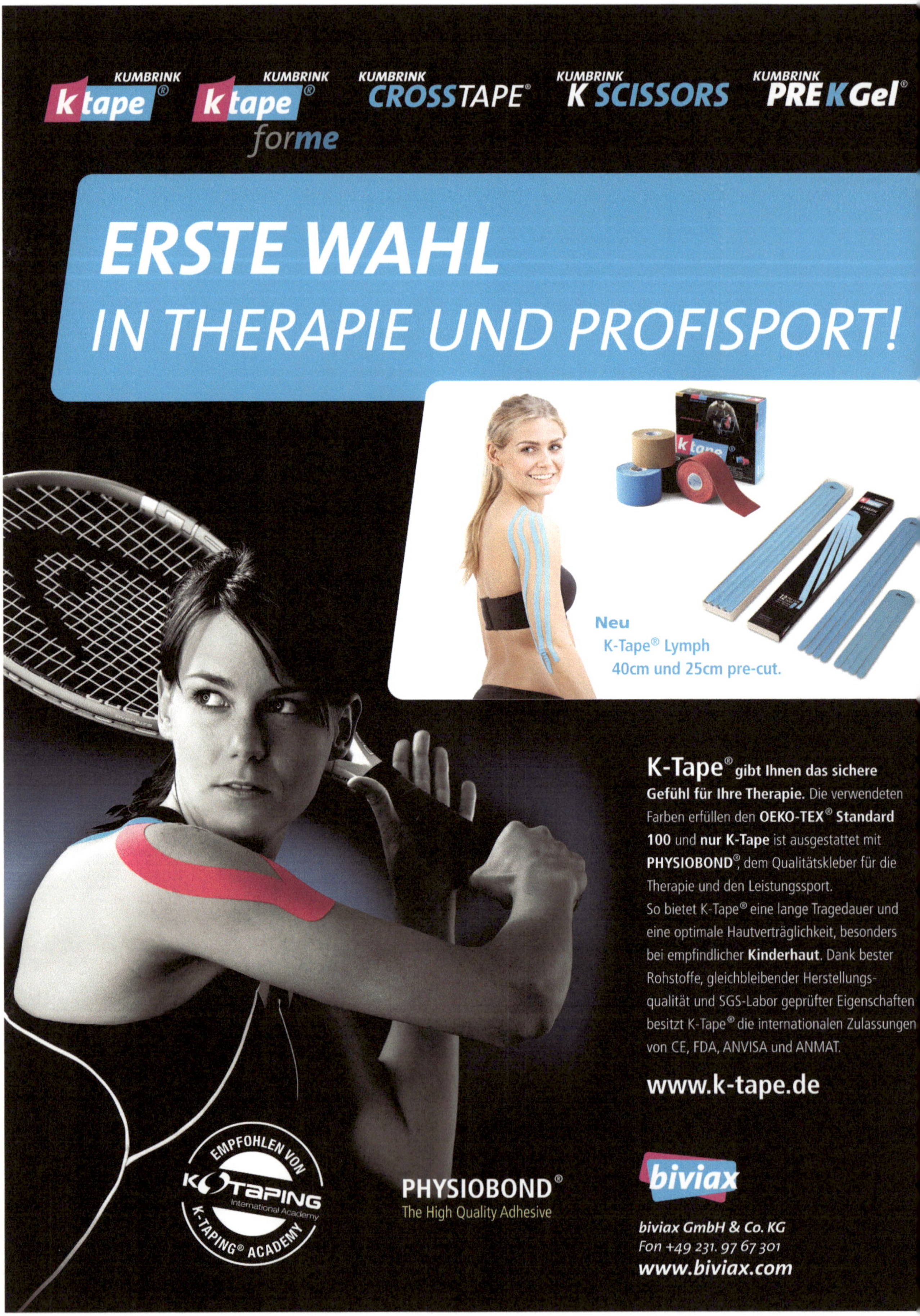

KUMBRINK
k tape ®
KUMBRINK
k tape ®
for me
KUMBRINK
CROSSTAPE®
KUMBRINK
K SCISSORS
KUMBRINK
PRE K Gel®
ERSTE WAHL
IN THERAPIE UND PROFISPORT!
Neu
K-Tape® Lymph
40cm und 25cm pre-cut.
K-Tape® gibt Ihnen das sichere Gefühl für Ihre Therapie. Die verwendeten Farben erfüllen den OEKO-TEX® Standard 100 und nur K-Tape ist ausgestattet mit PHYSIOBOND®, dem Qualitätskleber für die Therapie und den Leistungssport. So bietet K-Tape® eine lange Tragedauer und eine optimale Hautverträglichkeit, besonders bei empfindlicher Kinderhaut. Dank bester Rohstoffe, gleichbleibender Herstellungsqualität und SGS-Labor geprüfter Eigenschaften besitzt K-Tape® die internationalen Zulassungen von CE, FDA, ANVISA und ANMAT.
www.k-tape.de
EMPFOHLEN VON
K TAPING
International Academy
K-TAPING® ACADEMY
PHYSIOBOND®
The High Quality Adhesive
biviax
biviax GmbH & Co. KG
Fon +49 231. 97 67 301
www.biviax.com

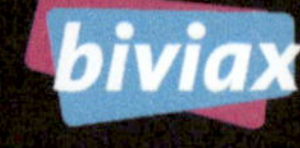

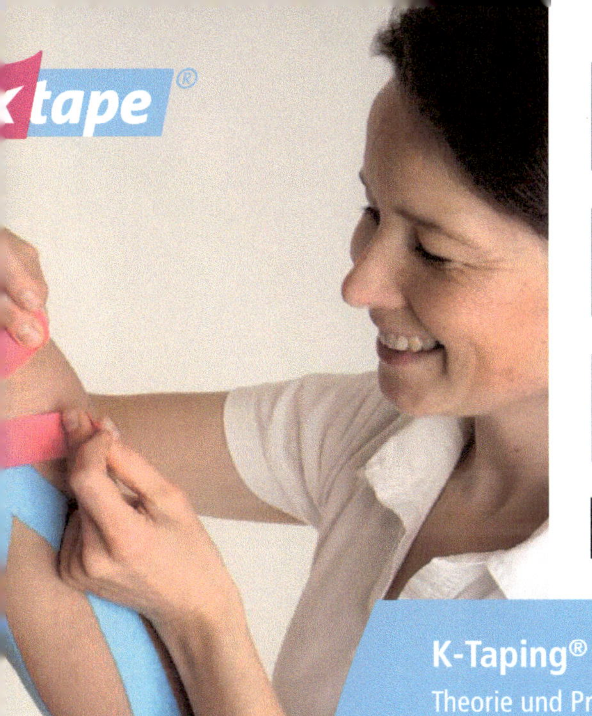

ERLERNEN SIE DIE ORIGINAL K-TAPING®-THERAPIE
NACH BIRGIT KUMBRINK

K-Taping® Lymph Kurs:

Theorie und Praxis zur professionellen Anwendung von K-Taping® in der Lymphtherapie. Einführung in die Grundanlagetechniken, Kombinationsanlagen sowie CROSSTAPE®. Praktische Anwendung einer Vielzahl von Indikationen.

1-Tages Kurs enthält zudem:

K-Tape® / KUMBRINK-CROSSTAPE® / PRE KGel® / umfangreiches farbiges Schulungsskript / Zugang zum K-Taping® Forum / Zertifikat.

Weitere Kurse für:

Gynäkologie, Ergotherapie, Pädiatrie, Logopädie, Physiotherapie (Pro).

ermine, Infos und Anmeldung unter

www.k-taping.com

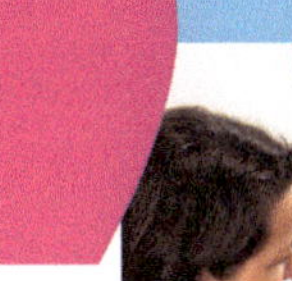
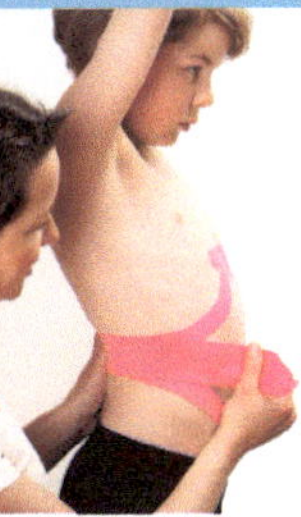
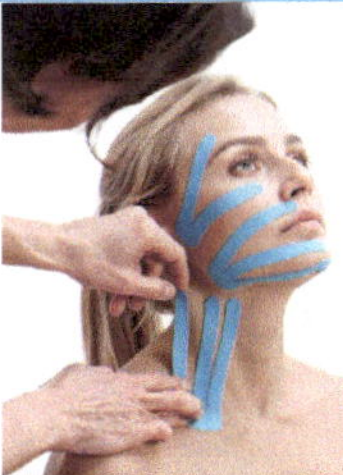
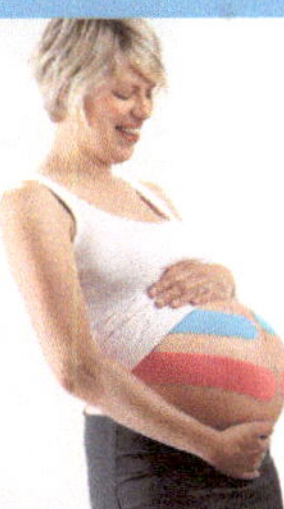
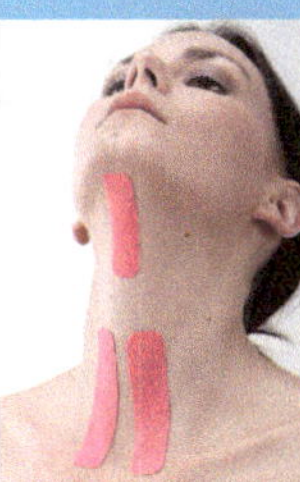
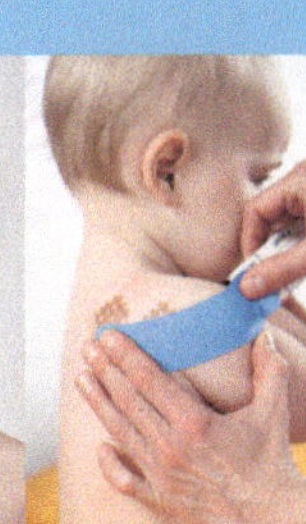

K-Taping® Kurse sind national und international von vielen Verbänden anerkannt. Informationen zu Kursen, Ausbildungspartnern, Fortbildungspunkten und aktuellen Studien finden Sie auf
www.k-taping.de

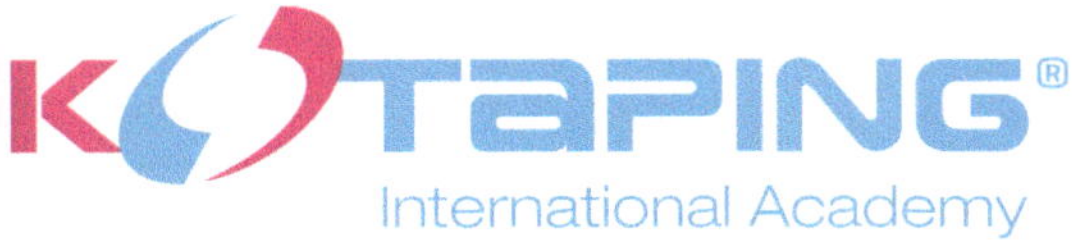

K -Taping Academy
Zentrale Deutschland
Fon: +49 (0)231 9767300
info@k-taping.de
www.k-taping.com

Besuchen Sie uns auf

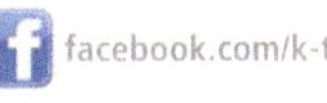

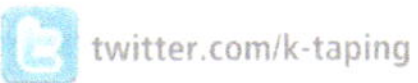